적중 TOP 요양보호사 실전평가 문제집

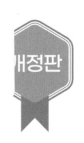

개정판

핵심이론+기출 및 예상문제

요양보호사

마지원

GUIDE

직종안내

◉ 개요

요양보호사를 양성하는 교육기관에서 소정의 교육과정을 이수하고 국가시험에 합격한 후 국가가 부여한 요양보호사 자격을 취득한 자로서 노인의료복지시설이나 재가노인복지시설 등에서 의사 또는 간호사의 지시에 따라 장기요양급여수급자에게 신체적 · 정신적 · 심리적 · 정서적 및 사회적 보살핌을 제공하는 사람을 말한다.

◉ 직무내용

요양보호사(Care Helper)란 신체적 및 정신적 이유로 독립적인 일상생활을 수행하기 어려운 노인을 위해 요양시설 및 재가에서 신체적, 정서적, 가사 및 일상생활 지원 서비스를 수행하는 사람을 말한다.

◉ 진로 및 전망

노인장기요양보험제도가 본격 시행됨에 따라 요양보호사의 많은 수요가 예상되며 동시에 장기요양기관 및 요양보호사 파견시설의 수가 증가하는 추세이다.

시험과목 · 시간표

구분	시험과목(문제수)	배점	시험방법
1교시 필기	1. 요양보호론[35] (요양보호개론, 요양보호 관련 기초지식, 기본요양보호각론, 특수요양보호각론)	9:30	객관식 5지선다형
2교시 실기	1. 실기시험 [45] (신체활동지원기술, 일상생활지원기술, 특수요양보호기술)		

※ 동 시간표 상의 각 교시별 과목 순서에 따라 문항 순서 배열

GUIDE

응시자격 및 결격사유 등

◉ 응시자격

노인복지법에 따라 요양보호사를 교육하는 교육기관에서 교육과정을 수료한 자

◉ 결격사유 등

결격사유	부정행위자에 대한 조치
• 「정신보건법」에 따른 정신질환자. 다만, 전문의가 요양보호사로서 적합하다고 인정하는 사람은 그러하지 아니하다. • 마약 · 대마 또는 향정신성의약품 중독자 • 피성년후견인 • 금고 이상의 형을 선고받고 그 형의 집행이 종료되지 아니하였거나 그 집행을 받지 아니하기로 확정되지 아니한 사람 • 법원의 판결에 따라 자격이 정지 또는 상실된 사람 • 요양보호사의 자격이 취소된 날부터 1년이 경과되지 아니한 사람	대리 시험 등 부정한 방법으로 자격시험에 응시한 자나 자격시험에서 부정행위를 한 자에 대하여는 그 시험의 응시를 정지시키고 시험을 무효로 한다.

접수방법

구분	인터넷 접수	방문 접수
응시원서 접수 및 응시수수료 결제시간	• 응시원서 접수 시작일 09:00부터 접수 마감일 18:00까지 • 접수 마감일 18:00까지 응시수수료를 결제해야 접수가 완료됨.	응시원서 접수 기간 중 09:30부터 18:00까지
접수장소	www.kuksiwon.or.kr	서울 광진구 자양로 45 한국보건의료인 국가시험원

GUIDE

구분	인터넷 접수	방문 접수
결제방법	• 온라인 계좌이체(접수 시 계좌번호 생성 예정) • 신용카드 결제(단, 직불카드 및 해외에서 발행한 신용카드 제외) • 가상계좌 입금 현금자동입출금기(CD/ ATM)를 이용한 입금은 불가능하므로, 인터넷 뱅킹 또는 은행 영업시간에 은행을 방문하여 입금해야 한다. 단, 타행이체수수료는 본인이 부담해야 합니다. ※ 모든 결제방법은 타인명의의 계좌 및 신용카드로도 결제가 가능	• 현금 • 신용카드(단, 직불카드 및 해외에서 발행한 신용카드 제외)
제출서류	• 사진파일 : 276×354픽셀 이상 크기 ※ 3.5cm×4.5cm, 200dpi 이상 크기 ※ 증명사진을 스캔하실 때는 해상도 최소 200dpi설정(600dpi 이상 권장)	• 응시원서 : 1매 (사진 3.5×4.5cm 2매 부착) • 개인정보 수집 · 이용 · 제3자 제공 동의서 1매

합격기준 등

◉ **합격자 결정**

필기시험과 실기시험에서 각각 만점의 60퍼센트 이상을 득점한 자

◉ **합격자 발표**

• 국시원 홈페이지(www.kuksiwon.or.kr)

• 국시원 모바일 홈페이지(m.kuksiwon.or.kr)

• 휴대폰 문자(SMS) 통보(응시원서 접수 시 휴대폰 연락처 기재자에 한함)

• ARS(060-700-2353) 이용

적중 TOP 요양보호사 실전평가 문제집

CONTENTS

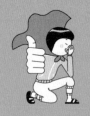

적중 TOP 요양보호사 실전평가문제집

핵심이론+기출 및 예상문제

핵심요약
키워드학습

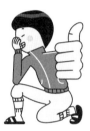

I 요양보호개론

1 요양보호 관련 제도 및 서비스

노인장기요양보험제도

고령이나 노인성 질병 등으로 인하여 일상생활을 혼자 수행하기 어려운 노인 등에게 신체활동 또는 가사지원 등의 장기요양급여를 사회적 연대원리에 의해 제공하는 사회보험제도(2008년 7월 1일부터 시행)

장기요양대상자★★★★

- 65세 이상 노인 또는 65세 미만 노인성 질병을 가진 자로서 거동이 현저히 불편하여 장기요양이 필요한 자
- 장기요양급여대상(예시)
  - 결핵으로 신체활동이 어려운 70세 남자(○)
  - 혈관성치매로 신체활동이 어려운 40세 남자(○)
  - 결핵으로 신체활동이 어려운 60세 남자(×)

장기요양인정 신청 및 판정절차★

신청 → 방문조사 → 조사표 입력에 따른 1차 판정 → 의사소견서 제출예외자 통보 → 의사소견서 제출 → 등급판정위원회 개최 → 등급판정

장기요양인정 판정결과★★

장기요양 등급	심신의 기능상태
1등급	• 타인의 도움이 필요한 자(일상생활에서 전적으로) • 장기요양인정점수 : 95점 이상인 자

2등급	• 상당 부분 타인의 도움이 필요한 자 • 장기요양인정점수 : 75점 이상 95점 미만인 자
3등급	• 부분적으로 타인의 도움이 필요한 자 • 장기요양인정점수 : 60점 이상 75점 미만인 자
4등급	• 일정 부분 타인의 도움이 필요한 자 • 장기요양인정점수 : 51점 이상 60점 미만인 자
5등급	• 치매환자(노인성 질병으로 한정) • 장기요양인정점수 : 45점 이상 51점 미만인 자
인지지원등급	• 치매환자(노인성 질병으로 한정) • 장기요양인정점수 : 45점 미만인 자

노인장기요양보험 표준서비스의 분류★★★★

분류	내용
신체활동지원서비스	세면도움, 구강관리, 머리감기기, 몸단장, 옷 갈아입히기, 목욕도움, 식사도움, 체위변경, 이동도움, 신체기능의 유지 · 증진, 화장실 이용하기
일상생활지원서비스	취사, 청소 및 주변정돈, 세탁
방문목욕지원서비스	방문목욕
개인활동지원서비스	외출 시 동행, 일상업무대행
정서지원서비스	말벗, 격려 및 위로, 생활상담, 의사소통 도움
치매지원서비스	행동변화 대처
기능회복훈련서비스	신체기능훈련, 기본동작훈련, 일상생활동작훈련, 물리치료, 언어치료, 작업치료, 인지 및 정신기능훈련, 레크레이션, 기타 재활치료
시설환경관리서비스	침구, 린넨 교환 및 정리, 환경관리, 물품관리, 세탁물관리
간호처치서비스	관찰 · 측정, 투약 · 주사, 호흡기관리, 피부간호, 영양간호, 통증간호, 배설간호, 의사진료보조, 그 밖의 처치

보험급여의 내용

- **재가급여** : 방문요양, 방문목욕, 방문간호, 주·야간보호, 단기보호, 기타 재가급여
- **시설급여** : 장기요양기관이 운영하는 노인의료복지시설 등에 입소하여 신체활동 지원 및 심신기능의 유지·향상을 위한 교육·훈련 등을 제공
- **특별현금급여** : 가족요양비, 특례요양비(현재 미실시), 요양병원간병비(현재 미실시)

일상생활 수행능력 평가항목(12가지)

옷 벗고 입기, 세수하기, 양치질하기, 목욕하기, 식사하기, 체위변경하기, 일어나 앉기, 옮겨 앉기, 방 밖으로 나오기, 화장실 사용하기, 대변 조절 하기, 소변 조절하기

노인복지 생활시설★★★

시설종류	시설명	설치목적
노인주거 복지시설	양로시설	노인을 입소시켜 급식과 그 밖의 일상생활에 필요한 편의를 제공함을 목적으로 하는 시설(입소자 10인 이상)
	노인 공동생활가정	노인들에게 가정과 같은 주거여건과 급식, 그 밖의 일상생활에 필요한 편의를 제공함을 목적으로 하는 시설
	노인복지주택	노인에게 주거시설을 분양 또는 임대하여 주거의 편의·생활지도·상담 및 안전관리 등 일상생활에 필요한 편의를 제공함을 목적으로 하는 시설
노인의료 복지시설	노인요양시설	도움을 필요로 하는 노인을 입소시켜 급식·요양과 그 밖의 일상생활에 필요한 편의를 제공함을 목적으로 하는 시설(입소자 10인 이상)
	노인요양 공동생활가정	도움을 필요로 하는 노인에게 가정과 같은 주거여건과 급식·요양, 그 밖의 일상생활에 필요한 편의를 제공함을 목적으로 하는 시설

2 요양보호업무

📑 매슬로우(Maslow)의 기본욕구단계[*]

5단계 **자아실현의 욕구**	가장 높은 단계로서 자기완성, 삶의 보람, 자기만족 등을 느끼는 단계
4단계 **자아존중의 욕구**	타인으로부터 지위, 명예, 승인 등 존중받고 싶어하는 단계
3단계 **사랑과 소속의 욕구**	가족이나 친구 등 어떤 단체에 소속되어 사랑받고 싶어 하는 단계
2단계 **안전의 욕구**	신체적이나 정신적으로 고통이나 위험으로부터 안전을 추구하기 위한 단계
1단계 **생리적 욕구**	배고픔, 목마름, 배설, 수면, 성 등과 같은 생리적 욕구를 해결하는 단계

📑 요양보호서비스의 기본 원칙[****]

- 대상자의 능력을 최대한 활용하면서 서비스를 제공하도록 한다.
- 서비스를 제공하기 전에 대상자에게 충분히 설명한 후, 대상자가 동의한 경우 서비스를 제공하도록 한다. 다만, 대상자가 치매 등으로 인지능력이 없는 경우에는 보호자에게 동의를 구한다.
- 대상자의 개인정보 및 서비스 제공 중 알게 된 비밀을 누설하여서는 안된다.
- 모든 서비스는 대상자에게만 제한하여 제공한다.
- 학대를 발견하면 반드시 신고해야 한다.
- 대상자나 대상자의 가족과 의견이 상충될 시에는 불필요한 마찰을 피하고, 시설장 또는 관리책임자에게 보고한다.
- 맥박, 호흡, 체온, 혈압 측정, 흡인, 위관영양, 관장, 도뇨, 욕창관리 및 투약(경구약 및 외용약 제외) 등을 포함하는 모든 의료 행위를 하지 않는다.
- 대상자에게 일방적으로 도움을 제공하는 수직적인 관계가 아닌 함께 하는 상호 대등한 관계임을 인식해야 한다.

요양보호사의 역할★★★

- **정보전달자 역할** : 대상자의 신체적 심리적인 정보를 가족, 시설장 또는 관리책임자, 의료기관의 의료진에게 전달하며 필요시, 이들의 지시사항을 대상자와 가족에게 전달한다.

- **관찰자 역할** : 맥박, 호흡, 체온, 혈압 등의 변화와 투약 여부, 질병의 변화에 대한 증상뿐만 아니라 심리적인 변화까지 관찰한다.

- **숙련된 수발자 역할** : 숙련된 요양보호서비스에 대한 지식과 기술로 대상자의 불편함을 경감해주기 위해 필요한 서비스를 지원하여 대상자를 도와준다.

- **말벗과 상담자 역할** : 효율적인 의사소통 기법을 활용하여 대상자와 관계를 형성하고 필요로 하는 서비스를 제공하여 대상자의 신체적, 정신적, 심리적 안위를 도모한다.

- **동기 유발자 역할** : 신체활동지원서비스나 일상생활지원서비스 등을 제공하는 것에 그치지 않고 대상자가 능력을 최대한 발휘하도록 동기를 유발하며 지지한다.

- **옹호자 역할** : 가정이나, 시설, 지역사회에서 학대를 당하거나 소외되고 차별받는 대상자를 위해 대상자의 입장에서 편들어 주고 지켜준다.

요양보호서비스 유형별 대처 방안

- 기저귀 안으로 손을 자주 넣는다. ⇒ 음부에 습진, 발진 등 이상이 없는지 확인한다.

- 변비인 대상자가 관장을 해 달라고 한다. ⇒ 관장은 요양보호사의 업무가 아님을 설명하고 의료행위에 해당되므로 의료진과 상의한다.

- 명절음식을 만들어 달라고 요구한다. ⇒ 기본적인 요리를 제외한 명절, 생일상 차리기 등은 하지 않는다고 설명한다.

- 고액과 관련된 은행 업무를 맡기는데 부담이 된다. ⇒ 가능한 한 대상자나 가족과 함께 동반하도록 한다.

- 몸을 만지거나 신체접촉을 한다. ⇒ 단호히 거부하는 의사를 전한다.

3 요양보호사의 직업윤리 및 자기관리

요양보호사의 직업윤리 ★★★

- 인종, 연령, 성별, 성격, 종교, 경제적 지위, 정치적 신념, 신체·정신적 장애, 기타 개인적 선호 등을 이유로 대상자를 차별 대우하지 않는다.
- 인도주의정신 및 봉사정신을 바탕으로 대상자의 인권을 옹호하고 대상자의 자기결정을 최대한 존중한다.
- 지시에 따라 업무와 보조를 성실히 수행하고 업무의 경과와 결과를 시설장, 간호사 등에게 보고한다.
- 효율적이고 안전한 업무를 수행하기 위해 지속적으로 지식과 기술을 습득한다.
- 업무수행에 방해가 되지 않도록 건강관리, 복장 및 외모관리 등을 포함하는 자기관리를 철저히 한다.
- 업무수행 시 항상 친절한 태도와 예의바른 언행을 실천한다.
- 대상자의 사생활을 존중하고 업무상 알게 된 개인정보는 비밀을 유지한다.
- 업무와 관련하여 대상자의 가족, 의사, 간호사 등과 적극적으로 협력한다.

요양보호사의 윤리적 태도 ★★★★

- 신체적, 정신적으로 허약하고 도움이 필요한 대상자를 하나의 인격체로 존중하는 태도를 갖는다.
- 요양보호사직에 종사하게 된 처음 동기를 점검하며 겸손한 태도를 갖는다.
- 성실하고 침착한 태도로 책임감을 갖고 업무활동을 해야 한다.
- 요양보호업무와 관련된 모든 직업인들과는 상호 협조하는 태도 및 조화를 이루려는 자세를 가져야 한다.
- 지속적으로 학습하고 직업적 성장을 위해 자신을 계발하는 태도를 가져야 한다.
- 상호 신뢰감 형성을 위해 친절하고 예의바른 태도를 갖춰야 한다.
- 법적·윤리적 책임을 다한다.

- 서비스 제공 시 일어날 수 있는 사고(분실, 파손, 부상)를 예방하여야 하고 사고가 발생했을 때에는 즉시 시설장에게 보고한다.
- 전문가의 진단이 필요한 사항은 상식선에서 판단, 조언하지 말아야 한다.
- 법적인 소송에 휘말리지 않는다.

요양보호사의 윤리문제 사례*

- 대상자로 부터 본인부담금 면제를 강요받은 경우 ⇒ 노인장기요양보험법 제69조를 설명해드리고, 그런 불법행위를 신고하면 신고 포상금을 받을 수 있다고 정보를 제공한다.
- 사용했던 기저귀를 말려서 다시 사용하라며 강요 ⇒ 다시 쓸 수 없는 당위성을 보호자에게 설명하고, 만약 그럼에도 불구하고 보호자가 계속 강요한다면 관리책임자와 다른 가족들에게 이러한 상황에 대해 설명을 해야 한다.

시설 생활노인 권리보호를 위한 윤리강령***

- 존엄한 존재로 대우 받을 권리 ⇒ 요양보호사들이 동료 노인들을 괴롭히는 사실을 알면서도 대상자의 오래된 습성이라 고치기 힘들고, 다른 노인들이 조용해지는 효과도 있다고 생각하여 모른 체 하고 있다.
- 질 높은 서비스를 받을 권리 ⇒ 날씨가 더워 어르신들 머리를 짧게 자르라고 지시해서 자르기는 했으나 어르신들에게 동의를 구하지 않아 마음이 아프다.
- 가정과 같은 환경에서 생활할 권리 ⇒ 무조건 매트리스 깔고 이불을 덮고 자라고 하는 바람에 불편하다.
- 신체적 제한을 받지 않을 권리 ⇒ 요양보호사가 자리를 비울 때는 손과 발을 묶어 놓고 나가기 때문에 하루에도 몇 번씩 억제를 당하고 있다.
- 사생활 및 비밀보장에 대한 권리 ⇒ 외부에서 시설 방문을 왔다면서 자기들 맘대로 사진을 찍거나 방에 불쑥불쑥 들어와 구경하고 나간다.
- 통신의 자유에 대한 권리
- 정치, 문화, 종교적 신념의 자유에 대한 권리

- 소유 재산의 자율적 관리에 대한 권리* ⇒ 큰아들의 요청으로 시설에서 통장을 위탁·관리하고 있는데 둘째 아들이 돌려달라고 요청하여 내 주었으나 시간이 흐른 후 큰아들이 찾아와서 이 할아버지의 통장을 가족들의 동의도 없이 내주었다며 시설에 강하게 항의하였다.

- 불평의 표현과 해결을 요구할 권리

- 시설 내·외부 활동 참여의 자유에 대한 권리

- 정보 접근과 자기결정권 행사의 권리* ⇒ 어르신의 건강상태가 나빠져서 가족들에게 연락하여 입원이나 전원을 권유하게 되는데 그때마다 자식들은 어르신의 의사는 묻지도 않고 전원시키는 경우가 대부분이라고 한다.

📋 노인학대의 유형★★★★

- **신체적 학대** : 노인에게 신체적 손상, 고통, 장애 등을 유발시키는 행위 ⇒ 불필요한 약물을 투여

- **언어·정서적 학대** : 비난, 모욕, 위협, 협박 등의 언어 및 비언어적 행위를 통하여 노인에게 정서적으로 고통을 주는 행위 ⇒ 유아처럼 다룬다, 외출시키지 않는다, 노인만 따로 식사를 하게 한다.

- **성적 학대** : 성적 수치심 유발행위 및 성희롱, 성추행 등 노인의 의사에 반하여 강제적으로 행하는 모든 성적 행위

- **재정적 학대(착취)** : 노인의 자산을 노인의 동의 없이 사용하거나 부당하게 착취하여 이용하는 행위 및 노동에 대한 합당한 보상을 제공하지 않는 행위 ⇒ 체납된 공과금 및 세금계산서가 발견된다, 재산이 타인의 명의로 갑자기 전환되었다.

- **방임** : 부양의무자로서의 책임이나 의무를 의도적 혹은 비의도적으로 거부, 불이행 혹은 포기하여 노인의 의식주 및 의료를 적절하게 제공하지 않는 행위 ⇒ 약물을 불충분하게 투여한다, 병원에 데리고 가지 않는다, 가출해도 찾지 않는다.

- **자기방임** : 노인 스스로 의식주 제공 및 의료 처치 등 최소한의 자기보호 관련 행위를 의도적으로 포기 또는 비의도적으로 관리하지 않아 심신이 위험한 상황 또는 사망에 이르게 되는 경우 ⇒ 스스로 식사와 수분을 섭취하지 않음

- **유기** : 월별 입소비용 미납 등의 사유로 노인에 대한 특별한 보호조치 없이 퇴소시키는 행위 ⇒ 거동이 불편한 노인을 시설에 맡기고 연락을 두절한다.

🗐 요양보호사의 직업성 근골격계질환

- 오십견 : 특별한 외상이 없었는데도 어깨관절 전체에 통증이 있고, 특히 밤중과 움직임이 많았던 날 통증이 심하고 관절이 뻣뻣하다.

- 힘줄염 : 반복적인 팔 벌림 동작과 무리한 사용, 퇴행성 변화로 팔을 벌릴 때 저항을 주면 어깨통증이 발생한다.

- 팔꿈치 내측상과염 : 주로 팔꿈치 안쪽에서 시작해서 손으로 가는 통증이 있다.

- 팔꿈치 외측상과염 : 팔굽관절 쪽(외측상과)에 통증과 손목관절까지 통증이 나타나기도 한다.

- 수근관증후군수근

    - 수근관이 좁아지거나 내부 압력이 증가하여 신경이 자극되는 것이다.

    - 자가진단 : 손, 손목 부위의 근골격계질환은 양측의 손등을 맞대고 미는 동작을 유지한 채 최소한 1분 정도 손목을 구부리면 손바닥과 손가락의 저린 증상이 심해지는지 확인한다(팔렌검사).

- 요통 : 업무상 근골격계질환자는 급성요통보다 만성요통이 지속적으로 증가하는 경향을 보이고 있다.

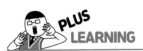

PLUS LEARNING

노인학대예방을 위한 법적 · 제도적 장치

직무상 노인학대를 알게 된 때에는 즉시 노인보호전문기관 또는 수사기관에 신고할 것을 의무화하고 있다.

요통을 예방하면서 물건을 이동하는 방법[★]

- 허리를 펴고 무릎을 굽혀 몸의 무게중심을 낮추고 지지면을 넓힌다.
- 물건을 든 상태에서 방향을 전환 시 허리를 돌리지 않고 발을 움직여 조절한다.
- 물체는 최대한 몸 가까이 위치하도록 하여 들어올린다.
- 허리가 아닌 다리를 펴서 들어 올린다.
- 침대 또는 높고 넓은 바닥에 있는 물체를 움직일 때는 한쪽 무릎을 위에 올리고 자세를 낮추어 움직인다.

직업성 근골격계질환의 초기 치료와 스트레칭★★

- 직업성 근골격계질환의 초기 치료

  - 초기 치료 : 손상 후 24~72시간 내에 초기 치료해야 한다.

  - 냉찜질 : 얼음이나 차가운 물질은 조직의 온도를 낮추고, 세포의 대사과정을 늦춰 손상과 부종을 감소시킨다.

  - 압박 : 압박을 함으로써 손상 부위에 축적되어 있는 부종을 조절하고 원하지 않은 움직임을 줄이며 통증을 줄여준다.

  - 올리기 : 손상 부위를 심장보다 높게 올리는 것은 모세혈관의 압력을 줄임으로써 정맥혈 회귀를 증가시키고, 부종을 줄여준다.

  - 아픈 부위 고정 : 아픈 부위를 안정시키기 위해 고정하면, 주변 근육이 이완되고 지지되어 통증과 근육 경련이 감소된다.

- 스트레칭

  - 같은 동작은 2~3회 반복하고, 동작과 동작 사이에 5~10초 정도 쉰다.

  - 통증을 느끼지 않고 시원하다는 느낌이 드는 범위에서 해야 한다.

  - 스트레칭 된 자세로 10~15초 정도 유지해야 근섬유가 충분히 늘어나 효과를 볼 수 있다.

요양보호사의 감염 예방과 스트레스 관리★★★

- 손 씻기

  - 손 씻기는 가장 손쉽고, 경제적이고, 효과적인 감염 예방법이다.

  - 감염병의 70% 이상을 예방할 수 있다.

  - 흐르는 온수로 손을 적시고, 일정량의 항균 전문 액체 비누를 바른다.

- 결핵

  - 결핵 의심 증상 : 발열, 2주 이상의 기침, 가래(피가 섞인 가래일수도 있음), 호흡곤란, 흉통, 야간에 땀 흘림, 식욕부진, 체중감소, 전신 피로, 무기력감

  - 결핵 감염 대상자와 접촉한 요양보호사는 2주~1개월 이후 반드시 X-ray 검

진 등을 통해 감염 여부를 확인해야 한다.

- 결핵전파가 우려되는 대상자를 돌볼 때는 보호장구(마스크, 장갑 등)를 착용한다.

• 독감(인플루엔자) : 늦어도 독감 유행 2주 전(1년 1회)에 예방접종을 한다.

• 노로바이러스 장염

- 노로바이러스는 잘 전파되므로 요양보호사가 감염된 경우 증상이 약하더라도 2~3일간 요양보호 업무를 중단하는 것이 좋다.

- 증상 회복 후 최소 2~3일간 음식조리에 참여하지 않는다.

• 옴

- 옴진드기에 의하여 발생되고, 감염력이 매우 강하여 잘 옮는다.

- 대상자는 물론, 동거가족이나 요양보호사도 동시에 치료를 해야 한다.

- 내의 및 침구류를 삶아서 빨거나 다림질하고 의류 및 침구류를 소독한다.

• 요양보호사의 스트레스 대처 방법 : 생각변화(긍정적으로 생각하는 습관), 규칙적이고 적당하게 바쁜 생활, 숙면, 운동, 자신의 생각과 감정을 적절하게 표현, 성공적인 대인관계를 갖도록 노력, 효율적인 업무일정 관리

요양보호사의 법적 권익보호

• 근로기준법 : 근로자의 기본적 생활을 보장, 향상시키며 균형 있는 국민경제의 발전을 꾀하는 것

• 산업안전보건법 : 산업안전 · 보건에 관한 기준을 확립하고 그 책임의 소재를 명확하게 하여 산업재해를 예방하고 쾌적한 작업환경을 조성함으로써 근로자의 안전과 보건을 유지 · 증진

• 산업재해보상보험법 : 업무상 사유에 의한 4일 이상의 요양(입원 또는 통원)을 요하는 부상 또는 질병, 상해

성희롱의 대처방안★★

• 요양보호사들에게 성희롱 예방교육을 1년에 1번(8시간) 이상 실시해야 한다.

• 성희롱에 대한 현장에서의 대처 방법

　– 성희롱 가해자에게 거부 의사를 확실히 표시하고 시정을 요구한다.

　– 성희롱시 가해자가 받을 수 있는 불이익과 향후 대처 계획을 명확히 설명한다.

　– 대상자 가족에게 사정을 말하고 시정해 줄 것을 요구한다.

　– 시정요구에도 상습적으로 계속할 경우 녹취하거나 일지를 작성해 둔다.

4　요양보호 대상자의 이해

노인의 일반적 신체 변화

• 세포의 노화

• 방어능력의 저하

• 예비능력의 저하

• 회복능력의 저하

노인성 질환의 특성★★★★

• 단독으로 발생하는 경우는 드물고, 하나의 질병에 걸리면 다른 질병을 동반하기 쉽다.

• 증상이 거의 없거나 애매하여 정상적인 노화과정과 구분하기 어렵다.

• 원인이 불명확한 만성 퇴행성 질환이 대부분이다.

• 경과가 길고, 재발이 빈번하며, 합병증이 생기기 쉽다.

• 신장기능이 저하되어 수분과 전해질의 균형이 깨지기 쉽고, 이로 인해 의식장애, 심장수축이상, 신경이상 등이 발생한다.

• 신장은 소변 농축 능력과 배설 능력이 저하되어 약물성분이 신체 내에 오래 남아 약물 중독 상태에 빠질 수 있다.

- 민감도가 높기 때문에 위험 요인에 노출 시 질병에 쉽게 걸리게 된다.
- 질환 자체가 비교적 가벼워도 의식장애를 일으키기 쉽다.

📋 노년기의 심리적 특성★★★★

- 우울증 경향의 증가
  - 불면증, 식욕부진, 체중감소 등과 같은 신체적인 증상을 호소하고, 기억력이 저하되고, 흥미와 의욕을 상실하는 등의 심리적 증상을 겪게 된다.
  - 주변 사람들에게 적대적으로 대하거나 타인을 비난하는 등의 행동을 보이기도 한다.
- 내향성 및 수동성의 증가
  - 심적 에너지가 바깥 사회생활로 향해 있다가 노년기에 접어들면서 내면으로 향하기 때문에 내향성이 나타난다.
  - 사회적 활동이 감소하고, 타인과 만나는 것을 기피할 뿐 아니라 내향적인 성격이 되어간다.
- 조심성의 증가
  - 시청각 및 지각 능력이 감퇴하고, 일의 결과의 질을 중시하기 때문에 나이가 들수록 조심성이 증가한다.
  - 결단이나 행동이 느려지고 매사에 신중해진다.
- 경직성의 증가
  - 자신에게 익숙한 습관적인 태도나 방법을 고수한다.

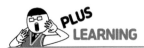
PLUS LEARNING

노인과 가족 관계
부모와의 동거가 실질적으로 어려워지면서 노인 부모가 근거리에 살면서 자녀의 부양을 받는 수정확대가족이 나타나고 있다. 부모와 따로 살지만, 빈번히 상호작용하면서 각자의 사생활을 지킬 수 있다는 장점이 있다.

- 매사에 융통성이 없어지고, 새로운 변화를 싫어하며, 도전적인 일을 꺼리는 경향을 보인다.
- 새로운 기구 사용이나 새로운 방식으로 일을 처리하는데 저항한다.
- 생에 대한 회고의 경향
- 친근한 사물에 대한 애착심
- 시간 전망의 변화
- 유산을 남기려는 경향
- 의존성의 증가

II 요양보호 관련 기초지식

1 노화에 따른 신체 · 심리적 변화와 질환

소화기계

- 노화에 따른 소화기계 특성★★★
  - 미각이 둔화되어 짠맛과 단맛이 둔해지고 쓴맛과 신맛은 잘 느끼게 된다.
  - 의치로 인한 불편감 등으로 음식을 씹기 어렵다.
  - 타액과 위액의 분비 감소로 소화능력이 저하된다.
  - 섬유질 섭취와 활동 부족으로 변비가 생기기 쉽다.
  - 소화능력의 저하로 가스가 차고, 변비, 설사, 구토증상 등이 생긴다.
  - 소화효소 생산이 감소하여 지방의 흡수력이 떨어진다.
  - 호르몬 분비 감소로 당내성이 떨어져 당뇨병에 걸리기 쉽다.
  - 간 기능이 떨어져 약물 대사 능력이 저하된다.

– 항문 괄약근의 긴장도가 떨어져 변실금이 발생할 수 있다.

- **위염** : 위 점막의 염증
  - 원인 : 충분히 씹지 못한 채 음식물을 섭취, 자극적인 약물이나 화학 성분의 섭취, 과식 등 무절제한 식습관, 병원균이 포함된 부패한 음식의 섭취
  - 증상 : 식후 위가 무겁거나 부푼 듯한 느낌(식후 3~4시간이 지나 명치 부위에 심한 통증), 트림, 구토
  - 예방 및 치료 : 하루 정도 금식(물을 자주 마셔 탈수를 예방), 처방받은 약물 투여, 과식과 과음, 자극적인 음식을 피한다.

- **위궤양**★ : 위 벽 점막의 일부가 괴사하는 것으로, 심하면 근육층까지 손상이 있는 위장병
  - 원인 : 잘못된 식습관, 스트레스, 위 내 박테리아에 의한 감염, 자극적인 약물 복용
  - 증상 : 위천공, 위출혈, 위협착, 오심과 구토, 속쓰림, 소화불량, 새벽 1~2시에 발생하는 상복부 불편감
  - 예방 및 치료 : 약물 중 아스피린은 출혈을 일으킬 수 있으므로 피한다.

- **위암**
  - 원인 : 짜고 자극적인 음식, 위암의 가족력, 흡연
  - 수술 후 5년간은 병원에서 정기적인 검진을 받아야 한다.

- **대장암**★
  - 원인 : 가족력, 저잔여식이의 섭취, 매일 알코올 섭취
  - 증상 : 장습관의 변화와 장폐색, 설사, 변비, 혈변, 직장출혈, 점액 분비
  - 치료 및 예방 : 정기적인 검진이 매우 중요하다.
  - 대장암 환자의 식이요법 : 음식을 싱겁게 먹기, 통곡식 · 생채소 · 생과일을 많이 섭취, 식물성 지방 섭취, 하루에 6~8잔 생수 마시기

- **설사**
  - 70~90%의 수분이 포함된 물과 같은 대변을 매일 200g 이상 또는 횟수가 하

루 2~3회 이상인 경우를 말한다.

- 원인 : 장의 감염, 변비 시 부적절한 하제 복용, 소화기능의 저하
- 심신을 안정시키고 몸을 따뜻하게 하며, 음식물 섭취량을 줄이되 물은 충분히 마셔 탈수를 예방한다.
- **변비***** : 변을 보는 횟수가 일주일에 2~3회 이하거나 변을 볼 때 시간이 오래 걸리면서 힘이 들고 변이 딱딱한 경우 혹은 배변 후에도 잔변감이 3개월 이상 지속되는 증상
  - 원인 : 지나친 저잔여식이 섭취, 운동량 감소로 인한 장 운동 저하, 섬유질을 포함한 음식물의 감소, 하제 남용으로 인한 배변 반사 저하 등
  - 식물성 식이섬유와 유산균이 포함된 음식물을 섭취하도록 한다.
  - 규칙적인 식사시간과 배변습관을 갖는다.
  - 필요시 처방에 의한 하제를 사용할 수 있으나, 빈번한 하제 사용은 변비를 악화시킬 수 있으므로 주의해서 사용한다.

호흡기계

- **노화에 따른 호흡기계의 특징****
  - 폐포의 탄력성 저하, 폐 순환량 감소로 폐활량이 줄어들어 쉽게 숨이 찬다.
  - 기침반사 저하, 섬모운동 저하로 미세 물질들을 걸러내지 못한다.
  - 기관지내 분비물이 증가되어 호흡기계 감염이 쉽게 발생한다.
- **만성기관지염** : 기관지의 만성적 염증으로 기도가 좁아진 증상
  - 공기오염이 심한 지역에 살거나 일하는 경우 가능한 오염된 공기에의 노출을 피한다.
  - 지나치게 뜨겁거나 차가운 음식, 자극적인 음식은 기관지 경련을 초래할 수 있다.
- **폐렴*** : 세균, 바이러스, 곰팡이, 화학물질 등에 의해 폐 조직에 염증이 생긴 증상
  - 세균성 폐렴 : 포도상 구균, 연쇄상 구균, 폐렴간균, 레지오넬라균

- 바이러스성 폐렴 : 독감 바이러스 감염, 기타 바이러스성 질환
- 흡인성 폐렴 : 음식물 등의 이물질이 기도 내로 넘어가 기관지나 폐에 염증을 유발한다.
- **천식**★★ : 기도의 만성 염증성 질환으로 기관지 벽이 부풀어 올라 기도가 좁아지는 증상
  - 증상 : 기침, 호기성 천명음(숨을 내쉴 때 쌕쌕거리는 호흡음), 호흡곤란, 알레르기성 비염
  - 천식 증상을 일으키는 원인물질을 피한다.
  - 침구류는 먼지를 없애기 위해 뜨거운 물로 빨아야 한다.
- **폐결핵** : 결핵균이 폐에 침범하는 감염성 질환
  - 원인 : 결핵균에 의한 호흡기 감염
  - 증상 : 초기에는 대부분 무증상(우연히 흉부방사선 촬영에서 발견되는 경우가 많음), 화농성 및 점액성의 끈끈한 객담, 식욕부진, 체중감소, 피로감
  - 예방 및 치료 : 6~9개월 이상 장기 치료, 주기적으로 간기능 검사와 객담검사
  - 결핵전파가 우려되는 대상자를 돌볼 때는 보호장구(마스크, 장갑 등)를 착용해야 한다.
- **폐암** : 폐에 발생한 신생물 혹은 악성종양

📋 심혈관계(순환기계)

- **노화에 따른 심혈관계의 특성**
  - 심장의 탄력성이 감소되어 최대 심박출량과 심박동수가 감소한다.
  - 말초혈관에서 중심으로의 정맥귀환이 감소한다.
  - 위치변화에 순환기계가 즉각 적응할 수 없게 됨에 따라 직립성 저혈압이 발생하게 된다.
  - 직장 정맥의 약화로 치질이 생길 수 있다.
- **고혈압** : 최고 혈압이 140mmHg 이상/최저 혈압이 90mmHg이상

- 반드시 의사와 상의하여 약물의 종류와 용량을 결정해야 하며, 마음대로 용량을 증감하거나 중단하면 안 된다.
- 저염 및 저지방 식이, 규칙적인 운동, 체중조절, 절주 및 금연
- 지속적인 치료에도 불구하고 고혈압이 계속될 때는 의사와 상의하여 약을 바꾸거나 정밀검사를 받아야 한다.

• **동맥경화증**★ : 혈관 벽에 지방이 축적되어 혈관 내부가 좁아지고 막혀서 혈액흐름에 장애를 일으키며 혈관 벽이 탄력성을 잃고 딱딱해지는 증상

- 원인 : 지방대사 이상, 콜레스테롤이나 지방 섭취 과다, 가족적 소인, 고지혈증, 당뇨병, 고혈압, 스트레스, 비만, 흡연, 과음, 폐경
- 증상 : 뇌졸중, 의식장애, 혼수, 뇌경색, 뇌출혈, 협심증, 간헐적 파행증
- 요양보호사가 발견할 수 있는 뇌졸중 증상 : 웃어보세요 – 입모양이 삐뚤어지고 평소와 다를 때, 양손을 들어 보세요 – 손을 대칭적으로 못 들어 보일 때, 말해보세요 – 침을 흘리거나 말을 제대로 못할 때

• **심부전**★ : 심장의 수축력이 저하되어 혈액을 충분히 내보내지 못하는 증상

- 원인 : 고혈압, 당뇨, 만성 신질환, 심근허혈, 부정맥
- 증상 : 좌식 호흡, 의식혼돈, 현기증, 부종, 체중증가, 복수, 허약감, 피로, 지속적인 기침과 객담 배출
- 예방 및 치료 : 염분 및 수분 등 제한, 약물치료, 필요시 처방된 산소공급, 고혈압과 고지혈증이 있을 경우 치료

• **빈혈**★ : 적혈구나 헤모글로빈이 부족하여 혈액이 몸에서 필요한 만큼의 산소를 공급하지 못하는 상태

- 노인에게 흔히 나타나는 빈혈은 철분이 부족하여 생기는 빈혈이다.
- 원인 : 위장관 출혈, 철분을 충분하게 섭취하지 못한 경우, 철분의 흡수에 문제가 있는 경우, 혈액 성분을 제대로 만들지 못하는 경우
- 증상 : 어지러움, 창백해 보임, 집중력 장애
- 치료 및 예방 : 철분 섭취를 늘림, 처방받은 비타민 C와 철분 제제를 복용, 출혈을 일으키는 문제가 있으면 의사와 상의

근골격계

- **노화에 따른 근골격계의 특성**

  - 팔·다리 근육의 힘이 없고 약해진다.

  - 골격이 약해져 작은 충격에도 골절이 쉽게 된다.

  - 관절의 염증, 통증, 기형 등을 초래한다.

  - 척추가 단축되어 키가 줄어든다.

- **퇴행성 관절염**★★ : 뼈의 끝 부분을 덮어 뼈를 보호해주는 연골이 닳아서 없어지거나 관절에 염증성 변화가 나타나는 증상

  - 원인 : 연골의 탄력성 저하, 노화, 관절을 싸고 있는 조직의 퇴화와 계속적인 마찰

  - 증상 : 관절 부위의 통증, 아침에 일어나면 관절이 뻣뻣해지는 경직현상, 운동하면 악화되고 안정 시 호전, 통증의 호전과 악화가 반복

  - 예방 및 치료 : 관절에 부담을 주지 않는 규칙적인 운동(수영, 걷기, 체조 등)을 한다.

- **골다공증**★★ : 척추와 대퇴 부위의 뼈 조직에서 골밀도가 낮아지고 골절을 일으키기 쉬운 대사성 질환

  - 원인 : 흡연, 음주, 다량의 카페인 섭취, 폐경으로 인한 에스트로겐의 결핍, 운동부족, 칼슘 섭취 부족

  - 예방 및 치료 : 체중 부하운동으로 근육과 뼈에 힘을 줌(산책, 걷기, 가벼운 조깅), 골다공증 예방을 위하여 호르몬요법, 비타민 D를 섭취, 금주, 금연, 칼슘이 풍부한 식사

- **고관절 골절** : 강한 외부 힘이 작용해서 고관절 뼈의 연결이 절단된 증상으로 주로 낙상에 의해 발생

  - 원인 및 증상 : 서혜부와 대퇴부의 심한 통증, 움직일 때 통증

  - 예방 및 치료 : 골다공증에 대한 진단을 받고 적절한 치료나 수술을 한다.

비뇨 · 생식기계

- 노화에 따른 비뇨 · 생식기계의 특성

  - 여성노인 : 에스트로겐의 감소로 난소기능이 감퇴, 질의 수축 및 분비물 저하로 질염이 발생하기 쉽다.

  - 남성노인 : 잔뇨량이 늘어나고, 방광용적이 250ml 정도로 감소되어 자주 소변을 보게 된다.

  - 빈뇨, 요실금, 야뇨증 등이 생길 수 있다.

- 요실금** : 자신의 의지와 상관없이 소변이 흘러나오는 증상

  - 원인 : 변비, 방광의 저장능력 감소, 골반근육조절 능력 약화, 호르몬 생산 중지로 요도의 기능 약화, 각종 약물로 인한 부작용

  - 절박성 요실금 : 소변을 보고 싶다고 느끼자마자 바로 소변이 배출되는 현상

  - 복압성 요실금 : 기침, 웃음, 재채기, 달리기, 줄넘기 등 복부 내 압력증가로 인해 소변이 배출되는 현상

  - 역류성 요실금 : 소변 배출이 원활하지 않아 소변이 꽉 찬 방광에서 조금씩 넘쳐서 계속 흘러나오는 현상

  - 혼합성 요실금 : 복압성 요실금과 절박성 요실금이 모두 나타나는 증상으로, 복부 압력이 증가해 소변이 마렵다고 느끼자마자 배출되는 현상

  - 예방 및 치료 : 하루 2~3L의 수분 섭취로 방광의 기능을 유지, 식이섬유소가 풍부한 채소와 과일 섭취로 변비를 예방, 체중조절

- 전립선 비대증* : 전립선은 남성에게만 있는 기관으로서 방광 아래에 있는 전립선이 커져서 요도를 압박하는 증상

  - 원인 : 노화에 따른 호르몬 불균형(남성호르몬 감소, 여성호르몬 증가)

  - 증상 : 야뇨, 잔뇨 증세가 있으며 심할 경우 전립선 절제수술, 도뇨관을 사용하여 정기적으로 소변을 배출, 금주(지나친 음주는 전립선 비대증을 악화시킴), 규칙적인 성생활

피부계

- **노화에 따른 피부계의 특성**

  - 피하지방이 감소되어 기온에 민감해지고 저체온이나 오한이 있다.
  - 피부가 건조해지고 표피가 얇아져서 탄력성이 감소한다.
  - 발톱과 손톱이 두꺼워지고 잘 부서진다.
  - 피부가 회색으로 변하고 피부에 검버섯 등 노인성 반점이 생긴다.
  - 소양증이 밤과 겨울철에 더욱 심해진다.
  - 주름살이 생기고 눈꺼풀이 늘어진다.
  - 머리카락이 가늘어지고 모근의 멜라닌 색소가 소실되어 흰머리가 증가한다.
  - 상처회복이 지연되고 궤양이 생기기 쉽다.

- **욕창****** : 병상에 오래 누워 있는 대상자의 등, 허리, 어깨, 팔꿈치 등바닥과 접촉되는 피부가 혈액 공급을 받지 못해서 괴사하는 증상

  - 원인 : 장기간의 와상상태, 부적절한 체위변경, 체중으로 압박받는 부위에 지속적인 압력, 요실금 및 변실금
  - 욕창의 단계별 증상 : 1단계(피부는 분홍색 혹은 푸른색. 피부를 누르면 색깔이 일시적으로 없어져 하얗게 보임. 피부에 열감 있음), 2단계(피부가 벗겨지고 물집이 생기고 조직이 상함), 3단계(깊은 욕창이 생기고 괴사조직 발생), 4단계(골과 근육까지 괴사가 진행)

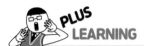
PLUS LEARNING

욕창 증상 초기 대처법****
- 약간 미지근한 물수건으로 찜질하고 마른 수건으로 물기를 닦아낸다.
- 주위를 나선형을 그리듯 마사지 하고 가볍게 두드린다.
- 미지근한 바람으로 건조시킨다.
- 춥지 않을 때에는 30분 정도 햇볕을 쪼인다.

- 예방 및 치료 : 욕창 발생 위험 인자를 파악하여 총점이 16점 이하일 때는 욕창 발생의 위험이 높으므로 예방에 주력한다, 체위를 2시간마다 한 번씩 변경하여 압력을 감소시킨다, 젖은 침대 시트는 바로 교체한다, 양쪽 무릎 사이에 쿠션 등을 대어 압력을 감소시킨다, 피부를 주무르는 것은 삼간다, 천골부위 욕창 예방을 위해 도넛 모양의 베개를 사용하는 경우가 있으나 이는 오히려 압박을 받는 부위의 순환을 저해할 수 있으므로 삼간다.

• 건조증 : 노화에 따라 피부 외층이 건조해지며 거칠어지는 것

  - 원인 : 실내 · 외 습도가 낮은 겨울, 지성 비누, 세정제와 알코올, 목욕 중의 뜨거운 물의 사용

  - 증상 : 피부 발적, 부종 또는 통증, 전완, 손과 하지의 가려움증

  - 치료 및 예방 : 건조증은 완치 되지 않는다, 건성 비누를 사용, 가습기를 사용하여 습도를 조절하며 알코올이 함유되지 않은 피부 보습제를 사용

• 대상포진* : 수두를 일으키는 바이러스에 의해 피부와 신경에 염증이 생기는 질환

  - 원인 : 면역 억제제 사용, 고령, 과로, 스트레스

  - 증상 : 가려움, 저림 또는 작열감을 포함한 발진, 통증, 수포

  - 예방 및 치료 : 항바이러스제, 항염증제, 진통제 투여

• 옴** : 작은 진드기가 피부 속에 기생하여 발생하는 병으로 사람에서 사람으로 피부 접촉을 통해 직접 감염

  - 증상 : 가려움증(특히 밤에 심함), 물집, 고름

  - 대상자는 물론, 동거 가족이나 요양보호사도 동시에 치료해야 한다.

  - 치료용 연고를 바르면 가려움증이 사라지며, 1~2주간 치료하면 다른 증상도 없어진다.

  - 옴벌레에 오염되었으리라 여겨지는 사람이나 침구, 옷 등과의 접촉을 금한다.

  - 개인위생을 철저하게 하고 내의 및 침구류를 삶아서 빨거나 다림질한다. 의류 및 침구류를 소독한다.

  - 알레르기와 혼동하기 쉬우므로 심한 가려움증은 병원을 방문하도록 한다.

  - 치료하지 않으면 수년간 지속될 수 있다.

🗐 신경계

- **노화에 따른 신경계의 특성**
  - 감각이 둔해지고 정서가 불안정해진다.
  - 자극에 대한 반응저하로 신체활동이 감소한다.
  - 신경세포의 기능이 저하된다.
  - 불면증이나 수면장애가 올 수 있다.
  - 단기기억은 감퇴하지만 장기기억은 유지된다.
  - 균형을 유지하고 신체를 바르게 유지하는 능력이 감소된다.
- **치매★★★★** : 나이가 들면서 뇌에 발생한 여러 질환 때문에 인지기능인 기억, 인식, 추리, 판단, 시간, 장소, 사람을 인식하는 능력을 상실하여 일상생활에 지장이 되는 질환
  - 원인 : 대뇌의 기질적 병변, 노인성 치매인 알츠하이머병, 혈관성 치매(뇌혈관 질환)
  - 치매의 인지장애 : 기억력 저하, 언어능력 구사 저하, 지남력 저하, 시공간 파악 능력 저하, 실행기능 저하
  - 치매의 정신행동 증상 : 우울증, 정신병적 증상, 초조감 및 공격성, 수면장애
  - 예방 및 치료 : 기억력 장애를 보이면 치매 조기검진을 받도록 한다.

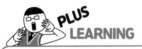
PLUS LEARNING

치매 증상 단계
- **초기**(최경도, 경도) **치매** : 가족이나 동료들이 문제를 알아차리기 시작하나 혼자서 지낼 수 있는 수준
- **중기**(중등도) **치매** : 최근 기억과 더불어 먼 과거 기억의 부분적 상실, 시간 및 장소 지남력 장애, 언어이해 및 표현력 장애, 실행증, 판단력 및 수행기능 저하, 각종 정신행동 증상이 빈번히 나타나며, 도움 없이는 혼자 지낼 수 없는 수준
- **말기**(중증) **치매** : 독립적인 생활이 불가능한 수준

- **뇌졸중**[★] : 뇌에 혈액을 공급하는 혈관이 막히거나 터져서 뇌 손상이 오고, 그에 따른 신체장애가 나타나는 뇌혈관 질환으로 뇌혈관이 막힌 경우를 뇌경색이라고 하며 뇌혈관이 터진 경우를 뇌출혈이라고 한다.
  - 원인 : 흡연, 스트레스, 가족력, 비만, 혈액 내 콜레스테롤 수치가 높은 고지혈증
  - 증상 : 언어장애, 반신 감각장애, 두통 및 구토, 의식장애, 어지럼증, 운동실조증, 연하곤란, 시력장애, 반신마비, 전신마비
  - 예방 및 치료 : 약물요법, 조기 재활요법 등
  - 연하곤란이 있는 대상자는 음식을 삼킬 때 흡인되지 않도록 주의한다.
- **파킨슨질환**[★] : 점진적인 중추신경계의 퇴행성 변화로 인해 발생되는 질환으로, 원인은 불명확하나 신경전달물질인 도파민을 만들어내는 특별한 신경세포들이 파괴되는 것
  - 원인 : 도파민 분비 장애, 뇌졸중, 중금속 중독 및 약물 중독, 기타 퇴행성 뇌질환
  - 증상 : 무표정, 운동 완만, 근육경직, 굽은 자세, 얼어붙는 현상, 자세 반사의 소실로 자주 넘어지거나 균형 감각의 소실, 사고의 느림, 인지능력의 감소
  - 치료 및 예방 : 도파민 제제(마도파, 시네메트 등), 근육 스트레칭과 관절 운동, 운동 프로그램에 참여하도록 격려

🗒 감각기계

- **노화에 따른 시각 변화**
  - 각막 주변에 누르스름해진 노인환이라고 부르는 지방 침적물이 생긴다.
  - 수정체가 노란색으로 변화는 황화현상으로 보라색, 남색, 파랑색의 구분에 어려움을 느낀다.
  - 동공의 직경이 줄어들어 빛을 제대로 받아들이지 못하고 아주 밝은 것을 좋아하게 된다.
  - 눈부심의 증가, 시력저하, 빛에 대한 적응에 어려움이 있다.

- 노화에 따른 청각 변화

  - 귓바퀴가 커지고, 외이도의 가려움과 건조증이 증가한다.

  - 고막이 두꺼워지고 이소골이 퇴화하여 소리전달능력이 감소한다.

  - 내이에서는 소리의 감수성, 말의 이해, 평형 유지에 문제를 일으킨다.

  - 노인성 난청이 여성보다 남성에게 흔하게 나타난다.

- 노화에 따른 미각 변화

  - 미뢰의 개수와 기능이 감소한다.

  - 혀 뒤쪽의 신맛과 쓴맛을 감지하는 미뢰는 기능을 더 잘하고, 앞쪽의 단맛과 짠맛을 감지하는 미뢰의 기능이 점차 떨어진다.

  - 침의 분비량이 줄어들고 식욕에 변화가 온다.

  - 맛에 대한 감지능력이 저하된다.

- 노화에 따른 후각 및 촉각 변화

  - 후각 : 후각세포 감소로 냄새를 잘 맡지 못한다.

  - 촉각 : 통증에 대한 민감성이 감소해져 뒤늦게 반응을 보인다.

- 녹내장* : 안압(눈의 압력)의 상승으로 인하여 시신경이 손상되어 시력이 점차적으로 약해지는 질환

  - 증상 : 좁은 시야, 눈에 이물감, 어두움에 적응장애, 색깔변화 인식장애, 뿌옇게 혼탁한 각막, 안구통증, 두통, 구역질, 실명

  - 치료 및 예방 : 조기 발견하여 안압을 정상 범위로 유지함으로써 시력의 약화를 방지하기 위해 약물요법을 하거나 수술을 한다.

- 백내장* : 수정체가 혼탁해져서 빛이 들어가지 못하여 시력장애가 발생하는 질환으로, 검은 눈동자에 하얗게 백태가 껴서 뿌옇게 보이거나 잘 안 보이게 되는 질환

  - 원인 : 노화, 지나친 음주나 흡연, 스테로이드 약물 복용, 당뇨병 및 고혈압 등의 합병증, 과도한 자외선 조사 및 텔레비전 시청, 눈 주위의 부상

  - 증상 : 색 구별 능력 상실, 동공에 흐린 백색 혼탁, 불빛 주위에 무지개, 밤과

밝은 불빛에서의 눈부심, 점진적이고 통증이 없는 흐린 시력과 시력 감소

– 치료 및 예방 : 혼탁해진 수정체를 인공수정체로 바꾸어 주는 수술, 백내장 유발 원인을 억제

- **노인성 난청** : 고령에 따른 고막과 내이의 퇴행성 변화로 청력이 떨어지는 증상

– 원인 : 식이, 대사, 동맥경화증, 소음, 스트레스와 유전적 소인, 장기간의 소음노출

– 증상 : "스", "츠", "트", "프", "크"와 같은 고음에서의 난청, 소리에 대한 민감성, 언어구분 능력, 평형감각의 저하

– 난청을 악화시킬 수 있는 요인들을 피하고 보청기를 이용한 청각 재활을 시도한다.

– 난청이 심하면 보청기를 사용하며, 이때 고음의 큰 소리보다는 저음의 차분한 소리가 더 효과적이다.

📋 내분비계

- **노화에 따른 내분비계 특성**

– 공복 시 혈당이 증가한다.

– 갑상선 크기가 줄어들고 갑상선 호르몬의 분비량도 약간 감소된다.

- **당뇨병**★★ : 혈중 포도당 수치를 조절하는 인슐린이 분비되지 않거나 분비는 되지만 부족한 경우, 또는 인슐린에 대한 신체의 저항성으로 인해 포도당이 세포 내로 들어가지 못해 혈중 포도당 수치가 올라가서 소변에 당이 섞여 나오는 질환

– 원인 : 과식, 비만, 운동부족, 스트레스, 유전적 요인

– 증상 : 상처 치유 지연, 다음증, 다식증, 다뇨증, 다갈증, 체중감소, 발기부전, 흐릿한 시력과 두통, 질 분비물 및 질 감염의 증가, 감각 이상 및 저하, 고혈당, 저혈당

– 저혈당(인슐린요법 시) : 땀을 많이 흘리거나 두통, 시야몽롱, 배고픔 등

– 치료 및 예방 : 균형있는 식사, 적은 소금 섭취, 매일 규칙적인 운동, 경구용 혈당강하제나 인슐린을 이용한 약물요법이 병행

심리 · 정신계

- 노화에 따른 심리 · 정신계의 특성
  - 경직성 증가, 의존성 증가
  - 조심성 및 우울성 증가
  - 지난 생에 대한 회고 경향 증가
  - 내향성 및 수동성 증가
  - 친근한 사물에 대한 애착심 증가
- 우울증*** : 노인에게 흔히 발생하는 정신질환으로 본인 스스로 자각하기 어려워 방치되기 쉬운 질환
  - 원인 : 뇌의 신경전달 물질의 변화, 뇌의 구조적 병변, 치매, 호르몬의 변화, 노화에 따른 스트레스, 유전적 요인 등
  - 증상 : 불면 혹은 과도한 수면, 식욕 변화 또는 이로 인한 체중 변화, 자살에 대한 반복적 생각 혹은 시도, 무기력, 부정적 사고 등
  - 예방 및 치료 : 사회적 활동을 늘린다, 상담과 약물치료를 병행한다, 대상자의 기분과 분노를 인정하고 언어로 표현하도록 돕는다, 주변의 긍정적인 지지가 필요하다.

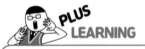

우울증과 치매의 비교

우울증	치매
급격한 발병	점진적 발병
이전의 정신과적 병력	이전의 병력 없음
"모른다"고 대답하는 경우가 많음	근사치의 대답을 함
인지기능의 저하가 굴곡이 심함	일관된 인지기능의 저하
단기 기억과 장기 기억이 동등하게 저하됨	단기기억이 심하게 저하됨

- 섬망** : 의식장애로 인해 주의력 저하와 감정, 정서, 사고, 언어 등 인지기능 전반의 장애와 정신병적 증상을 유발하는 것

  - 원인 : 치매, 우울, 탈수, 영양부족, 인지손상, 알코올 남용, 약물사용, 주의력 감퇴, 부동, 유치도뇨관 사용, 억제대 사용, 탈수, 영양부족, 기동성 저하 등

  - 증상 : 수 시간이나 수일에 걸쳐 호전과 악화의 반복, 지남력 장애, 인지장애, 초조, 지각장애, 편집망상, 정서 불안정

  - 원인규명이 가장 중요하므로 반드시 의료기관을 방문해야 한다.

  - 전해질 불균형이 발생하지 않도록 수분과 식사를 충분히 섭취해야 한다.

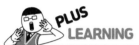

섬망 대상자의 비약물요법

- **지남력 유지** : 익숙한 사물, 사랑하는 사람의 사진, 달력, 시계 등을 가까이 둠
- **신체 통합성 유지** : 능동적인 관절운동, 목욕, 마사지 제공
- **개인의 정체성 유지** : 가족 구성원이 자주 방문
- **초조감 관리** : 단호하면서도 부드러운 목소리로 말함
- **착각 및 환각관리** : 대상자의 말을 경청, 현실을 확인할 수 있는 환경조성
- **야간 혼동방지** : 밤에 불을 밝혀두기

2 노인 통증

📋 통증의 원인과 영향

- **통증의 원인** : 근골격계 질환, 암성 통증, 대상포진
- **통증의 영향** : 우울증, 사회성 감소, 수면장애, 신체상태 저하, 보행 및 활동장애, 건강관련 요구 증가, 통증관련 비용의 증가, 재활속도 저하, 약물과다 복용

📋 통증의 유형과 관리

- **두통** : 아플 때 반드시 동반하는 증세로 생각할 수 있지만 심각한 질병의 예고일 수 있으므로 정확한 진찰이 반드시 필요하다.

- **흉통** : 관상동맥이 동맥경화로 좁아져 심장근육에 산소를 충분히 공급하지 못할 때 발생되는 심혈관질환 특유의 증상 중 하나이다.
- **복통** : 내장에는 통증을 느끼는 감각이 없으나 위장근육의 경련, 장 중첩, 신장결석 등이 있는 경우 통증이 발생될 수 있다.
- **요통** : 디스크의 경우는 요통과 더불어 하지부의 저림 증상이 동반되므로 감별할 수 있다.

3 노인의 건강증진 및 질병예방

📋 노인의 건강관리

- **영양 관리**
  - 칼슘 부족은 우유로 보충하고, 칼슘의 흡수를 돕기 위해서 비타민 D를 섭취한다.
  - 고혈압, 심장병 등을 예방하기 위해 염분 섭취를 줄인다.
  - 물, 섬유소가 풍부한 야채나 과일 등의 식품을 섭취하여 변비를 예방한다.
  - 1일 단백질 섭취량의 1/3~1/4은 동물성 단백질로 섭취하는 것이 좋다.
- **운동 관리**
  - 적어도 10분 이상 준비운동을 실시하여 유연성을 높이고 근육 손상을 방지한다.
  - 운동의 강도, 기간, 빈도를 서서히 증가시킨다.
  - 안정 시 심박동수로 돌아올 때까지 마무리 운동을 한다.
  - 시원하고 바람이 잘 통하고 땀을 흡수하는 옷을 입고 운동을 한다.
  - 빠르게 방향을 바꾸어야 하는 운동이나 동작은 금한다.
- **수면 관리**
  - 아침 기상시간을 일정하게 유지한다.
  - 커피 등 카페인이 함유된 음료를 줄이거나 오후에는 금한다.

– 공복감으로 잠이 안 오는 경우 따뜻한 우유 등을 마신다.

– 취침 전 지나치게 집중하는 일을 하지 않는다.

• 안전한 환경관리

– 밤에는 야간조명을 사용하는 것이 좋다.

– 적절한 실내 온도 (24℃ 이상)를 유지한다.

– 의자 높이는 키를 고려하여 선택하고 발이 바닥에 닿는 높이로 한다.

– 사고가 많은 욕실에서는 작은 전등을 항상 켜 놓고, 미끄럼방지 매트를 사용하며, 물이 없는 상태로 유지한다.

• 성생활 관리

– 당뇨병을 가진 노인은 발기부전을 경험할 수 있다.

– 뇌졸중 노인의 경우 성적 활동을 막을 필요는 없다.

– 전립선 절제술은 발기하는데 문제를 유발하지 않는다.

– 자궁적출술과 유방절제술은 성기능을 변화시키지 않는다.

• 약물 관리

– 약물에 의존해 질병을 치유하려는 성향이 강해진다.

– 신장으로 가는 혈류량이 감소되어 순환 혈류 내에 약물 축적을 초래하고 약물 중독의 위험을 증가시킨다.

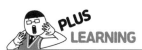

노인들의 잘못된 약 복용 대표 사례★★
• 복용하던 약을 의사의 처방 없이 중단한다. ⇒ 증상이 좋아졌다고 해도 복용하던 약을 중단하려면 의사와 먼저 상담하도록 한다.
• 처방전을 무시하고 복용한다. ⇒ 정해진 양보다 적거나, 많이 복용해서는 안 된다.
• 술을 먹고도 약은 꼭 챙겨먹는다. ⇒ 약은 술과 함께 먹어서는 안 된다. 효과가 떨어지거나 부작용이 있을 수 있다.
• 다른 사람의 약을 먹거나, 본인의 약을 다른 사람들에게 준다. ⇒ 증상이 비슷하다고 해서 다른 사람에게 처방된 약을 먹거나 자기 약을 남에게 주면 안 된다.

- 다른 사람에게 처방된 약을 절대로 복용해서는 안 된다는 것을 알도록 한다.
- 자신의 신체적 문제, 주치 의사, 약물 알레르기 반응, 그리고 현재의 복용 약물에 대해 최근 기록을 가지고 있도록 한다.
- 편의점에서 구입 가능한 비상약 : 해열진통제, 감기약, 소화제, 파스

노인의 질병 예방

• 노인대상 예방접종 종류★★★

- 인플루엔자 : 모든 성인(매년 1회 접종)
- 파상풍 : 모든 성인(매 10년마다 접종)
- 폐렴구균 : 65세 이상 성인
- 대상포진 : 60세 이상 성인

• 폭염 대응 안전수칙

- 현기증, 메스꺼움, 두통, 근육 경련 등이 있을 때는 시원한 장소에서 쉬고 시원한 물이나 음료를 천천히 마시도록 한다.
- 선풍기는 환기가 잘되는 상태에서 사용하고 커튼 등으로 햇빛을 가리도록 한다.

• 뇌졸중 예방 안전수칙

- 실외 운동을 삼가고 실내 운동으로 바꾸는 것이 좋다.
- 운동시간은 새벽보다는 낮 시간을 이용한다.
- 운동 시 준비운동과 마무리운동을 평소보다 충분히 한다.
- 술을 많이 마신 다음 날 아침에는 가급적 외출을 삼간다.
- 장기간 따뜻한 곳에 있다가 갑자기 찬 곳에 나가지 말아야 한다.

Ⅲ **기본요양보호각론**

1 **식사와 영양**

올바른 식사 자세★★

- 식탁의 높이는 대상자가 의자에 앉았을 때 식탁의 윗부분이 대상자의 배꼽 높이에 오는 것이 가장 좋다.
- 의자에 깊숙이 앉고 식탁에 팔꿈치를 올릴 수 있도록 의자를 충분히 당겨주어 자연스럽게 식사하도록 한다.
- 의자의 높이는 발바닥이 바닥에 닿을 수 있는 정도이어야 안전하다.
- 침대에서 일어나거나 앉을 수도 없는 경우에는 침대를 약 30~60° 높인다.
- 머리를 앞으로 약간 숙이고 턱을 당기면 음식을 삼키기가 쉬워진다.
- 편마비 대상자는 건강한 쪽을 밑으로 하여 약간 옆으로 누운 자세를 취한다.
- 편마비 대상자는 마비된 쪽을 베개나 쿠션으로 지지하고 안정된 자세를 취하게 한 후 음식을 제공한다.

사레 예방을 위한 식사 돕기★★★

- 대상자가 사레가 들리거나 숨을 쉬지 못하는 경우에는 식사를 중단하고 즉시 간호사, 관리책임자나 시설장에게 알려야 한다.
- 가능한 앉은 자세를 취해주는데 상체를 약간 앞으로 숙이고 턱을 당기는 자세가 좋다.
- 의자에 앉을 수 없는 대상자는 몸의 윗부분을 높게 해 주고 턱을 당긴 자세를 취해 준다.
- 배 부위와 가슴을 압박 하지 않는 옷을 입힌다.
- 음식을 삼키기 쉽게 국이나 물, 차 등으로 먼저 목을 축이고 음식을 먹도록 한다.

- 대상자가 충분히 삼킬 수 있을 정도의 양을 입에 넣어준다.
- 완전히 삼켰는지 확인한 다음에 음식을 입에 넣어 준다.
- 음식을 먹고 있는 도중에는 대상자에게 질문을 하지 않는다.
- 수분이 적은 음식은 삼키기 어렵고 신맛이 강한 음식은 침을 많이 나오게 하여 사레가 들릴 수 있으니 주의한다.

🗐 식사 돕기 방법★★★★

- 대상자의 상태에 맞춰 최대한 스스로 음식을 먹을 수 있도록 격려한다.
- 누워있는 상태라도 가능한 한 대상자의 머리를 올린다. 머리를 올리기 어려운 대상자는 옆으로 눕히고 등에 베개를 대고 얼굴을 요양보호사 쪽으로 돌리게 한다.
- 식사 전에 물을 한 모금 마시게 한다.
- 1/3가량을 떠서 그릇에 놓고 한 손을 받쳐서 대상자 입 가까이 가져간다.
- 마비된 쪽의 입가에 흐르는 음식물은 자연스럽게 닦아준다.
- 대상자가 사레에 들리는지 잘 관찰한다.
- 가능하다면 식사 후 30분 정도 앉아 있도록 한다.

🗐 경관영양 돕기★★★★

- 대상자가 의식이 없는 경우나 얼굴, 목, 머리부위에 음식을 먹기 힘들 정도로 부상이 있거나 수술했을 때 또는 마비가 있을 때 구멍이 있는 긴 관을 한쪽 코를 통해 위까지 넣어 영양을 제공하는 것
- 경관영양의 기본 원칙
  - 대상자가 의식이 없어도 식사 시작과 끝을 알린다.
  - 판매되는 영양액을 사용하는 경우에는 유효기간 이내의 것만 사용한다.
  - 영양주머니는 매번 깨끗이 씻어서 말린 후 사용한다.
  - 비위관이 새거나 영양액이 역류되면 비위관이 열려있는지 확인하고, 간호사

에게 연락하여야 한다.

- 너무 진한 농도의 영양을 주입하거나 너무 빠르게 주입하면, 설사나 탈수를 유발 할 수 있다.

- 경관 영양을 하는 대상자는 입 안의 건조와 갈증을 예방하기 위해 입 안을 자주 청결히 하고, 입술 보호제를 발라준다.

- 비위관 주변을 청결히 하고 윤활제를 바른다.

• 경관영양 돕기 방법

- 처방에 따라 영양액을 따뜻하게 준비한다(너무 차갑거나 뜨겁지 않도록 한다).

- 영양액이 중력에 의해 흘러 내려와 위장 속으로 들어가도록 위장보다 높은 위치에 건다.

- 대상자가 토하거나 청색증이 나타나면 주입되던 비위관을 잠근 후 바로 시설장이나 간호사 등에게 알린다.

- 경관 영양 주입 후 대상자가 상체를 높이고 30분 정도 앉아 있도록 보조한다.

- 비위관이 빠졌을 경우 요양보호사가 임의로 비위관을 밀어 넣거나 삽입하면 안 된다.

- 비위관이 새거나 영양액이 역류될 때는 의료기관에 방문하게 하거나 반드시 시설장 및 관리 책임자, 간호사에게 연락 하여야 한다.

📋 투약 돕기★★★★

• 투약 돕기의 기본 원칙

- 약의 종류에 따라 가루로 만들 수 있는 약과 그대로 투약해야 하는 약이 있으므로 되도록 약국에서 가져온 상태로 투약하도록 돕는다.

- 유효기간이 지났거나 확실하지 않은 약은 절대 사용하지 않는다.

- 잘못 복용했을 경우 시설장이나 관리책임자, 간호사에게 보고한다.

- 금식인 경우에도 혈압약 등 매일 투약해야 하는 약물은 반드시 투약해야 한다.

- **경구약 돕기**

  - 가루약 : 숟가락을 사용하여 약간의 물에 녹인 후 투약하거나, 바늘을 제거한 주사기를 이용하여 녹인 가루약을 흡인하여 입 안으로 조금씩 주입한다.
  - 알약은 약병에서 약 뚜껑에 따르고, 다시 손으로 옮긴다. 손으로 만진 약은 약병에 다시 넣지 않는다.
  - 알약의 개수가 많은 경우에는 2~3번에 나누어 투약한다. 대상자가 손을 떨거나 입 안에 넣는 동작 중에 약을 잃어버릴 우려가 있으면 직접 입안에 넣어준다.
  - 약을 삼키기 쉽게 해주고 위장관에서의 흡수가 잘 되도록 충분히 물을 준다.
  - 물약은 뚜껑을 열어 뚜껑의 위가 바닥으로 가도록 놓고 계량컵을 눈높이로 들고 처방된 양만큼 따른 후 대상자에게 투약한다.
  - 약을 따르기 전에 약물을 흔들어 섞고, 색이 변하거나 혼탁한 약물은 버린다.
  - 라벨이 붙은 쪽이 손바닥에 오도록 쥐고, 라벨의 반대쪽 방향으로 용액을 따른다.
  - 병뚜껑을 씌우기 전에 종이 수건으로 입구를 닦는다.
  - 약의 용량이 적을 때는 바늘을 제거한 주사기를 이용하여 복용하게 한다.

- **안약 투여**

  - 멸균수나 생리식염수에 적신 멸균 솜으로 눈 안쪽에서 바깥쪽으로 닦아 준다.
  - 눈의 측면에서 하부 결막 낭의 바깥쪽 1/3 부위에 안약을 투여한다.
  - 비루관을 잠시 가볍게 눌러 안약이 코 안으로 흘러 내려가는 것을 막아준다.

- **안연고 투여**

  - 안연고를 사용할 때는 처음 나오는 것은 거즈로 닦아 버린다.
  - 하부 결막 낭 위에 튜브를 놓고 안쪽에서 바깥쪽으로 안연고를 2cm 정도 짜넣는다.

- **귀약 투여**

  - 약물이 귀 안쪽으로 잘 들어가도록 하기 위해서 대상자의 귀 윗부분을 잡고

뒤쪽(후상방)으로 잡아당겨야 한다.

- 면봉에 용액을 묻혀 대상자의 귓바퀴와 외이도를 깨끗하게 닦는다.

- 손으로 약병을 따뜻하게 하거나 잠깐 동안 약병을 온수에 담근다.

- 귀입구를 잠깐 동안 부드럽게 눌러주고 약 5분간 누워있도록 한다.

- 작은 솜을 15~20분 동안 귀에 느슨하게 끼워 놓았다 제거한다.

• **주사 주입 돕기**

- 주사주입은 의료인의 고유영역이므로 요양보호사는 주사주입을 시행하지 않는다.

- 수액 병은 항상 대상자의 심장보다 높게 유지한다.

- 정맥주입 속도가 일정하게 유지되는지 수시로 확인한다.

- 주사부위의 붉게 되거나, 붓거나, 통증이 있는 경우 조절기를 잠근 후, 즉시 간호사 등에게 보고한다.

- 바늘을 제거한 후에는 1~2분간 알코올 솜으로 지그시 누르고, 절대 비비지 않는다.

2 배설

📋 화장실 이용 돕기의 기본 원칙

• 손을 뻗으면 닿을 수 있는 위치에 있다가 필요하면 즉각 개입하여 낙상사고에 대비한다.

• 대상자가 스스로 할 수 있는 부분은 최대한 스스로 할 수 있도록 격려한다.

• 휠체어에서 타고 내릴 때나 움직이지 않고 있을 때 반드시 휠체어 잠금장치를 걸어 둔다.

• 항문은 앞에서 뒤로 닦아야 요로계 감염을 예방할 수 있다.

휠체어를 이용한 화장실 이용 돕기

- 편마비 대상자의 경우, 건강한 쪽에 휠체어를 두고, 침대 난간에 빈틈없이 붙이거나, 30~45° 비스듬히 붙인다.
- 휠체어를 고정하고, 발 받침대는 올려두도록 한다.
- 대상자를 갑자기 침대에서 일으키면 혈압이 떨어지고 어지러울 수 있으므로 대상자의 안전을 위해 잠시 침대에 앉아 있도록 한다.
- 요양보호사의 양 팔은 대상자의 겨드랑이 밑으로 해서 등 뒤로 감싸 안고 대상자의 건강한 쪽 팔로 요양보호사의 어깨를 감싸게 한 다음 요양보호사의 자세를 낮춘다.
- 대상자의 안쪽 무릎(마비가 있는 대상자는 마비된 쪽)을 요양보호사의 무릎 바깥쪽으로 지지하면서 함께 일어선다.
- 대상자의 허리를 당기면서 양발을 축으로 하여 몸을 회전시켜 휠체어에 앉힌다.

침상 배설 돕기★★

- 대상자가 부끄러워하거나 심리적으로 위축되지 않도록 주의해야 한다.
- 변기는 따뜻한 물로 데워서 침대 옆이나 의자 위에 놓는다.
- 배설시 소리가 나는 것을 방지하기 위해 변기 밑에 화장지를 깔고 텔레비전을 켜거나 음악을 틀어놓아 심리적으로 안정된 상태로 용변을 보게 한다.
- 침대를 올려주어 대상자가 배에 힘을 주기 쉬운 자세로 취해준다.
- 따뜻한 수건이나 물티슈로 앞에서 뒤로 잘 닦아 준다.
- 배설물에 특이사항이 있는 경우 시설장이나, 관리책임자, 간호사 등에게 그 양상(색깔, 냄새, 특성 등)을 정확히 기록하여 보고한다.

이동변기 사용 돕기★★

- 배설이 어려울 때는 미지근한 물을 항문이나 요도에 끼얹어 변의를 자극한다.
- 침대와 이동식 좌변기의 높이가 같도록 맞춘다.

- 편마비의 경우 이동변기는 건강한 쪽으로 30~40° 각도로 놓는다.
- 대상자가 요구하는 것이 있으면 옆에서 대기하고 있다가 도와준다.

기저귀 사용 돕기★★★★

- 대상자가 몇 번 실금을 했다고 해서 기저귀를 바로 사용하는 것은 좋지 않다.
- 협조가 불가능한 대상자일 경우 대상자를 옆으로 돌려 눕혀 기저귀를 교환한다.
- 둔부 주변부터 꼬리뼈 부분까지 피부의 발적, 상처 등을 세심하게 살펴보고 가볍게 두드려 마사지 한다.

유치도뇨관의 소변주머니 관리★★★★

- 소변이 담긴 주머니를 방광 위치보다 높게 두지 않는데 소변주머니가 높이 있으면 감염의 원인이 된다.
- 소변량과 색깔을 매 2~3시간마다 확인한다.
- 유치도뇨관을 갖고 있는 상태라도 침대에서 자유로이 움직일 수 있으며 보행도 가능함을 대상자에게 알려준다.
- 금기 사항이 없는 한 수분섭취를 권장한다.
- 유치도뇨관을 강제로 빼면 요도점막에 손상을 입히므로 심하게 당겨지지 않도록 주의한다.
- 요양보호사는 유치도뇨관의 교환 또는 삽입, 방광 세척 등은 절대로 하지 않는다.

3 개인위생 및 환경관리

구강 청결 돕기★★

- 입안 닦는 순서 : 윗니와 잇몸 → 아래쪽 잇몸 → 입천장 → 혀 → 볼안쪽
- 칫솔질 하기
  - 치약을 묻힌 칫솔을 45° 각도로 치아에 대고 잇몸에서부터 치아 쪽 방향으로

3분간 세심 하게 닦는다.

– 칫솔질을 할 때에는 치아뿐만 아니라 혀도 닦도록 한다.

– 칫솔은 모가 부드럽고, 적당하게 탄력이 있는 것을 사용한다.

– 치실은 치아 사이의 음식물 찌꺼기 등을 제거할 때 사용하며, 칫솔질 후에 사용한다.

• 의치 관리

– 부분의치는 스크라프(금속제로 의치가 구강 내에서 움직이지 않도록 하기 위한 것)를 손톱으로 끌어올려 빼낸다.

– 의치 세척 : 흐르는 미온수에 헹군다.

– 자기 전에는 의치를 빼서 보관한다.

– 전체 의치인 경우 건조를 막기 위해서 위쪽과 아래쪽 의치를 맞추어서 뚜껑 있는 용기에 물을 넣어 보관한다.

– 의치세정제나 물이 담긴 보관용기에 보관한다.

– 윗니를 끼울 때는 엄지와 검지로 잡아 엄지가 입안으로 들어가게 하여 한번에 끼운다.

📋 두발 청결 돕기

• 공복, 식후는 피하고 추울 때에는 따뜻한 낮 시간대를 이용한다.

• 머리를 감기 전에 대소변을 보게 한다.

• **통 목욕 시 머리 감기기** : 귀에 물이 들어가지 않도록 귀막이 솜으로 양쪽 귀를 막는다.

• **침대에서의 머리 감기기** : 침대보를 보호하기 위해 방수포를 어깨 밑까지 감싼다.

• **머리 손질하기** : 한 손은 모발을 잡고 다른 한 손으로 두피에서부터 모발 끝 쪽으로 빗는다.

손 · 발 청결 돕기*

• 주기적으로 오일이나 로션 등을 사용한다.

• 손톱깎이를 이용하여 손톱은 둥근 모양으로 발톱은 일자로 자른다.

회음부 청결 돕기***

• 여성은 방광염, 요로감염의 원인이 되므로 청결을 유지하는 것이 중요하다.

• 회음부는 요도, 질, 항문 순서로 되어있어 아래쪽에서 위쪽으로 닦을 경우 감염을 일으킬 수 있기 때문에 위에서 아래쪽으로 닦아낸다.

세수 돕기**

• 부드럽게 깨끗한 수건을 따뜻한 물에 적셔 눈의 안쪽에서 바깥쪽으로 닦는다.

• 귀지는 의료기관에 가서 제거하도록 권한다.

• 눈 – 코 – 뺨 – 입주위 – 이마 – 귀의 뒷면 – 귓바퀴 – 목 순서로 닦아 준다.

면도 돕기

• 면도 전 따뜻한 물수건으로 덮어 건조함을 완화시킨다.

• 면도날은 얼굴 피부와 45˚ 정도의 각도를 유지하도록 하며, 짧게 나누어 일정한 속도로 면도한다.

• 피부가 주름져 있다면 아래 방향으로 부드럽게 잡아 당겨 면도하고 귀밑에서 턱쪽으로 코밑에서 입 주위 순서로 진행한다.

목욕 돕기***

• 기본 원칙

  – 창문과 욕실 문을 닫는다.

  – 욕조에 손잡이를 붙이거나 미끄럼방지 매트를 깔아 안전사고를 예방한다.

  – 목욕 중에는 대상자의 상태를 자주 확인하며 목욕시간은 20~30분 이내로 한다.

- 열이 나거나 혈압이 높을 때, 기분이 불쾌할 때, 몸이 피로할 때는 목욕하지 않는다.
- 혈압이 낮은 대상자일 경우에는 기립성 저혈압이 있어 입욕을 하지 말아야 한다.
- 혈압이 높은 대상자일 경우에는 혈압약 복용 직후는 목욕을 삼가야 하며 한 시간 후에 목욕을 실시한다.
- 체온이 떨어지지 않도록 목욕 중에는 자주 따뜻한 물을 뿌려준다.

• 통 목욕
- 물을 묻혀 미리 온도를 느껴보도록 한 후 다리 → 팔 → 몸통 → 회음부의 순서로 닦아낸다.
- 편마비 대상자가 욕조에 들어가기 전에 욕조 턱 높이와 욕조 의자 높이를 맞추어 앉게 하고 건강한 손으로 손잡이나 보조도구를 잡게 한다.
- 욕조에 있는 시간은 5분 정도로 한다.

• 침상 목욕
- 눈, 코, 뺨, 입 주위, 이마, 귀, 목의 순서로 닦는다.
- 양쪽 상지(팔)은 손끝에서 겨드랑이 쪽으로 닦는다.
- 복부는 배꼽을 중심으로 시계방향으로 닦는다.
- 양쪽 하지는 무릎을 세워서 발꿈치나 무릎 뒤를 손으로 받치고 발끝에서 허벅지 쪽으로 닦는다.
- 등과 둔부는 옆으로 눕게 하여 목 뒤에서 둔부까지 닦는다.

• 옷 갈아 입히기 : 편마비나 장애가 있는 경우, 옷을 벗을 때는 건강한 쪽부터 벗고 옷을 입을 때는 불편한 쪽부터 입힌다.

• 탄력 스타킹 신기기
- 장기간 누워 있거나 다리에 부종이 있는 대상자의 경우 혈액순환을 도와 부종을 줄이고 수술 후 부종, 임파 부종, 혈전증, 정맥류를 예방하기 위해 간호사 등의 지시에 따라 탄력스타킹을 신기도록 한다.
- 수면 시에도 착용하도록 하며 2개 이상을 가지고 번갈아 가며 사용하는 것이 좋다.

4 체위 변경과 이동

📋 올바른 신체정렬 방법

- 요양보호사의 허리와 가슴사이의 높이로 몸 가까이에서 잡고 보조해야 한다.

- 안정성과 균형을 위하여 발을 적당히 벌리고 서서 한발은 다른 발보다 약간 앞에 놓아 지지면을 넓힌다.

- 양다리에 체중을 지지 후 무릎을 굽히고 중심을 낮게 하여 골반을 안정시킨다.

📋 침대 위에서 이동 돕기***

- 침대 위에서의 이동 시 유의점

  - 욕창, 상처, 마비 유무를 확인하고, 대상자에게 이동하고자 하는 동작을 설명한다.

  - 이동 후 안면 창백, 어지러움, 오심, 구토, 식은땀 등의 증상이 나타나면 원래 자세로 눕히고 관리책임자 및 간호사에게 보고한다.

- 침대 머리 쪽으로 이동

  - 침대 매트를 수평으로 눕히고 베개를 머리 쪽에 옮긴다.

  - 대상자의 무릎을 세워 발바닥이 침대바닥에 닿게 한다.

  - 대상자가 협조를 할 수 있는 경우 대상자가 침대머리 쪽 난간을 잡게 한 후 요양보호사는 대상자의 대퇴 아래에 한쪽 팔을 넣고 나머지 한팔은 침상면을 밀며 신호를 하여 대상자와 같이 침상머리 쪽 방향으로 움직인다.

  - 대상자가 협조를 할 수 없는 경우 침상 양편에 한 사람씩 마주 서서 한쪽 팔은 머리 밑으로 넣어 어깨와 등 밑을, 다른 팔은 둔부와 대퇴를 지지하도록 하여 신호에 맞춰 두 사람이 동시에 대상자를 침대머리 쪽으로 옮긴다.

- 침대 오른쪽 또는 왼쪽으로 이동

  - 대상자를 이동하고자 하는 쪽에 선다.

  - 상반신과 하반신을 나누어 이동시킨다.

   – 손은 대상자의 목에서 겨드랑이를 향해 넣어서 받치며, 다른 한손은 허리 아래에 넣어서 상반신을 이동시킨다.

   – 하반신은 허리와 엉덩이 밑에 손을 깊숙이 넣고 이동시킨다.

- **옆으로 눕히기**

   – 요양보호사가 돌려 눕히려고 하는 쪽에 선다.

   – 돌려 눕히려고 하는 쪽으로 머리를 돌린다.

   – 옆으로 누웠을 때 팔이 몸에 눌리지 않도록 눕히려는 쪽의 손을 위로 올리거나 양손을 가슴에 포개놓는다.

   – 무릎을 굽히거나 돌려 눕는 방향과 반대쪽 발을 다른 쪽 발 위에 올려 놓는다.

   – 반대쪽 어깨와 엉덩이에 손을 대고, 옆으로 돌려 눕힌다.

   – 필요하다면 베개를 등과 필요부위에 받쳐준다.

📋 휠체어 이동 돕기★★★

- **휠체어 접는 법** : 잠금장치 – 발받침대 – 시트 – 팔걸이
- **휠체어 펴는 법** : 잠금장치 – 팔걸이 – 시트 – 발받침대
- **휠체어 이동시 작동 법**

   – 문턱(도로 턱) 오를 때 : 요양보호사가 양팔에 힘을 주고 휠체어 뒤를 발로 조심스럽게 눌러 휠체어를 뒤쪽으로 기울이고 앞바퀴를 들어 문턱을 오른다.

   – 문턱(도로 턱) 내려 갈 때 : 휠체어를 뒤로 돌려 내려간다. 요양보호사가 뒤에 서서 뒷바퀴를 내려놓고, 앞바퀴를 들어 올린 상태로 뒷바퀴를 천천히 뒤로 빼면서 앞바퀴를 조심히 내려놓는다.

   – 오르막길을 올라갈 때 : 대상자의 체중이 무겁거나 경사도가 높은 경우 지그재그로 밀고 올라간다.

   – 내리막길을 내려갈 때 : 지지면을 유지하면서 휠체어를 뒤로 돌려 뒷걸음으로 내려간다.

   – 울퉁불퉁한 길 : 휠체어 앞바퀴를 들어올려 뒤로 젖힌 상태에서 이동한다.

- 엘리베이터 타고 내리기 : 뒤로 들어가서 앞으로 밀고 나온다.

- **침대에서 휠체어로 옮기기**

  - 대상자의 건강한 쪽 침대난간에 붙인(또는 30~45° 비스듬히) 다음 반드시 잠금장치를 잠근다.

  - 대상자의 양 발이 휠체어 앞쪽 바닥을 지지하도록 한다.

- **휠체어에서 침대로 옮기기**

  - 요양보호사 무릎으로 대상자의 마비측 무릎을 지지한 상태에서 대상자가 허리를 굽혀서 건강한 손으로 침대를 지지하게 한다.

  - 대상자 겨드랑이 밑으로 손을 넣어 등을 지지하고 일으켜 세운다.

  - 다리를 들어 올려 침대에 눕힌다.

- **바닥에서 휠체어로 옮기기**

  - 대상자 가까이에 휠체어를 가져와 잠금장치를 잠근다. 대상자는 바닥에 무릎을 대고 한 손으로 준비한 휠체어를 잡게 한다.

  - 대상자 양쪽 무릎을 바닥에 지지한 상태로, 무릎을 꿇고 엉덩이를 들어 허리를 편다.

  - 요양보호사는 대상자 뒤에서 한 손으로 허리를 잡아주고 한손은 어깨를 지지하여 준다.

  - 대상자 건강한 쪽 무릎을 세워 천천히 일어나도록 도와주어 휠체어에 앉힌다.

- **휠체어에서 바닥으로 옮기기**

  - 휠체어의 잠금장치를 잠그고 발 받침대를 올려 발을 바닥에 내려놓는다.

  - 요양보호사는 대상자의 마비측 옆에서 어깨와 몸통을 지지해 준다.

  - 대상자는 건강한 손으로 바닥을 짚고 건강한 다리에 힘을 주어 바닥에 내려앉는다.

  - 요양보호사는 대상자가 이동하는 동안 상체를 지지하여 준다.

- **휠체어에서 자동차로 이동**

  - 휠체어 잠금장치를 고정하고 발판을 접은 후 대상자의 양쪽 발이 바닥을 지지할 수 있도록 내려놓는다.

– 요양보호사 무릎으로 대상자의 마비측 무릎을 잘 지지하고 대상자를 일으켜 대상자의 엉덩이부터 자동차시트에 앉을 수 있도록 한다.
– 대상자 다리를 한쪽 씩 올려놓은 후 대상자의 엉덩이 또는 상체를 좌우로 이동시켜 자동차 시트 깊숙하게 앉도록 한다.

📋 보행 돕기(자가, 기구 이용)

- **성인용 보행기**

  – 보행기는 대상자의 팔꿈치가 약 $30°$로 구부러지도록 대상자 둔부 높이로 조절한다.
  – 양쪽 다리가 모두 약한 대상자는 보행기 → 한 발 → 다른 발 순으로 한다.
  – 한쪽 다리만 약한 대상자 : 약한 다리와 보행기를 함께 앞으로 한 걸음 정도 옮긴 후 일단 체중을 보행기와 손상된 다리 쪽에 의지하면서 건강한 다리를 앞으로 옮긴다.

- **지팡이 이용 보행 돕기**★★

  – 지팡이 길이 결정 방법 : 지팡이를 한 걸음 앞에 놓았을 때 팔꿈치가 약 $30°$ 구부러지는 정도, 지팡이의 손잡이가 대상자의 둔부 높이, 평소 신는 신발을 신고 똑바로 섰을 때 손목 높이
  – 지팡이 보행 방법 : 대상자의 발 앞 15cm, 옆 15cm 지점에 지팡이 끝을 놓는다.
  – 지팡이 보행 돕기 : 평지를 이동하거나 계단을 내려갈 때(지팡이 – 마비된 다리 – 건강한 다리), 계단을 오를 때(지팡이 – 건강한 다리 – 마비된 다리)

5 감염 및 안전관리/복지 용구

📋 감염 예방 방법

- **손 씻기** : 감염 예방에 가장 기본적이고 효과적인 방법이다.

• 분비물 처리

  – 대상자가 사용하는 물품에 혈액이나 체액이 묻은 경우 찬물로 닦고 더운 물로 헹구며 필요시 소독해야 한다.

  – 배설물 처리 후에는 장갑을 착용하였더라도 손을 씻는다.

• 흡인 물품 관리

  – 흡인은 음압을 이용하여 가래를 제거하는 것으로 감염과 출혈의 위험이 있어 원칙적으로 의료인이 실시한다.

  – 가래가 담긴 흡인병은 분비물을 버리고, 1일 1회 이상 깨끗이 닦는다.

  – 한번 사용한 카테터는 분비물이 빠질 수 있게 물에 담궈 놓는다.

  – 흐르는 물에 카테터를 비벼 씻는다.

  – 전용 냄비에 소독할 컵과 카테터를 넣고 충분히 잠길 정도의 물을 붓고 15~20분 이상 끓여서 소독한다.

  – 소독한 컵은 냄비 뚜껑을 닫은 채 물을 버린 후 건져서 자연 건조시킨다.

  – 사용한 물품은 깨끗이 씻어 놓은 후 사용하기 직전에 소독한다.

📋 낙상*

• 균형을 잃으면서 몸의 위치보다 낮은 곳으로 넘어지거나 주저앉거나 바닥에 눕게 되는 것으로 노인들에게 주로 나타나는 사고로 손상과 사망의 주요 원인이다.

• 혈압강하제는 저혈압을 일으켜 낙상으로 이어질 수 있다.

• 장소에 따른 낙상 예방법

  – 계단 : 손잡이와 미끄럼방지 장치를 만든다.

  – 욕실 : 손잡이를 만든다, 미끄럼방지 매트를 사용한다.

  – 거실, 복도 : 가능하면 문턱을 없앤다, 문턱이 있는 경우 경사도를 설치한다, 미끄럼방지 매트를 사용한다, 전기 코드는 방 모서리로 돌리거나 테이프 등으로 고정한다.

  – 조명 : 필요시 야간등을 켜 둔다, 직사광선을 막기 위해 스크린이나 블라인드

를 사용한다.

– 침대 : 침대난간을 올린다, 침대 높이를 낮춘다.

– 화장실 : 손잡이를 만들고, 화장실 바닥에 물기를 없앤다.

▤ 복지용구 사용

구입용품(9종)	대여품목(8종)
• 이동변기 • 목욕의자 • 성인용 보행기 • 안전손잡이 • 미끄럼방지용품(미끄럼방지 매트, 미끄럼 방지액, 미끄럼방지 양말) • 간이변기(간이대변기, 소변기) • 지팡이 • 욕창예방 방석 • 자세변환 용구	• 수동휠체어 • 전동침대 • 수동침대 • 욕창예방 매트리스 • 이동욕조 • 목욕리프트 • 배회감지기 • 경사로

6 가사 및 일상생활 지원

▤ 일상생활 지원의 목적

질환 및 장애로 인해 일상생활에 제한이 있는 대상자에게 기본적인 가사 및 일상생활 지원을 하는 목적은 생활의 불편을 최소화하여 대상자 스스로 생활을 할 수 있도록 돕는 데 있다.

▤ 일상생활 지원의 기본원칙 및 주의사항[*]

• 대상자의 질환 및 특성에 대해 이해하고, 욕구를 파악하여 서비스를 제공한다.

• 대상자의 잠재능력을 파악하여 스스로 일상생활을 할 수 있도록 격려하고 유도하며, 스스로 일상생활을 할 수 없는 영역은 요양보호사가 전적으로 지원한다.

- 대상자의 욕구를 반영하여 서비스를 제공하되, 서비스 시간 내에서는 반드시 해야 할 일의 우선순위를 정하여 대상자에게 내용을 설명한 후 확인을 거쳐 서비스를 제공한다.
- 요양보호사가 할 수 없다고 판단되는 일일수록 그 이유를 자세히 설명하여 대상자가 무시나 외면당한다고 느끼지 않도록 한다.
- 서비스 제공 시 대상자의 생활습관 및 방법을 존중하여 진행한다.
- 서비스에 사용되는 생활용품은 반드시 대상자의 동의를 얻어 사용하고, 아무리 작은 것이라도 함부로 옮기거나 버리지 않는다.
- 부득이 자리를 옮기거나 버려야 할 경우 대상자의 동의를 구한다.
- 거동이 불편하여 식사 및 밑반찬 서비스의 지원이 필요한지 파악한 후 관련 기관에 지원신청을 돕는다.
- 서비스 제공 시 대상자의 신체 및 심리변화에 주의하고, 특별한 변화가 발생하면 시설장이나 간호사 등에게 보고한다.
- 서비스 제공 내용과 특이사항을 기록한다.

📋 식사준비의 목적

대상자의 질환 및 저작능력(씹는 능력)에 따라 적절한 식재료 준비와 조리방법을 선택함으로써 건강한 식습관 형성과 식사관리를 할 수 있으며, 이를 통하여 질병의 악화 및 합병증을 예방하는데 목적이 있다.

📋 영양관리의 목적

대상자의 질환에 따라 식사관리를 함으로써 치료효과를 높이고, 적절한 영양섭취를 통하여 대상자의 건강상태를 유지하며, 나아가 더 이상의 질병 악화 및 합병증을 예방할 수 있다.

📋 식품의 위생관리★★★

- 모든 식품은 유통기한을 확인하고, 위생적으로 보관한다.

- 유통기한이 지난 식품이나 부패·변질된 음식은 대상자의 건강에 해가 될 수 있으므로 이해를 구한 후 폐기하고, 부패나 변질되기 쉬운 음식의 경우 한 번에 섭취할 수 있는 양 만큼 나누어 보관하되 반드시 냉장 및 냉동 보관한다.

- 보관된 냉동식품을 해동시켰을 경우 다시 냉동시키지 않으며, 뚜껑 또는 포장을 개봉한 식품이 남았을 경우 다른 용기에 담아 냉장 또는 냉동 보관하고 가급적 빠른 시간 내에 사용한다.

- 조리된 음식이 남았을 경우 냉장 보관하되 가급적 빨리 섭취하도록 하고, 요양보호사는 모든 식품을 다루기 전후 손 씻기를 통해 스스로 위생관리에 철저히 한다.

📋 외출동행 및 일상업무지원*

- 외출동행하기(장보기, 병원, 나들이, 물품구매, 방문서비스…)
- 업무대행하기(물품구매, 약 타기, 은행, 관공서 서비스…)
- 정보제공하기

📋 쾌적한 실내 환경의 기본원칙 및 주의사항*

- 쾌적한 실내 환경을 조성하여 신체의 조화를 유지한다.
- 대상자와 가족의 희망, 조건을 충분히 고려하고 사생활을 존중하고 남에게 보이고 싶지 않거나 알게 하고 싶지 않은 심리를 존중하여 사생활을 고려한다.

📋 침구의 정리

시트 교환 → 이불 소독 건조 → 이불 펴는 위치를 바꿈 → 매트리스, 모포, 베개 소독

7 의사소통 및 여가지원

의사소통의 목적

- 대상자를 잘 이해하기
- 대상자의 반응에 효과적으로 반응하기
- 대상자에게 효과적으로 서비스를 제공하기
- 요양보호사로서의 역할을 수행하기
- 대상자와의 긍정적인 인간관계를 형성하기
- 요양보호사로서 자신의 생각과 감정을 표현하기

I- Message 전달법(나-전달)의 내용★★★

- 나의 생각이나 감정을 전달할 때는 나를 주어로 말한다.
- 상대방의 행동과 상황을 있는 그대로 비난 없이 구체적으로 말한다.
- 상대방의 행동이 나에게 미치는 영향을 구체적으로 말한다.
- 그 상황에 대해 내가 느끼는 바를 진솔하게 말한다.
- 원하는 바를 구체적으로 말한다.
- 전달한 말을 건넨 후 상대방의 말을 잘 듣는다.

라포

'마음의 유대' 란 뜻으로 서로의 마음이 연결된 상태, 즉 서로의 마음이 통하는 상태이다.

라포가 형성되면 인간관계에서 호감과 상호신뢰가 생기고 비로소 유대감이 깊은 인간관계를 형성하게 된다.

의사소통의 기본적 자세

- 공감하기
- 이해하기
- 수용하기

노인의 여가활동 유형★★★

- 자기 개발 활동 : 문학, 예술 활동, 책읽기, 그림그리기, 서예 및 사군자, 묵화, 교육 강좌 참여, 사회봉사
- 가족 중심 활동 : 정원 손질, 가족 소풍, 손자녀 돌보기, 가족과의 대화, 집수리, 요리
- 종교 참여 활동 : 교회, 사찰, 성당 가기
- 사교 오락 활동 : 골프, 등산, 낚시, 여행, 게임, 친목 활동, 경로당, 다방, 노인 학교, 동창회, 향우회, 친목회, 영화, 연극, 음악회, 전시회, 스포츠 관람, 수집, 사진찍기, 지역봉사활동
- 운동 활동 : 탁구, 테니스, 배드민턴, 골프, 에어로빅, 댄스, 체조, 조깅
- 소일 활동 : 집안 일, 텃밭 야채 가꾸기, 신문 보기, 텔레비전 시청, 산책, 약수 터 다니기

8 서비스 이용 지원

장기요양기관의 서비스 절차★★

서비스신청접수 및 방문상담 → 서비스제공계획 수립 → 서비스이용계약 체결 → 서비스 제공 실시 → 모니터링 실시 & 서비스종료 또는 계속

업무보고회의

주1 회 또는 월 1회 주기로 실시하며, 요양보호사를 포함한 장기요양기관 종사자 들이 모여 서비스 제공계획수립과 서비스 조정 및 연결 등에 대해 함께 평가하고 피드백을 받는다.

점검회의

- 대상자에 대한 서비스 이용계획이 수립된 시점에서 욕구를 충족시킬 수 있는 필 요한 자원이 확보되었는지 점검

- 대상자에 대한 서비스 지원계획이 어느 정도 잘 이해되고 있는지 점검

- 서비스와 지지의 산출결과 검토

📋 재평가회의

서비스가 어느 정도의 효과를 나타냈는지, 현재의 서비스와 프로그램에 만족하는지 등의 변화를 재사정하여, 서비스 계획의 적절성을 재평가 하고 변화하는 개인의 욕구에 적절히 대응하기 위해 실시하는 회의

📋 업무평가회의

요양보호사의 경우 요양보호서비스 기술의 정확성 및 숙련도, 서비스 수행의 성실성과 신속성, 보호자와의 상호작용, 요양보호사의 업무처리에 대한 대상자 및 가족의 만족감 등

9 요양보호 업무기록 및 보고

📋 기록과 보고의 목적★★

- 대상자에게 원활하게 서비스 전달

- 업무의 책임을 높이기 위함

📋 기록과 보고의 중요성

- 서비스내용에 대한 문서화

- 효과적인 서비스를 위한 모니터

- 서비스의 연속성 및 지속성 유지

- 전문가 간에 협조체제 및 의사소통 활성화

- 감독기능의 활성화

- 대상자와 정보공유

- 행정적 자료

- 서비스의 표준화 및 책임성 제고

업무일지기록 방법

- 접수단계

- 자료수집 및 사정 단계

- 목표설정 및 계약단계

- 중재 단계

- 종결단계

기록의 종류

- 과정기록   • 요약기록   • 문제 중심기록

일지 작성 시 고려할 사항

- 책무성   • 효율성

- 대상자의 사생활 보호   • 시간성

- 객관적 사실

업무보고방법

- 시기에 따라 정기적으로 행해지는 '정기보고' 와 정기보고를 제외한 '수시보고' 로 구분

- 형식에 따라 대면이나 전화 등의 구두에 의한 구두 보고, 보고서 등의 서면에 의한 서면보고 및 전자문서 결재 시스템에 의한 전산망 보고가 있다.

- 내용에 따라 각종 계획에 관한 계획보고, 지시에 의한 업무처리 후 그 결과에 대한 결과보고, 각종 업무의 현재 진행 중인 상태에 대한 현황보고, 대상자와 관련된 여러 조사 내용에 관한 조사보고 등이 있다.

Ⅳ 특수요양보호각론

1 치매 요양보호 기술

치매대상자의 문제행동★★★

- 반복적 질문, 반복적 행동, 부적절한 성적 행동
- 수면장애, 배회, 의심, 망상, 환각, 파괴적 행동, 석양증후군
- 과식, 이식, 거식

치매대상자의 일상생활지원 기본원칙

- 따뜻하게 응대하고 치매대상자의 생활을 소중히 여긴다.
- 규칙적인 생활을 하게 한다.
- 잔존기능을 살린다.
- 상황에 따른 요양보호를 한다.
- 항상 안전에 주의한다.

언어적인 의사소통

- 대상자의 신체적 상태를 파악한다.
- 항상 존중과 관심을 갖는다.
- 대상자가 납득할 수 있도록 대화한다.
- 대상자의 속도에 맞춘다.
- 반복 설명을 한다.
- 어린아이 대하듯 하지 않는다.
- 대상자를 인격적으로 대한다.

- 간단한 단어 및 알아들을 수 있는 말을 사용하도록 한다.

- 대상자에게는 한 번에 한 가지씩 일을 하도록 요구한다.

- 가까운 곳에서 얼굴을 마주보고 말한다.

- 항상 현실을 알려 주도록 한다.

- 일상적인 어휘를 사용한다.

- 과거를 회상하도록 한다.

📋 비언어적인 의사소통

- 손짓, 발짓이나 소리를 사용한다.

- 언어적인 의사소통을 사용하면서 적절한 비언어적인 방법을 같이 사용한다.

- 신체적인 접촉을 사용한다.

- 비언어적인 표현방법을 관찰한다.

- 글을 써서 의사소통한다.

- 말 이외의 다른 신호를 사용한다.

- 대상자의 행동을 복잡하게 해석하지 않는다.

2 임종 및 호스피스 요양보호 기술

📋 임종적응 단계★★★

- 부정
- 분노
- 타협
- 우울
- 수용

📋 호스피스의 목표

- 호스피스 대상자는 치료가 불가능한 말기환자와 그 가족이다.

- 호스피스는 대상자의 여생을 가능한 편안하게 하며 충만한 삶을 살도록 돕는다.

- 호스피스 대상자가 삶을 긍정적으로 수용하게 하고, 죽음을 삶의 일부로 자연스럽게 받아들이도록 돕는다.
- 호스피스 대상자의 여생을 인위적으로 연장시키거나 단축시키지 않으며, 살 수 있는 만큼 잘 살다가 자연스럽게 편안히 생을 마감할 수 있도록 돕는다.
- 호스피스는 대상자와 가족의 요구와 필요에 부응하여 가능한 모든 자원을 이용해 이를 충족시키고 지지하며 죽음을 잘 준비하도록 돕는다.

호스피스의 철학

- 호스피스 대상자와 가족의 경험을 중시한다.
- 호스피스 대상자와 가족의 가치에 따라 결정한다.
- 호스피스 대상자의 자율성을 추구한다.
- 호스피스 대상자가 정보를 듣고 결정을 내릴 수 있게 한다.
- 호스피스 대상자와 가족을 존중한다.

호스피스 돌봄자의 활동내용

- 신체적 돌봄
- 사회적 돌봄
- 정신적 돌봄
- 영적 돌봄

호스피스 돌봄자의 자세

- 상대방의 필요에 따라 활동해야 한다.
- 대상자가 문제를 인정하도록 돕는다.
- 활동 중 알게 된 비밀을 지킨다.
- 대상자와 함께 있어준다.
- 대상자 스스로 자율성을 가지고 결정을 내릴 수 있도록 돕는다.
- 대상자가 적극적으로 살며 스스로 성장할 수 있도록 격려한다.
- 대상자가 자신의 질병에 대한 진실을 알 수 있도록 돕는다.

- 대상자가 살아온 인생을 점검해 볼 수 있도록 삶을 회고하는 일을 돕는다.

- 대상자가 유머감각을 키우고 즐겁게 웃을 수 있도록 돕는다.

🗐 신체적 변화에 대한 요양보호*

- 호흡 양상의 변화
- 수면
- 실금 또는 실변
- 불안정
- 수분과 음식의 섭취량 감소

- 차가워짐
- 혼돈
- 울혈
- 소변량 감소

🗐 임종 대상자의 가족 요양보호*

- 돕는 자로서 도움을 제공한다.

- 가족들과 관계를 형성하면서 함께 있어준다.

- 여러 가지 방법으로 가족을 지지한다.

- 가족이 자신의 감정을 표현할 수 있도록 돕는다.

- 중립의 자세를 유지한다.

3 응급처치 기술

🗐 질식의 관찰

이물의 종류와 위치를 확인하고 갑작스러운 기침, 구역질, 호흡곤란, 청색증(얼굴이나 그 밖의 신체 기관이 파랗게 보이는 증상) 등의 증상이 있는지 관찰한다.

🗐 질식의 대처방법**

- 이물이 육안으로 보이는 경우 큰기침을 하여 이물을 뱉어내도록 한다.

- 의식이 있는 경우 : 대상자의 몸 뒤에 서서 대상자의 명치 끝에 주먹을 쥔 한쪽

손을 위치시키고 다른 한쪽 손으로는 주먹 쥔 손을 감싼 다음 양손으로 복부의 윗부분 후상방으로 힘차게 밀어 올린다.

- **의식이 없는 경우** : 대상자를 바닥에 눕히고, 골반 위치에 걸터앉아 손깍지를 끼고 손 뒤꿈치를 이용해 45° 상방으로 밀쳐 올린다.

📋 경련의 관찰

경련은 뇌세포가 비정상적으로 자극되어 나타나는 현상으로 간질, 중독, 저혈당, 알코올 금단증상, 뇌졸중 시 발생할 수 있다.

📋 경련의 대처방법★★

- 대상자의 머리아래에 부드러운 것을 대주고 위험한 물건을 치운다.
- 몸이 꽉 끼는 옷의 단추나 넥타이를 풀고, 편하게 호흡하도록 한다.
- 질식의 위험이 있을 경우에는 대상자의 얼굴을 옆으로 돌리거나 왼쪽으로 돌려 눕혀 기도를 유지한다.
- 입에 이물질을 넣어서는 안 된다.
- 경련은 1~2분 후면 끝나므로 대상자를 꽉 붙잡거나 억지로 경련을 멈추게 하지 말고 조용히 기다린다.
- 경련성 질환이 없던 대상자가 경련을 일으키거나 5분 이상 경련이 지속될 때, 즉시 119에 신고하고 시설장, 간호사 등에게 보고한다.

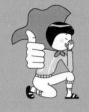

적중 TOP
요양보호사
실전평가
문제집

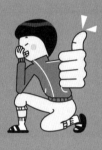

핵심이론+기출 및 예상문제

실전평가문제 **필기** 제1회-제7회

실전평가문제 **실기** 제1회-제7회

01 다음 중 장기요양급여 대상자로 선정 가능한 사람은?

① 관절염으로 일상생활이 힘든 64세 여성

② 뇌졸중으로 일상생활이 힘든 55세 남성

③ 혼자서 걸을 수 없는 50세 말기암 여성

④ 혼자서 일상생활이 가능한 65세 파킨슨 병 남성

⑤ 결핵 감염자이지만 신체활동이 가능한 66세 여성

해설 **장기요양급여 대상자** : 65세 이상 노인 또는 65세 미만의 노인성 질병을 가진 자로서 거동이 현저히 불편하거나 치매 등으로 인지가 저하되어 장기요양이 필요한 자

02 재가 대상자에게 요양보호서비스를 제공할 때 고려할 점으로 옳은 것은?

① 요양보호서비스는 서비스를 제공하는 요양보호사가 중심이 되어야 한다.

② 가족의 희망에 따라 서비스의 내용을 결정했다면 대상자의 요구는 들을 필요가 없다.

③ 인지능력이 없는 치매 대상자의 경우에는 보호자에게 동의를 구한다.

④ 재가노인이 요양시설이나 병원으로 이송될 때 해당 대상자에 관한 정보를 제공해서는 안 된다.

⑤ 자율적으로 대상자에게 맡기는 것보다 대상자의 모든 개인관리를 제공하는 것이 최선의 서비스이다.

해설 **요양보호서비스 제공의 원칙** : 서비스를 제공하기 전에 대상자에게 충분히 설명한 후, 대상자가 동의한 경우 서비스를 제공하도록 한다. 다만, 대상자가 치매 등으로 인지능력이 없는 경우에는 보호자에게 동의를 구한다.

✔ Answer 01 ② 02 ③

3 다음은 장기요양 등급을 받기위한 절차이다. (   )에 들어갈 내용으로 옳은 것은?

> 방문조사 → 조사표 입력에 따른 1차 판정 → 의사소견서 제출 예외자 통보 → (   ) → 최종판정(등급판정 위원회)

① 서비스 게시　　　　　　　　② 판정 결과서 통보

③ 조사 결과서　　　　　　　　④ 의사 소견서 제출

⑤ 건강 검진

해설 장기요양인정절차 : 신청 → 방문조사 → 조사표 입력에 따른 1차 판정 → 의사소견서 제출예외자 통보 → 의사소견서 제출 → 등급판정위원회 개최 → 등급판정

4 요양보호서비스 제공 시 요양보호사가 준수해야 할 기본원칙으로 옳지 않은 것은?

① 모든 의료행위 금지

② 대상자의 자립생활 지원

③ 서비스에 대한 별도의 물질적 보상 요구

④ 대상자의 개인정보 및 비밀누설 금지

⑤ 어떠한 이유라도 신체적·정서적 학대 금지

해설 요양보호사는 대상자로부터 서비스에 대한 물질적 보상을 받지 않는다.

5 장기요양기관이 없는 외딴 섬에서 며느리로부터 방문요양에 상당하는 장기요양급여를 받은 때 지급되는 현금급여는?

① 시설급여　　　　　　　　　② 재가급여

③ 가족요양비　　　　　　　　④ 요양병원 간병비

⑤ 특례요양비

해설 가족요양비 : 도서·벽지 등 장기요양기관이 현저히 부족한 지역, 천재지변, 수급자의 신체·정신 또는 성격상의 사유 등으로 인해 가족으로 부터 방문 요양에 상당한 장기요양급여를 받은 때 지급되는 현금급여를 말한다.

✓ Answer　03 ④　04 ③　05 ③

06 대상자가 본인부담금 면제를 요구할 때 요양보호사의 대처 방법으로 옳은 것은?

① 센터와 논의하여 본인부담금을 반으로 줄여준다.

② 본인부담금을 먼저 받고 나중에 돌려준다.

③ 노인장기요양보험법 제69조의 법적 조건을 정확하게 설명한다.

④ 가정 형편이 어려우면 다른 서비스를 추가로 제공한다.

⑤ 서비스 제공을 중단한다.

해설 대상자로 부터 본인부담금 면제를 강요받은 경우 먼저 노인장기요양보험법 제69조를 설명해드리고, 그런 불법행위를 신고하면 신고 포상금을 받을 수 있다고 정보를 제공한다.

07 대상자가 본인부담금 면제를 요구할 때 요양보호사의 대처 방법으로 옳은 것은?

① 센터와 논의하여 본인부담금을 반으로 줄여준다.

② 본인부담금을 먼저 받고 나중에 돌려준다.

③ 노인장기요양보험법 제69조의 법적 조건을 정확하게 설명한다.

④ 가정 형편이 어려우면 다른 서비스를 추가로 제공한다.

⑤ 서비스 제공을 중단한다.

해설 대상자로 부터 본인부담금 면제를 강요받은 경우 먼저 노인장기요양보험법 제69조를 설명해드리고, 그런 불법행위를 신고하면 신고 포상금을 받을 수 있다고 정보를 제공한다.

08 시설에서 노인이 존엄한 존재로 대우를 받는 경우라고 볼 수 없는 것은?

① 노인의 의사에 반하는 어떠한 노동행위도 시켜서는 안 된다.

② 시설의 모든 서비스에 자유롭게 이용할 수 있는 기회를 부여한다.

③ 시설은 대상자 보호를 위해 가족의 면회나 전화 등을 제한한다.

④ 시설은 종사자에게 노인의 권리에 대한 홍보와 교육을 실시한다.

⑤ 학대행위 발생 시 피학대 노인에게 보호조치를 신속하게 취한다.

해설 가족은 면회나 전화접촉 등을 통하여 노인과의 유대관계를 지속적으로 유지하고 시설의 서비스나 운영에 관하여 적극 협조하여야 한다.

✓ Answer 06 ③ 07 ③ 08 ③

09 다음 보기의 내용들을 담당하는 노인복지시설로 옳은 것은?

- 노인 학대 사례의 신고접수
- 학대사례에 대한 사례관리 절차 지원
- 노인학대 행위자에 대한 상담과 교육

① 재가방문요양센터　　　　　② 노인공동생활가정

③ 노인복지관　　　　　　　　④ 노인요양공동생활가정

⑤ 노인보호전문기관

해설 노인보호전문기관의 역할 : 노인학대 사례의 신고접수, 신고 된 시설학대 사례에 대한 개입, 시설의 학대사례 판정에 대한 자문, 학대사례에 대한 사례관리 절차 지원

10 다음 그림과 같이 요양보호사가 양손으로 물건을 들어올릴 때의 방법으로 옳은 것은?

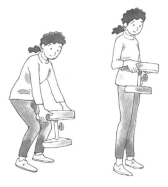

① 무릎을 굽혀서 들어올린다.

② 물건을 든 상태에서 방향전환할 때 허리를 돌리며 조절한다.

③ 허리를 편 상태에서 들어올린다.

④ 물건을 최대한 몸에서 멀리 위치한 상태에서 들어올린다.

⑤ 허리를 피고 무릎을 굽혀 몸의 무게중심을 낮추고 지지면을 넓힌다.

해설 바닥 지지면을 넓힌 상태에서 되도록 허리를 피고 무릎을 굽힌 후 몸의 무게중심을 낮춘다.

✔ Answer　09 ⑤　10 ⑤

11 다음은 노인학대 유형 중 무엇인가?

> 성적 수치심 유발행위 및 성희롱, 성추행 등의 노인의 의사에 반하여 강제적으로 행하는 모든 성적 행위

① 방임   ② 유기

③ 성적 학대   ④ 자기방임

⑤ 신체적 학대

해설 성적 수치심 유발행위 및 성희롱, 성추행 등의 노인의 의사에 반하여 강제적으로 행하는 모든 성적 행위는 성적 학대이다.

12 일반적인 요양보호사의 감염예방으로 옳은 방법은?

① 의복은 한 달에 한 번 갈아입는다.

② 손을 씻은 후에는 종이 타월이나 깨끗한 마른 수건으로 손을 닦는다.

③ 구강 감염이 일어날 수 있으므로 마스크를 착용하지 않는다.

④ 세균 감염이 일어날 수 있으므로 로션을 바르지 않는다.

⑤ 두피에 있는 미생물의 성장을 억제하도록 매일 샤워를 한다.

해설 일반적 감염 예방을 위해 손 씻기는 가장 손쉽고, 경제적이고, 효과적인 감염 예방법이다. 감염병의 70% 이상을 예방할 수 있다.

13 요양보호사의 자기안전관리 중 결핵 대상자에 대한 이해로 옳은 것은?

① 결핵균은 폐에만 감염된다.

② 결핵약을 복용하면 바로 전염성이 사라진다.

③ 결핵은 한 번 걸리면 재발하지 않는다.

④ 대상자에게만 마스크를 착용하도록 한다.

⑤ 결핵균은 사람에서 사람으로 공기를 통해 전파된다.

해설 결핵균은 전신의 모든 장기에 침범가능하고, 발병 시 결핵약 복용 후 며칠이 지나야 전염성이 사라지며, 대상자에게 서비스 제공자가 마스크를 착용해야 하는 이유를 설명한 후 마스크를 착용한다.

✔ Answer   11 ③   12 ②   13 ⑤

14 다음 보기에 나타난 노인의 지각 및 정신기능의 변화는?

> • 자신에게 익숙한 습관적인 태도나 방법을 고수한다.
> • 도전적인 일을 꺼리는 경향을 보인다.
> • 융통성이 없다.

① 경직성의 증가　　　　　　② 조심성의 감소

③ 의존성의 감소　　　　　　④ 수동성의 감소

⑤ 우울증 경향의 감소

해설 경직성의 증가
• 노인은 자신에게 익숙한 습관적인 태도나 방법을 고수한다.
• 매사에 융통성이 없어지고, 새로운 변화를 싫어하며, 도전적인 일을 꺼리는 경향을 보인다.
• 새로운 기구 사용이나 새로운 방식으로 일을 처리하는데 저항한다.

15 고혈압 대상자의 약물요법으로 옳은 것은?

① 대상자의 마음대로 약을 복용한다.

② 두통이 있을 때에만 약을 복용한다.

③ 한약을 복용할 때는 혈압약을 중단한다.

④ 혈압이 조절되면 약 복용을 스스로 중단한다.

⑤ 마음대로 용량을 증감하거나 중단하지 않는다.

해설 반드시 의사와 상의하여 약물의 종류와 용량을 결정해야 하며, 마음대로 용량을 증감하거나 중단하면
안 된다.

16 대상자가 기저귀 안으로 손을 자주 넣을 경우 대처방안으로 옳지 않은 것은?

① 무조건 손을 넣지 못하게 한다.

② 긁혀서 상처가 나지 않도록 손톱을 항상 짧게 한다.

③ 음부에 피부 이상이 없는지 확인한다.

④ 손을 자주 씻겨 청결을 유지한다.

⑤ 화장실에 규칙적으로 데리고 간다.

해설 습관적으로 손을 넣는 경우에는 수용적인 태도를 취한다.

✓ Answer　14 ①　15 ⑤　16 ①

17 다음 중 노화에 대한 설명으로 옳은 것은?

① 건강하지 않은 상태

② 40세 이후 서서히 변화

③ 심리적인 변화 없이 신경계통만 변화

④ 일생을 통해 끊임없이 진행되는 과정

⑤ 신체의 내적인 변화 없는 신체의 외적인 변화

해설 노화란 개인과 그의 환경 간의 상호작용에 의해 일어나는 생리적, 심리적, 사회경제적, 정서적으로 광범위한 변화를 말하는 것으로 일생을 통해 끊임없이 진행되는 과정으로서 모든 인류에게 피할 수 없는 것이다.

18 무의식 환자에게 욕창이 자주 발생하는 이유는?

① 과다행동 및 억제대 사용

② 과도한 힘주기

③ 부적절한 경관영양이나 총비경구영양

④ 무의식적인 행동으로 인한 신체적 손상

⑤ 부동 및 자극에 대한 민감성 감소와 오염물질 노출 가능성

해설 무의식 환자는 열·냉 등 외부자극에 둔감하여 쉽게 손상받으며 실금 등 오염물질에 노출될 가능성이 높다.

19 노인에게 볼 수 있는 우울증상의 특징으로 옳지 않은 것은?

① 무기력

② 식욕저하

③ 흥미결여

④ 독립성 증가

⑤ 의존성 증가

해설 노인에게 볼 수 있는 우울증상 : 불쾌감, 피로, 흥미결여, 쾌락을 경험하지 못함, 쓸모없다는 느낌, 절망, 무기력, 성적 관심의 저하, 의존성 증가, 불안, 식욕저하 등

✓ Answer 17 ④ 18 ⑤ 19 ④

20 술 취한 사람처럼 비틀거리고 한쪽으로 자꾸 쓰러지려 하고, 물건을 잡으려고 할 때 정확하게 잡지 못하고 빗나가는 증상은?

① 운동 실조증
② 현기증
③ 천명음
④ 연하곤란
⑤ 평형 감각장애

해설 운동 실조증 : 술 취한 사람처럼 비틀거리고 한쪽으로 자꾸 쓰러지려 하고, 물건을 잡으려고 할 때 정확하게 잡지 못하고 빗나감. 소뇌에 뇌졸중이 발생하였을 때 나타남

21 다음 중 관상동맥이 좁아져 심장에 산소가 충분히 공급되지 못할 때 느끼는 통증을 고르면?

① 흉통
② 신경통
③ 국소통증
④ 요통
⑤ 두통

해설 흉통은 관상동맥이 동맥경화로 좁아져 심장근육에 산소를 충분히 공급하지 못할 때 발생되는 심혈관질환 특유의 증상 중 하나이다.

22 대상자가 손주들의 음식을 차려달라고 요양보호사에게 요구할 때 대처방법으로 옳은 것은?

① 흔쾌히 음식을 만들어준다.
② 대상자의 요구에 못들은 척한다.
④ 관리자에게 보고한 후 해 준다.
④ 해 주는 대신 추가 비용을 요구한다.
⑤ 정중하게 요양보호사가 제공하지 않는 서비스라고 말한다.

해설 요양서비스는 대상자를 위한 서비스만을 원칙으로 함을 설명한다.

✓ Answer 20 ① 21 ① 22 ⑤

23 요양대상자가 밤에 숙면을 취하기 위한 방법으로 옳은 것은?

① 낮잠을 많이 자게 한다.

② 커피 등 카페인이 함유된 음료를 많이 마시도록 한다.

③ 공복감으로 잠이 안 오는 경우에는 차가운 음료를 마신다.

④ 매일 규칙적으로 적절한 양의 운동을 한다.

⑤ 수면제나 진정제를 장기복용하게 한다.

> **해설** 수면관리
> • 낮잠을 자면 밤잠을 설치게 되므로 삼간다.
> • 커피 등 카페인이 함유된 음료를 줄이거나 오후에는 금한다.
> • 공복감으로 잠이 안 오는 경우 따뜻한 우유 등을 마신다.
> • 수면제나 진정제를 장기복용하지 않는다.

24 다음 중 파상풍의 정기적인 예방접종 주기는?

① 6개월 ② 1년

③ 2년 ④ 5년

⑤ 10년

> **해설** 노인대상 예방접종 종류
> • 인플루엔자 : 모든 성인(매년 1회 접종)
> • 파상풍 : 모든 성인(매 10년마다 접종)
> • 폐렴구균 : 65세 이상 성인
> • 대상포진 : 60세 이상 성인

25 다음 중 대상자가 식탁에서 식사할 때 올바른 자세는?

① 식탁과 가슴이 높이가 일치하게 한다.

② 의자를 당겨 안쪽 깊숙이 앉게 하고 팔꿈치를 식탁 위에 올린다.

③ 식탁의 팔걸이가 없는 것이 좋다.

④ 발바닥이 바닥에 닿지 않는 것이 좋다.

⑤ 의자에 앉았을 때 턱을 약간 들고 앉는다.

✔ Answer 23 ④ 24 ⑤ 25 ②

해설 **올바른 식사 자세** : 식탁의 높이는 대상자가 의자에 앉았을 때 식탁의 윗부분이 대상자의 배꼽 높이에 오는 것이 가장 좋다. 의자에 앉을 때는 안쪽 깊숙이 앉게 한다. 의자의 높이는 발바닥이 바닥에 닿을 수 있는 정도이어야 안전하다. 팔 받침, 등받이가 있는 의자는 안전하고 좌우 균형을 잡는데 도움이 된다.

26 대상자의 침구 선택 및 정리에 대한 내용으로 옳은 것은?

① 이불은 따뜻하고 무거운 것이 좋다.

② 양모와 오리털 이불은 햇볕에 말려 건조한다.

③ 요는 습기를 잘 흡수하는 것이 좋다.

④ 이불 커버는 나일론 소재를 선택한다.

⑤ 베개 높이는 척추와 머리가 수평이 되는 것이 좋다.

해설 침구의 선택 및 정리
① 가볍고, 부드러우며 보습성이 있는 것이 적합하다.
② 양모와 오리털 등의 이불은 그늘에서 말린다.
③ 요는 습기를 배출할 수 있는 것이 적합하다.
④ 이불커버는 감촉이 좋은 면제품이 좋다.

27 약 타기나 관공서서비스 같은 대상자의 업무 대행 시 요양보호사의 태도로 옳지 않은 것은?

① 업무 대행 전 준비해야 할 정보나 자료, 경비를 점검한다.

② 업무 대행 중 요양보호사는 자신의 사적인 업무를 병행하지 않도록 주의한다.

③ 업무 대행이 원활하게 이루어지고 있음을 수시로 확인시켜 신뢰감을 형성한다.

④ 대상자의 요구가 있을 경우에는 대상자와 업무 담당자를 연계한다.

⑤ 업무 대행 후 처리 결과만 전달한다.

해설 대상자에게 진행과정 및 처리결과를 알기 쉽게 전달하고, 만족스러운지를 확인한다. 불만족하여 재요청 시는 충분히 상의하여 진행한다.

✓ Answer 26 ⑤ 27 ⑤

28 복지용구 중 노인장기요양급여로 구입할 수 있는 것은?

① 휠체어   ② 욕창예방 매트리스

③ 간이변기   ④ 배회감지기

⑤ 이동욕조

해설 복지용구로 구입할 수 있는 것 : 이동변기, 목욕의자, 성인용 보행기, 안전손잡이, 미끄럼방지용품, 간이변기(간이대변기·소변기), 지팡이, 욕창예방 방석, 자세변환 용구

29 판단력, 이해력 장애를 가진 대상자와의 대화방법으로 옳지 않은 것은?

① 반말 사용금지

② 몸짓, 손짓 이용금지

③ 실물을 통해 이해돕기

④ 짧은 문장으로 천천히 대화

⑤ 문자, 그림을 통해 이해돕기

해설 판단력, 이해력 장애대상자와의 대화방법으로 비언어적 의사소통(몸짓, 손짓)방법을 이용할 수 있다.

30 의사소통의 기술에서 지남력 장애대상자와 이야기하는 방법으로 옳지 않은 것은?

① 이름과 존칭을 함께 사용한다.

② 모든 물품과 주의사항을 외우도록 한다.

③ 낮 동안에 기본적인 정보를 자주 반복한다.

④ 대상자를 대하는데 일관성을 갖도록 노력한다.

⑤ 시간, 장소, 사람, 날짜 등을 자주 인식시킨다.

해설 모든 물품에 이름표를 붙이고 주의사항을 문서화 시킨다.

✔ Answer   28 ③   29 ②   30 ②

31 표준장기요양이용계획서에 포함되는 내용으로 옳지 않은 것은?

① 월 한도액

② 본인일부부담금

③ 장기요양등급

④ 이용할 수 있는 시설안내

⑤ 장기요양 내용 및 기능상태

해설 표준장기요양이용계획서에 포함되는 내용은 월 한도액, 장기요양 필요내용, 급여종류에 따른 급여비용과 본인부담금, 장기요양목표 등이다.

32 목욕을 할 수 없는 대상자가 회음부 닦아 주는 것을 거부할 경우 올바른 대처 방법은?

① 물수건을 이용하여 스스로 할 수 있도록 돕는다.

② 큰 소리로 대상자를 제압하고 닦아준다.

③ 가족에게 이야기 한다.

④ 회음부에 물만 살짝 뿌려준다.

⑤ 원하는 대로 닦아 주지 않는다.

해설 회음부는 대상자가 수치심을 느끼지 않도록 주의하도록 한다. 목욕 수건 등으로 씻을 부위 이외의 부위는 가려주도록 한다. 물수건을 이용하여 스스로 할 수 있도록 돕는다.

33 대상자가 아들과 며느리 이야기, 집안사람들과의 관계에 대한 험담을 자주 할 경우 요양보호사의 올바른 대처 방법은?

① 대상자의 이야기를 듣지 않는다.

② 맞장구치며 동조해준다.

③ 대화의 화제를 다른 곳으로 돌린다.

④ 가족관계에 관여하여 객관적으로 중재 역할을 한다.

⑤ 이야기를 들어주되 깊이 관여하지 않는다.

해설 대상자 이야기를 들어주되 옳고 그름에 대해 판단하거나 가족관계에 깊이 관여하지 않는다.

✔ Answer 31 ④ 32 ① 33 ⑤

34 방문목욕서비스 제공기록지에 포함되는 내용으로 옳지 않은 것은?

① 방문목욕 차량소유자

② 차량번호와 목욕차량 이용 여부

③ 목욕 제공과 관련하여 발생된 특이사항

④ 수급자의 신체상태, 요구사항, 사용장비

⑤ 총 급여시간, 서비스 시작 및 종료 시간

해설 차량 소유자는 포함되지 않는다.

35 임종이 가까워진 대상자를 보조할 때 요양보호사의 역할로 옳지 않은 것은?

① 마지막 순간까지 심폐소생술을 시행한다.

② 마지막 순간까지 청각이 남아있으므로 말을 조심한다.

③ 용변을 보는 즉시 따뜻한 물로 닦고 기저귀를 갈아준다.

④ 대상자의 머리를 옆으로 돌려 분비물 배출을 용이하게 한다.

⑤ 대상자가 편안한 가운데 죽음을 맞을 수 있도록 분위기를 만든다.

해설 요양보호사의 역할에는 심폐소생술이 해당되지 않으며 가족이 원하는 경우 간호사에게 보고하고 병원에 의뢰해야 한다.

Answer 34 ① 35 ①

01 다음과 같은 상황에서 요양보호사의 옳은 대처 방법은?

> 재가방문요양 중 식사 도움을 위해 음식을 만들고 있는데, 요양대상자가 갑자기 뒤
> 에서 가슴을 만졌다.

① 바로 자리를 떠난다.　　　　② 소리를 지르며 화를 낸다.

③ 그만 하라고 단호하게 말한다.　　④ 요양서비스를 즉시 중단한다.

⑤ 못 본 체하고 하던 일을 계속한다.

해설 몸을 만지거나 신체접촉을 할 경우 단호히 거부하는 의사를 전한다. 계속적인 신체접촉을 시도할 경우
가족과 관리책임자에게 알리고 대책을 강구한다.

02 다음 사례에서 요양보호사가 취해야 할 행동으로 옳지 않은 것은?

> 70세 된 여자로 혼자 살고 있으며 방문요양서비스를 받고 있다. 전날 저녁 상한 음
> 식인 줄 모르고 꽁치찌개를 먹은 뒤 새벽부터 복통과 3차례 설사를 하여 힘들어 하
> 고 있다.

① 음식물 섭취량을 줄인다.

② 충분한 휴식을 취하도록 한다.

③ 탈수되지 않도록 물을 자주 공급한다.

④ 집에 있는 지사제를 찾아서 먹게 한다.

⑤ 심신을 안정시키고 몸을 따뜻하게 해준다.

✅ Answer　01 ③　02 ④

해설 설사는 장내 유해물질을 배출하려고 하는 신체의 자기방어 반응인 경우가 많으므로 지사제를 함부로 써서는 안 되며, 반드시 의사의 지시를 따른다.

03 편마비 대상자가 신맛이 강한 음식을 먹으면 안되는 이유를 고르면?

① 음식물이 역류되어 구토할 수 있으므로
② 장운동이 촉진되어 설사 할 수 있으므로
③ 위산 분비가 많이 되어 위통이 생길 수 있으므로
④ 침이 기도로 들어가서 호흡 곤란이 생길 수 있으므로
⑤ 침 분비가 많아져 사레가 들 수 있으므로

해설 수분이 적은 음식은 삼키기 어렵고 신맛이 강한 음식은 침을 많이 나오게 하여 사레가 들릴 수 있으니 주의한다.

04 기관지 점막이 외부 자극에 대한 과민반응으로 경련을 일으키는 호흡기계 질환은?

① 폐암　　　　　　　② 폐렴
③ 천식　　　　　　　④ 폐결핵
⑤ 만성기관지염

해설 천식은 기관지에 만성적으로 염증이 있어 다른 사람보다 예민하게 되어, 약한 자극에도 기관지 벽이 부풀어 오르는 부종과 근육이 수축해서 기관지가 좁아지는 현상을 일으키는 병이다.

05 경관영양 주입 시 구토 증세를 보일 때 가장 먼저 해야 할 일은?

① 인공호흡을 한다.
② 비위관이 빠져 있는지 확인한다.
③ 비위관을 잠그고 간호사에게 보고한다.
④ 심호흡을 한다.
⑤ 복부 마사지를 한다.

해설 비위관 삽입 시 대상자가 토하거나 청색증이 나타나면 비위관을 속히 잠그고 바로 간호사에게 보고해야 한다.

Answer 03⑤ 04③ 05③

6 대상자의 식사 돕기 방법에 대한 설명으로 옳지 않은 것은?

① 편마비 대상자는 건강한 쪽을 밑으로 하여 약간 옆으로 누운 자세를 취한다.

② 누워있는 상태라도 가능한 한 대상자의 머리를 올린다.

③ 사레가 들리거나 숨을 쉬지 못하는 경우에는 잠시 식사를 중단한 뒤 다시 공급한다.

④ 앉을 수 있는 대상자는 침대의 머리를 최대한 올린다.

⑤ 대상자가 식사 도중 사레가 들리지 않도록 예방해야 한다.

해설 식사할 때 대상자가 사레가 들리거나 숨을 쉬지 못하는 경우에는 식사를 중단하고 즉시 간호사, 관리책임자나 시설장에게 알려야 한다.

7 다음 중 대상자의 투약 돕기 방법으로 옳지 않은 것은?

① 금식인 경우에도 혈압약은 복용하도록 한다.

② 가루약은 입에 직접 넣어준다.

③ 알약은 약병에서 약 뚜껑에 따르고, 다시 손으로 옮긴다.

④ 물약은 뚜껑을 열어 뚜껑의 위가 바닥으로 가도록 놓는다.

⑤ 라벨이 붙은 쪽이 손바닥에 오도록 쥐고, 라벨의 반대쪽 방향으로 용액을 따른다.

해설 금식인 경우에도 혈압약 등 매일 투약해야 하는 약물은 반드시 투약해야 한다. 가루약은 숟가락을 사용하여 약간의 물에 녹인 후 투약하거나, 바늘을 제거한 주사기를 이용하여 녹인 가루약을 흡인하여 입 안으로 조금씩 주입한다.

8 대상자에게 안연고를 사용할 때의 방법으로 옳은 것은?

① 안연고를 투여한 후 튜브를 일반 화장지로 닦고 뚜껑을 닫아도 된다.

② 대상자에게 투약절차를 설명할 필요는 없다.

③ 안연고를 사용할 때는 처음 나오는 것은 버린다.

④ 안약을 투여하기 전에 멸균 솜으로 눈 바깥쪽에서 안쪽으로 닦아준다.

⑤ 눈꺼풀 밖으로 나온 연고는 손으로 닦아내도 무방하다.

✔ Answer   06 ③   07 ②   08 ③

해설 안연고를 사용할 때는 처음 나오는 것은 거즈로 닦아 버린다. 하부 결막 낭 위에 튜브를 놓고 안쪽에서 바깥쪽으로 안연고를 2cm 정도 짜 넣는다. 눈꺼풀 밖으로 나온 연고는 멸균 생리식염수에 적신 멸균 솜으로 닦아 낸다.

09 약 보관 시 주의사항으로 옳은 것은?

① 치매대상자가 약을 찾기 쉬운 곳에 둔다.

② 알약은 실온에 햇빛이 잘 드는 곳에 보관한다.

③ 시럽제의 색깔과 냄새는 구분하지 않아도 아무런 상관이 없다.

④ 귀약은 투약 후 약이 나오는 부분을 생리식염수로 닦아 보관한다.

⑤ 유효기간이 지난 약은 색깔과 냄새를 확인 후 분리하여 보관한다.

해설 약은 직사광선을 피해야 하며 유효기간이 지난 약은 폐기해야 한다.

10 휠체어를 사용하는 환자의 화장실 사용 돕기의 방법으로 옳지 않은 것은?

① 반드시 휠체어 잠금장치를 걸어 둔다.

② 휠체어 이동 중 바퀴나 팔걸이에 옷깃 등이 걸리지 않도록 주의한다.

③ 배설 후 뒤처리를 할 때에는 앞에서 뒤로 닦도록 한다.

④ 편마비의 경우 휠체어를 대상자의 마비된 쪽으로 접근시킨다.

⑤ 요양보호사는 항상 대상자를 관찰한다.

해설 편마비 대상자의 경우, 건강한 쪽에 휠체어를 두고, 침대 난간에 빈틈없이 붙이거나, 30~45° 비스듬히 붙인다.

11 식사 전에 입안을 헹구는 목적으로 옳은 것은?

① 변비 예방   ② 식도 역류 예방

③ 식욕 증진   ④ 위액 분비 감소

⑤ 타액 분비 감소

해설 식전 입안 헹구기는 구강건조를 막고, 타액이나 위액 분비를 촉진하여 식욕을 증진한다. 식후 입안 헹구기는 구강내 음식물 제거를 위해 시행한다.

✔ Answer   09 ④   10 ④   11 ③

12 이동변기를 사용하는 대상자를 돕는 방법으로 옳은 것은?

① 대상자가 요의나 변의를 호소하더라도 즉시 배설을 도와서는 안 된다.

② 대상자가 표현하는 비언어적 요의, 변의에는 신경 쓰지 말아야 한다.

③ 대상자가 불편할 수 있으므로 커튼이나 스크린으로 가려서는 안 된다.

④ 침대와 이동식 좌변기의 높이는 최대한 차이가 나도록 조절한다.

⑤ 배설이 어려울 때는 미온수를 항문이나 요도에 끼얹어 자극을 준다.

해설 요의 또는 변의를 호소하는 비언어적 표현을 미리 파악하여 대상자가 필요할 때 즉시 편안하게 배설할 수 있도록 도와준다. 배설이 어려울 때는 미지근한 물을 항문이나 요도에 끼얹어 변의를 자극한다.

13 대상자가 기저귀를 사용할 때 돕는 방법으로 옳은 것은?

① 기저귀 사용 돕기는 배설 돕기 중 가장 권장되는 방법이다.

② 기저귀를 교환할 때 불쾌한 표정을 짓는다.

③ 대상자의 프라이버시를 위해서 냄새가 나더라도 창문을 닫아둔다.

④ 대상자가 춥지 않도록 불필요한 노출은 피한다.

⑤ 대상자의 기저귀는 냄새가 나더라도 하루에 한 번씩만 갈아준다.

해설 기저귀는 대소변을 전혀 가리지 못하는 경우, 배설 욕구를 느끼지 못하는 경우, 치매 등으로 실금이 빈번해서 부득이한 경우에만 기저귀를 사용한다. 대상자의 프라이버시 유지를 위해 불필요한 노출은 피한다.

14 의치를 보관할 때 보관용액으로 옳은 것은?

① 물   ② 알코올

③ 식초   ④ 탄산소다

⑤ 오일

해설 의치는 변형을 막기 위해 꼭 물안에 담궈놓는다.

✔ Answer 12 ⑤ 13 ④ 14 ①

15 회음부 청결 돕기에서 여성의 회음부를 닦는 방향으로 옳은 것은?

① 시계방향으로 닦는다.

② 시계 반대방향으로 닦는다.

③ 요도 쪽에서 항문 쪽으로 닦아낸다.

④ 항문 쪽에서 요도 쪽으로 닦아낸다.

⑤ 상관없다.

해설 둔부 및 항문부위, 회음부를 따뜻한 물티슈로 닦아낸다. 이 때 회음부는 앞에서 뒤로 닦는다.

16 침상 목욕 시 대상자의 얼굴을 닦는 순서로 옳은 것은?

① 눈 → 코 → 입 → 목 → 귀   ② 눈 → 코 → 입 → 귀 → 목

③ 눈 → 코 → 귀 → 입 → 목   ④ 목 → 입 → 코 → 눈 → 귀

⑤ 목 → 입 → 코 → 귀 → 눈

해설 침상 목욕 순서 : 눈, 코, 뺨, 입 주위, 이마, 귀, 목의 순서로 닦는다.

17 대상자의 손톱과 발톱을 깎을 때 올바른 모양은?

해설 손톱깎이를 이용하여 손톱은 둥근 모양으로 발톱은 일자로 자른다.

✓ Answer 15 ③ 16 ② 17 ②

18 요양보호서비스 중 정서지원서비스로 옳은 것은?

① 몸단장

② 생활상담

③ 목욕서비스

④ 일상업무대행

⑤ 신체기능의 유지·증진

해설 정서지원서비스의 내용은 말벗, 격려, 위로, 생활상담, 의사소통 도움이다.

19 가사 및 일상생활 지원에서 주의사항으로 옳은 것은?

① 요양보호사가 할 수 없다고 판단되는 일은 그 이유를 설명하지 않는다.

② 대상자의 생활습관 및 방법을 존중할 필요는 없다.

③ 요양보호사는 유니폼을 착용해서는 안 된다.

④ 버릴 것이 있으면 사소한 것이라도 대상자의 동의를 구한다.

⑤ 될 수 있으면 일회용품을 사용한다.

해설 물품은 대상자의 동의를 얻어 사용하고, 함부로 옮기거나 버리지 않는다.

20 통 목욕을 실시할 때 대상자의 낙상예방을 위한 준비물품으로 옳은 것은?

① 헤어드라이어

② 린스

③ 귀막이 솜

④ 미끄럼 방지 매트

⑤ 일회용 장갑

해설 미끄럼 방지를 위한 매트를 욕조와 샤워 장소에 설치한다.

21 편마비가 있는 대상자에게 옷을 입힐 때 먼저 입혀야 하는 부위는?

① 대상자 취향에 맡긴다.

② 편마비가 없는 부위

③ 편마비가 있는 부위

④ 요양보호사의 기분대로 한다.

⑤ 순서는 관계가 없다.

해설 편마비나 장애가 있는 경우, 옷을 벗을 때는 건강한 쪽부터 벗고 옷을 입을 때는 불편한 쪽부터 입힌다.

✓ Answer 18 ② 19 ④ 20 ④ 21 ③

22 대상자의 협조가 불가능할 경우 침상 밑으로 내려간 대상자를 침대 머리 쪽으로 이동을 돕는 방법 중 옳은 것은?

①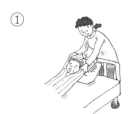

②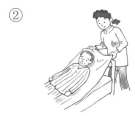

③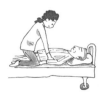

④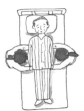

⑤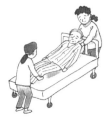

해설 대상자가 협조를 할 수 없는 경우 침상 양편에 한 사람씩 마주 서서 한쪽 팔은 머리 밑으로 넣어 어깨와 등 밑을, 다른 팔은 둔부와 대퇴를 지지하도록 하여 신호에 맞춰 두 사람이 동시에 대상자를 침대머리 쪽으로 옮긴다.

23 유치도뇨관을 삽입한 대상자의 소변주머니 위치는?

① 얼굴보다 낮게 둔다.　　② 심장보다 낮게 둔다.

③ 심장보다 높게 둔다.　　④ 방광보다 낮게 둔다.

⑤ 위치는 관련이 없다.

해설 소변이 담긴 주머니를 방광 위치보다 높게 두지 않는다. 소변주머니가 높이 있으면 감염의 원인이 된다.

✔Answer　22 ④　23 ④

24 한쪽 다리가 마비된 대상자가 지팡이로 계단을 내려오는 순서는?

① 마비된 다리 → 지팡이 → 건강한 다리

② 마비된 다리 → 건강한 다리 → 지팡이

③ 건강한 다리 → 지팡이 → 마비된 다리

④ 지팡이 → 마비된 다리 → 건강한 다리

⑤ 지팡이 → 건강한 다리 → 마비된 다리

해설 지팡이 보행
- 평지를 이동하거나 계단을 내려갈 때 : 지팡이 → 마비된 다리 → 건강한 다리
- 계단을 오를 때 : 지팡이 → 건강한 다리 → 마비된 다리

25 거동이 불편한 대상자가 신체균형을 유지하는데 도움을 주어 낙상을 예방하기 위한 보조기구는?

① 리프트　　　　　　　　　② 슬라이드보드

③ 슬립쉬트　　　　　　　　④ 안전손잡이

⑤ 손잡이가 달린 보행벨트

해설 안전손잡이는 거동이 불편한 대상자가 자주 왕래하는 장소(거실, 화장실 등)에 손잡이를 달아 대상자의 자립성을 높여준다.

26 노인 대상자의 쾌적한 실내 환경을 조성하는 방법으로 옳지 않은 것은?

① 국소난방 보다는 전체난방이 바람직하다.

② 목욕 전·후에는 외풍이 없게 하고, 실내의 기온이 24℃ 전후가 되도록 유지한다.

③ 습도는 50~60%로 유지시킨다.

④ 창문을 조금 열거나 문을 열어서 공기를 자주 환기시켜 심신을 상쾌하게 한다.

⑤ 화장실이나 기타 휴식공간의 냉·난방도 고려한다.

해설 습도는 40~60%가 적합하다.

✔ Answer　24 ⑤　25 ④　26 ③

27 욕창의 진행단계 중 2단계의 증상으로 옳은 것은?

① 누르면 색깔이 일시적으로 없어지며 딱딱하고 열감이 있다.

② 피부는 분홍색 혹은 푸른색이다.

③ 깊은 욕창이 생기고 괴사조직이 많이 발생한다.

④ 피부가 갈라지고 물집이 생기고 조직이 많이 상한다.

⑤ 골과 근육까지 괴사가 진행된다.

해설 욕창의 단계별 증상
- 1단계 : 피부는 분홍색 혹은 푸른색으로 피부를 누르면 색깔이 일시적으로 없어져 하얗게 보이며 피부에 열감 있음
- 2단계 : 피부가 벗겨지고 물집이 생기고 조직이 상함
- 3단계 : 깊은 욕창이 생기고 괴사조직 발생
- 4단계 : 골과 근육까지 괴사가 진행

28 염산이 손에 묻었을 때 응급처치의 방법으로 옳은 것은?

① 참기름을 바른다.　　② 간장을 바른다.

③ 된장을 바른다.　　④ 핸드크림을 바른다.

⑤ 흐르는 찬물로 씻는다.

해설 약품이 묻은 옷과 장신구는 제거하고, 화상부위를 흐르는 찬물에 15~30분 정도 통증이 사라질 때까지 씻은 후 건조한 소독거즈로 화상부위를 덮어주고 병원으로 이송한다.

29 요양대상자를 대신하여 물품구매를 할 때 옳은 방법은?

① 대상자의 동의를 미리 얻을 필요가 없다.

② 대상자가 확인을 요구하더라도 묵살한다.

③ 대상자의 생활습관 및 방법을 존중한다.

④ 대상자로부터 개인적인 팁을 받는다.

⑤ 물품구매 내역을 일일이 기록할 필요는 없다.

해설 물건을 구매하기 전에 대상자가 희망하는 상품이 무엇인지를 명확하게 사전에 파악하여 조치한다.

Answer 27 ④ 28 ⑤ 29 ③

30 화재 사고 발생시 요양보호사의 대처방법으로 옳은 것은?

① 주위에 도움을 요청하고 신속하게 혼자 피신한다.

② 대상자를 화재가 발생한 곳 바로 옆방으로 신속하게 이동시켰다.

③ 화재의 규모가 작은 것을 확인했더라도 소화기로 진압하면 안 된다.

④ 요양대상자를 놔두고 일단 가까운 119로 직접 가서 화재사실을 알린다.

⑤ 요양보호사는 하던 행동을 멈추고 상황을 신속하게 파악한다.

해설 화재 사고 돕기 방법
  • 요양보호사는 하던 행동을 멈추고 신속하게 상황을 파악한다.
  • 주위에 도움을 요청하고 119에 신고한다.
  • 화재가 발생한 곳에서 먼 곳으로 대상자를 이동시킨다.
  • 화재의 규모가 작은 경우 소화기로 진압한다.

31 고혈압 대상자의 식사 돕기 방법으로 옳지 않은 것은?

① 짠 음식은 절대 피한다.

② 지방이나 당분은 피한다.

③ 콩류, 해조류 등은 피한다.

④ 간장, 고추장 등의 장류 등은 피한다.

⑤ 콜레스테롤이 많은 음식은 절대 피한다.

해설 고혈압 대상자는 콩류, 해조류를 많이 섭취해야 한다.

32 식품준비 및 조리 시 유의해야 할 사항으로 옳지 않은 것은?

① 대상자가 좋아하는 식품을 우선적으로 선택한다.

② 소화가 잘 되는 동물성 기름이나 육류 위주로 선택한다.

③ 물품, 가격 등을 결정 시 대상자가 원하는 것으로 한다.

④ 대상자가 좋아하는 식품이나 식습관, 소화능력을 기록한다.

⑤ 혼자 사는 대상자는 1회씩 식사가 가능하게 준비해 놓는다.

해설 소화가 잘 되는 단백질과 식물성 지방을 우선으로 선택한다.

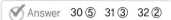
Answer 30 ⑤ 31 ③ 32 ②

33 다음 대화 중 요양보호사의 공감적인 반응으로 옳은 것은?

> • 대상자 : "보호사님은 나를 어린애 취급하는 것 같은데, 나를 성인으로 대해 주세요. 양치질하라, 속옷 갈아입어라, 머리 빗어라 명령하고, 하지 않으면 신경질 내잖아."
> • 요양보호사 : (   )

① "제가 일일이 간섭하는 듯해서 성가시고 화나셨군요."
② "저도 할머니를 성인으로 인정하고 싶거든요."
③ "그럼 성인답게 제대로 잘 하시던가요."
④ "그런 식으로 말씀하시지 마세요."
⑤ "할머니는 어린아이처럼 스스로 못 챙기고 계시잖아요."

> **해설** 공감적 반응은 듣기에서 타인을 배려한 좋은 의사소통 방법이다. 즉 상대방이 하는 말을 상대방의 관점에서 이해하고 상대방의 감정을 함께 느끼며 자신이 느낀 바를 상대방에게 전달하는 것을 의미한다.

34 나-전달법(I-message)의 내용 설명으로 옳지 않은 것은?

① 원하는 바를 구체적으로 말한다.
② 상대방의 행동과 상황을 있는 그대로 말한다.
③ 전달할 말을 건넨 후 상대방의 말을 들을 필요가 없다.
④ 나의 생각이나 감정을 전달할 때는 나를 주어로 말한다.
⑤ 상대방의 행동이 나에게 미치는 영향을 구체적으로 말한다.

> **해설** 전달할 말을 건넨 후 상대방의 말을 잘 경청해야 한다.

35 대상자가 식사를 하던 중 뜨거운 국을 엎질러 화상을 입었을 때의 응급처치법은?

① 간장에 담근다.   ② 찬물에 담근다.
③ 핸드크림을 바른다.   ④ 오일을 바른다.
⑤ 치약을 바른다.

> **해설** 뜨거운 물로 인한 화상 시 얼른 찬물에 담가 열로 인한 손상을 막아야 한다.

✔ Answer 33 ① 34 ③ 35 ②

36 치매대상자가 "영감이 돌아가시기 전까지는 늘 문단속을 하고 잠자리를 살펴주었는데…"라고 할 때 요양보호사의 답변으로 가장 옳은 것은?

① "이제는 직접 하셔야죠."

② "자식들에게 부탁하세요."

③ "언제까지 생각하실거예요."

④ "밤에 많이 무서우시겠어요."

⑤ "할아버지가 자상하신 분이셨네요."

해설 할아버지의 친절하고 자상했던 행동을 회상시킴으로써 같이 공감하는 대화법을 해야 한다.

37 왼쪽 편마비 대상자를 바닥에서 휠체어로 옮길 때 휠체어를 놓는 위치로 옳은 것은?

①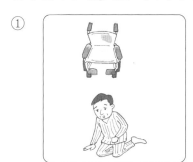

②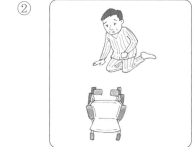

③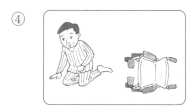

④

⑤

✔ Answer 36 ⑤ 37 ③

38 치매대상자가 배회할 때 대처방법으로 옳은 것은?

① 증상이 심하면 방에 가두고 불을 끈다.

② 라디오를 크게 틀고 집 안을 어둡게 한다.

③ 치매대상자 능력 이상의 복잡한 일거리를 준다.

④ 창문이나 기타 출입구의 문을 항상 열어 놓는다.

⑤ 집안에서 배회하는 경우 배회코스를 만들어 둔다.

해설 방에 가두고 불을 끄면 더 불안을 느끼므로 집안에서 배회하는 경우 배회코스를 만들어 두는 것도 좋은 방법이다.

39 아침식사를 마친 치매대상자가 점심시간이 되지도 않았는데, 밥을 달라고 할 경우, 요양보호사의 대답으로 옳은 것은?

① 대답하지 않는다.

② "절대 드릴 수 없어요."

③ "지금은 식사시간이 아닌데 자꾸 왜 이러세요?"

④ "점심을 준비하고 있으니까 잠시 기다려주세요."

⑤ "조금 전에 드셔놓고 왜 또 달라고 하세요?"

해설 문제의 경우에는 "점심을 준비하고 있으니까 잠시 기다려주세요"라고 말하는 편이 훨씬 효과적이다. 또한 대상자가 계속 납득을 하지 못하는 경우에는 조금 시간을 주어서 상관하거나 사람을 교대하여 이야기하는 것이 한 방법이 될 수 있다.

40 치매대상자가 옷 입기를 싫어할 때 대처방법으로 옳은 것은?

① 한 가지 옷을 오랫동안 입힌다.

② 대상자 가족 앞에서 나무란다.

③ 요란하고 장식이 많은 옷을 입힌다.

④ 평소에 입지 않던 옷을 강제로 입힌다.

⑤ 시간이 지체되더라도 혼자 입도록 격려한다.

해설 치매대상자가 옷 입기를 싫어할 때 시간이 지체되더라도 혼자 입도록 격려한다.

✔ Answer 38 ⑤ 39 ④ 40 ⑤

41 다음 그림은 어떠한 상황에서 사용하는 휠체어 이동법인가?

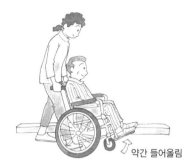

약간 들어올림

① 울퉁불퉁한 길을 갈 때   ② 평지 이동할 때

③ 오르막길을 올라갈 때   ④ 내리막길을 내려갈 때

⑤ 엘리베이터를 타고 내릴 때

해설 울퉁불퉁한 길의 경우 휠체어 앞바퀴를 들어올려 뒤로 젖힌 상태에서 이동한다.

42 임종 1주일에서 임종 전까지 나타나는 증상으로 옳지 않은 것은?

① 비정상적인 호흡으로 호흡양상이 변화한다.

② 손과 발, 팔과 다리의 순서로 점차 차갑게 싸늘해진다.

③ 대소변을 조절하지 못하고 실금 또는 실변을 하게 된다.

④ 호흡이 없고 혈압이 측정되지 않으며 심장이 뛰지 않는다.

⑤ 대사장애가 발생함에 따라 근육경련이나 발작 등이 나타난다.

해설 호흡이 없고 혈압이 측정되지 않으며 심장이 뛰지 않는 것은 임종단계증상이다.

43 기본소생술에서 대상자의 순환상태를 위해 확인해야 하는 것은?

① 맥박   ② 혈압

③ 혈당   ④ 호흡

⑤ 체온

해설 대상자를 반듯이 눕히고, 의식이나 반응을 확인한다. 갑자기 의식을 잃은 환자가 발생한 경우 즉시 주위에 도움을 청하고 119에 신고한 뒤, 맥박이 뛰지 않으면 심폐소생술을 실시한다.

✓ Answer   41 ①   42 ④   43 ①

44 대상자가 음식물이 목에 걸려 호흡곤란을 호소할 때의 응급 처치 방법으로 옳은 것은?

① 찬물을 많이 마시도록 하여 구토를 유도시킨다.

② 입안으로 검지와 중지를 깊숙이 집어넣어 이물질을 빼낸다.

③ 바닥에 엎드리게 한 후 등을 주먹으로 세게 두드리고 쓸어내린다.

④ 의자에 앉힌 후 앞으로 몸을 숙이게 해서 등을 시계방향으로 문질러준다.

⑤ 대상자를 등 뒤에서 안고 주먹 쥔 손을 명치 밑에 댄 다음 후 상방으로 힘차게 밀어 올린다.

해설 대상자의 몸 뒤에 서서 대상자의 명치 끝에 주먹을 쥔 한쪽 손을 위치시키고 다른 한쪽 손으로는 주먹 쥔 손을 감싼 다음 양손으로 복부의 윗부분 후상방으로 힘차게 밀어 올린다.

45 대상자가 갑자기 침을 흘리며 경련 시 응급처리 방법에 대한 설명으로 옳지 않은 것은?

① 입에 이물질을 넣어서는 안 된다.

② 대상자의 머리아래에 부드러운 것을 대준다.

③ 대상자의 주변에 있는 위험한 물건을 치운다.

④ 대상자를 꽉 붙잡아 억지로 경련을 멈추게 한다.

⑤ 질식의 위험이 있는 경우 대상자의 얼굴을 옆으로 돌린다.

해설 경련은 1~2분 후면 멈춘다. 경련 시 꽉 붙잡거나 억지로 멈추게 하지 말고 조용히 기다린다.

Answer **44** ⑤ **45** ④

01 노인장기요양보험의 보험자로 보험료를 받아 계약 조건에 따라 보험금을 지급하는 곳은?

① 보건소
② 건강보험심사평가원
③ 시·군·구
④ 장기요양기관
⑤ 국민건강보험공단

해설 장기요양보험사업의 보험자는 국민건강보험공단이다. 보험료를 받아 계약 조건에 따라 보험금을 지급하는 자이다. 노인장기요양보험의 보험자는 국민건강보험공단이다.

02 다음에서 설명하는 문제에 대해 올바른 판단을 하기 위한 요양보호사의 윤리원칙은?

> 신장이식을 기다리는 40세의 남성과 60세의 여성이 있다. 이 두 사람 모두 자신에게 기증될 신장을 기다리고 있다. 그러던 중 하나의 신장이 기증되었는데 이 두 사람 모두에게 의학적으로 이식되기에 적합한 신장이다. 그러면 이 두 사람 중 어느 사람에게 신장이 기증되어야 하는가?

① 선행의 원칙
② 정의의 원칙
③ 선택의 원칙
④ 무해성의 원칙
⑤ 자율성 존중의 원칙

해설 공정함과 공평함에 관련되는 것으로 각자에게 각자의 몫을 돌려준다는 원칙이다.

✔ Answer 01 ⑤ 02 ②

03 장기요양 2등급에 대한 설명으로 옳은 것은?

① 타인의 도움으로 외출이 가능한 자

② 장기요양인정점수가 95점 이상인 자

③ 장기요양인정점수 75점 이상 95점 미만인 자

④ 장기요양인정점수가 55점 이상 75점 미만인 자

⑤ 하루 종일 침대에 누워 움직일 수 없는 와상상태인 자

해설 장기요양 2등급 : 일상생활에서 상당 부분 타인의 도움이 필요한 자로서 장기요양인정점수가 75점 이상 95점 미만인 자

04 요양보호사가 준수하여야 할 요양보호서비스 제공의 원칙은?

① 예기치 못한 사고는 시설장에게 보고하지 않는다.

② 대상자가 요구하면 관장을 실시한다.

③ 대상자의 상태와 관계없이 전적으로 서비스를 제공한다.

④ 대상자와 동거하는 가족의 식사준비도 함께 해준다.

❺ 대상자가 동의한 경우 서비스를 제공하도록 한다.

해설 서비스를 제공하기 전에 대상자에게 충분히 설명한 후, 대상자가 동의한 경우 서비스를 제공하도록 한다. 다만, 대상자가 치매 등으로 인지능력이 없는 경우에는 보호자에게 동의를 구한다.

05 요양보호사가 근무 중 다쳤을 경우 받게 되는 산업재해 보상금에 대한 설명으로 틀린 것은?

① 폐업하여 없어진 경우에도 재요양, 휴업급여, 장해급여 지급에는 지장받지 않는다.

② 보험급여를 받을 권리는 3년간 유효하다.

③ 지급된 보험금은 세금 공제 후 사고 직후 수령할 수 있다.

④ 보험급여는 양도 또는 압류할 수 없어 채권자가 건드릴 수 없다.

⑤ 산재를 당했다는 이유로 해고할 수 없다.

해설 보험급여는 조세 및 기타 공과금 부과가 면제되어 세금을 떼지 않는다.

✓ Answer 03 ③ 04 ⑤ 05 ③

06 다음 사례에 요구되는 시설노인을 위한 윤리강령의 원칙은?

> 박씨 할머니는 외출이나 병원진료가 있는 경우 식사 시간 보다 늦게 시설에 도착하는 경우가 많아 그 때마다 식은 반찬을 드셔야 했다. 식사 시간을 조정하거나, 개인적으로 따뜻한 식사를 할 수 있기를 바라지만, 너무 혼자 유별나게 구는 것 같아 얘기를 꺼내 본 적이 없다고 하신다.

① 존엄한 존재로 대우 받을 권리

② 질 높은 서비스를 받을 권리

③ 가정과 같은 환경에서 생활할 권리

④ 신체적 제한을 받지 않을 권리

⑤ 불평의 표현과 해결을 요구할 권리

해설 불평의 표현과 해결을 요구할 권리
- 노인의 의견이나 불평을 수렴하기 위한 공식적 절차(예 건의함, 운영위원회 등)를 마련하여 시행하여야 한다.
- 노인이나 가족이 제기한 불평을 즉각적으로 해결하기 위한 조치를 취해야 한다.
- 노인이나 가족이 불평을 제기했다는 이유로 노인에게 차별이나 불이익을 주어서는 안 된다.

07 다음과 같은 상황을 알게 되었을 때의 대처 방법으로 옳은 것은?

> 며칠 후 시어머니 생신을 맞아 방문한 작은 아들이 준 용돈을 빌려달라고 하여 다 써버리고 경로연금이 지급된 통장과 도장을 가져가서는 돌려주지 않았다.

① 요양시설로 곧바로 보낸다.

② 경찰서에 신고한다.

③ 대상자의 남편과 상담한다.

④ 다른 자녀에게 알린다.

⑤ 사적인 일이므로 모른채 한다.

해설 요양보호사는 학대받는 노인을 보면 노인보호 전문기관이나 경찰서에 신고해야 한다. 신고하지 않으면 300만원 이하의 과태료를 물게 된다.

✔ Answer 06 ⑤ 07 ②

08 다음 중 언어적 성희롱에 해당하는 것은?

① 음란농담

② 음란출판물 등을 게시하거나 보여주는 행위

③ 함께 영화보러 가자고 꼬시기

④ 신체부위를 고의적으로 노출하거나 만지는 행위

⑤ 안마나 애무를 강요

해설 언어적 성희롱 행위
- 음란한 농담, 음탕하고 상스러운 이야기
- 외모에 대한 성적인 비유나 평가
- 성적 관계를 강요하거나 회유하는 행위
- 성적 사실관계를 묻거나 성적인 정보를 의도적으로 유포하는 행위
- 음란한 내용의 전화통화
- 회식자리 등에서 무리하게 옆에 앉혀 술을 따르도록 강요하는 행위

09 노인 부모가 자녀와 근거리에 살면서 부양을 받는 가족 형태는?

① 노인부양가족　　　　② 수정확대가족

③ 노인가족　　　　④ 노인독거가구

⑤ 노인부부가구

해설 부모와의 동거가 실질적으로 어려워지면서 노인 부모가 근거리에 살면서 자녀의 부양을 받는 수정확대가족이 나타나고 있다. 부모와 따로 살지만, 빈번히 상호작용하면서 각자의 사생활을 지킬 수 있다는 장점이 있다.

10 위암환자가 치료 후 재발 여부를 확인하기 위해 정기검진을 받는 기간은?

① 6개월　　　　② 1년

③ 3년　　　　④ 5년

⑤ 10년

해설 치료 후 5년간은 병원에서 재발 여부를 확인하기 위한 정기검진을 받는다.

✔ Answer　08 ①　09 ②　10 ④

11 다음 보기의 내용은 어떤 질환을 발견하려는 방법인지 고르면?

> • 웃어보세요 : 입모양이 삐뚤어지고 평소와 다를 때
> • 양손을 들어 보세요 : 손을 대칭적으로 못 들어 보일 때
> • 말해보세요 : 침을 흘리거나 말을 제대로 못할 때

① 당뇨병   ② 뇌졸중

③ 심근경색증   ④ 만성신질환

⑤ 빈혈

해설 보기는 뇌졸중을 발견하려는 방법으로 뇌졸중 상황이면 빨리 병원으로 모셔야한다.

12 요통이 있는 경우 가장 먼저 생각할 수 있는 질환은?

① 디스크   ② 골다공증

③ 고관절   ④ 퇴행성 관절염

⑤ 류마티스 관절염

해설 디스크의 경우는 요통과 더불어 하지의 저림증상이 동반되므로 감별할 수 있다.

13 노화로 인한 시각의 변화로 옳지 않은 것은?

① 각막의 민감성은 감소된다.

② 색의 식별능력이 떨어진다.

③ 수정체의 탄력성이 약화된다.

④ 공막에는 갈색점이 생길 수 있다.

⑤ 동공의 지름이 늘어나서 눈부심이 감소된다.

해설 동공의 지름이 줄어들게 되어 60대 노인은 20대보다 1.3 정도 밖에 빛을 받아들이지 못하고 아주 밝은 것을 좋아하게 된다. 노화와 관련된 노인의 시각체계 변화는 눈부심의 증가, 시력저하, 빛 순응의 어려움으로 이들은 백내장, 녹내장 등 안질환의 원인이 된다.

✓ Answer   11 ②   12 ①   13 ⑤

14 급성질환과 만성질환을 구분하는 통상적인 기준일은?

① 15일   ② 30일

③ 60일   ④ 90일

⑤ 120일

해설   종합병원이나 가정에서 30일 이내의 치료가 필요한 것이 급성질환이며 30일 이상인 것을 만성질환이라고 한다.

15 요양대상자의 발톱이 살 안쪽으로 파고들 때의 조치사항으로 옳은 것은?

① 비누를 이용해 발가락 사이를 씻은 뒤 헹군다.

② 파우더를 발라준다.

③ 발톱을 일자로 자른다.

④ 발톱을 둥근 모양으로 자른다.

⑤ 발마사지만 해주면 된다.

해설   손톱깎이를 이용하여 손톱은 둥근 모양으로 발톱은 일자로 자른다.

16 다음 보기의 피부계 질환은?

> • 가려움
> • 저림 또는 작열감을 포함한 발진
> • 피부와 점막에 있는 감각신경말단 부위의 수포, 통증

① 욕창   ② 건조증

③ 대상포진   ④ 소양증

⑤ 미뢰감소

해설   대상포진은 바이러스성 피부질환의 일종으로 수두를 일으키는 바이러스에 의하여 피부와 신경에 염증이 생기는 질환이다. 과거에 수두를 앓았던 사람에서 주로 발생하는데 수두를 앓은 후 이 바이러스는 신경세포에 잠복해 있다가 신체 저항력이 약해지는 경우에 갑자기 증식을 하여 신경과 그 신경이 분포하는 피부에 염증을 나타내게 된다.

✔ Answer   14 ②   15 ③   16 ③

17 다음 중 욕창 증상에 대한 초기 대처 방법으로 옳은 것은?

① 뜨거운 바람으로 건조시킨다.

② 피부를 세게 두드린다.

③ 하루 종일 누워있도록 한다.

④ 대상자가 안정감을 유지하도록 자세를 바꾸지 않는다.

⑤ 약간 미지근한 물수건으로 찜질하고 마른 수건으로 물기를 닦아낸다.

해설 욕창 증상 초기 대처법
- 약간 미지근한 물수건으로 찜질하고 마른 수건으로 물기를 닦아낸다.
- 주위를 나선형을 그리듯 마사지 하고 가볍게 두드린다.
- 미지근한 바람으로 건조시킨다.
- 춥지 않을 때에는 30분 정도 햇볕을 쪼인다.

18 당뇨병 초기증상으로 옳은 것은?

① 물을 적게 마신다. ② 음식을 적게 먹는다.

③ 소변량 증가한다. ④ 체중 증가

⑤ 수포와 가려움증

해설 당뇨병 증상 : 다음증, 다식증, 다뇨증, 다갈증, 체중감소, 흐릿한 시력과 두통, 무기력, 발기부전, 질 분비물 및 질 감염의 증가, 상처 치유 지연, 감각 이상 및 저하, 고혈당, 저혈당(인슐린요법 시 – 땀을 많이 흘리거나 두통, 시야몽롱, 배고픔 등)

19 최근 매사에 관심이 없고 말수가 줄었으며, 식욕이 감소하고 수면양상이 변할 때 의심할 수 있는 질환은?

① 환각 ② 우울증

③ 건망증 ④ 의식장애

⑤ 지남력 장애

해설 우울증 증상 : 우울하고 슬픈 기분, 매사에 관심이 없고 즐거운 것이 없음, 불면 혹은 과도한 수면, 식욕 변화 또는 이로 인한 체중 변화, 불안이나 초조 혹은 무기력, 죄의식이나 절망감 등 부정적 사고, 자살에 대한 반복적 생각 혹은 시도

✔ Answer 17 ⑤ 18 ③ 19 ②

20 치매대상자의 안전한 환경을 유지하는 것으로 옳은 것은?

① 1층보다 조용한 2층이 좋다.

② 자물쇠는 안에서 잠글 수 있게 설치한다.

③ 욕실바닥은 문턱과의 차이를 두고, 항상 물기가 있도록 유지한다.

④ 문의 유리나 거실의 커다란 유리창에 그림을 붙인다.

⑤ 약, 살충제, 성냥, 라이터 등은 대상자가 쉽게 찾을 수 있는 곳에 놔둔다.

해설 유리라는 것을 알 수 있도록 문의 유리부분이나 응접실의 커다란 유리창에는 눈높이에 맞춰 그림 등을 붙여 놓는다.

21 노인의 약물중독 위험이 많은 원인으로 옳은 것은?

① 신장 기능의 저하로 배설능력이 떨어지기 때문이다.

② 심장기능의 저하로 약물에 의존하기 때문이다.

③ 소화기능의 저하로 위산 분비가 많기 때문이다.

④ 호흡기능의 저하 때문이다.

⑤ 급성 질환이 많아 다양한 약물을 요구하기 때문이다.

해설 신장으로 가는 혈류량이 감소되어 순환 혈류 내에 약물 축적을 초래하고 약물중독의 위험을 증가시킨다.

22 겨울철 뇌졸중을 예방하기 위한 안전수칙으로 거리가 먼 것은?

① 실내 운동으로 바꾸는 것이 좋다.

② 운동시간은 새벽보다는 낮 시간을 이용한다.

③ 운동 시 준비운동과 마무리운동을 평소보다 줄인다.

④ 방한복, 모자, 마스크, 목도리 등을 착용해 몸을 따뜻하게 보온한 후 나가도록 한다.

⑤ 장기간 따뜻한 곳에 있다가 갑자기 찬 곳에 나가지 말아야 한다.

해설 운동 시 준비운동과 마무리운동을 평소보다 충분히 한다.

✔ Answer 20 ④ 21 ① 22 ③

23 기침으로 분비물을 배출하지 못하거나 연하를 못하는 경우, 분비물의 축적으로 호흡음 이 있는 대상자에 대하여 관을 통하여 코와 입의 가래나 분비물을 제거하는 것은?

① 환기

② 흡인

③ 관장

④ 비위관

⑤ 유치도뇨관

해설 흡인은 기도의 분비물을 배출하지 못하거나 연하를 못하여 생기는 코와 입의 가래나 분비물을 제거하는 것이다. 흡인은 원칙적으로 의료인이 실시한다.

24 의사소통 시 대상자와 신뢰감을 형성하는 방법으로 옳은 것은?

① 대상자를 형식적으로 대하기

② 대상자의 반응에 효과적으로 반응하기

③ 요양보호사 자기주관대로만 이야기하기

④ 대상자와의 부정적인 인간관계를 형성하기

⑤ 요양보호사로서 자신의 생각과 감정만 표현하기

해설 대상자의 반응에 효과적으로 반응하는 것은 대상자와 신뢰감을 형성하는 의사소통방법이다.

25 노인성 난청 대상자와의 대화방법으로 옳지 않은 것은?

① 천천히 차분하게 말을 알아듣도록 한다.

② 대상자의 의사소통 유형을 미리 숙지한다.

③ 대상자의 눈을 보며 정면에서 이야기한다.

④ 말의 의미를 이해하지 못해도 한 번만 이야기한다.

⑤ 보청기를 착용할 때는 입력은 크게, 출력은 낮게 조절한다.

해설 말의 의미를 이해할 때까지 되풀이하고 이해했는지 확인한다.

Answer 23 ② 24 ② 25 ④

26 시각장애 대상자와의 의사소통방법으로 옳은 것은?

① 측면에서 귓속말로 이야기한다.

② 대상자를 만나면 먼저 말을 건넨다.

③ 의사소통 시 촉각만으로 이해시킨다.

④ 지시대명사를 사용하여 정확하게 설명한다.

⑤ 요양보호사를 중심으로 오른쪽, 왼쪽을 설명한다.

해설 시각장애인 대상자는 먼저 말을 건네야 한다.

27 다음 보기와 같이 의사소통해야 하는 대상자는?

• 어려운 표현을 사용하지 않고 짧은 문장으로 천천히 이야기한다.
• 몸짓, 손짓을 이용해 천천히 상대의 속도에 맞추어 이야기 한다.
• 실물, 그림판, 문자판 등을 이용하여 이해를 돕는다.

① 난청 대상자　　　　　　　② 언어 장애자

③ 시각 장애자　　　　　　　④ 판단력, 이해력 장애자

⑤ 지남력 장애자

해설 판단력, 이해력 장애자는 어떤 일이 발생해도 그 일의 성격을 제대로 이해하지 못하는 것으로 상대방과 대화를 해도 상대방이 말하는 의미를 올바로 이해하지 못한다. 그래서 오해를 불러일으키는 경우도 있다.

28 다음에 설명하는 노인의 여가활동 유형은?

정원 손질, 가족 소풍, 손 자녀 돌보기, 가족과의 대화, 집 수리

① 자기개발활동　　　　　　② 가족중심활동

③ 종교참여활동　　　　　　④ 사교오락활동

⑤ 소일활동

해설 가족중심활동의 예이다.

Answer　26 ②　27 ④　28 ②

29 다음 보기와 같은 의사소통 장애는?

> • 과잉행동장애로서 흔히 어린아이에게 발생하는 장애로 알고 있지만 성인에게도 나타난다.
> • 대부분은 장애인줄 모르고 대인관계나 사회생활에 어려움을 겪다가 충동조절장애나 조울증으로 잘못 진단되는 경우가 많다.

① 주의력 장애   ② 언어 장애

③ 시각 장애   ④ 판단력, 이해력 장애

⑤ 지남력 장애

해설 주의력장애는 주의력결핍 과잉행동장애로서 흔히 어린아이에게 발생하는 장애로 알고 있지만 성인에게도 나타난다. 실제로 우리나라 성인의 2~4% 정도가 주의력결핍 과잉행동장애로 추정된다.

30 요양보호 과정별 기록 중 종결단계에서 기록할 내용으로 옳은 것은?

① 서비스 진행 내용   ② 서비스의 목적과 목표

③ 진행과 효과에 대한 평가   ④ 서비스 효과에 대한 평가

⑤ 서비스를 제공해야 하는 이유

해설 종결단계에서 기록할 내용으로는 추후관리, 서비스 종결사유, 향후 서비스를 위한 계획, 서비스의 효과에 대한 평가 등이다.

31 치매대상자의 배설돕기 시 주의해야 할 사항으로 옳지 않은 것은?

① 야간에는 이동식 변기를 사용한다.

② 화장실의 위치를 알기 쉽게 표시한다.

③ 낮에도 될 수 있으면 기저귀를 착용한다.

④ 옷은 쉽게 벗을 수 있게 고무줄 바지가 좋다.

⑤ 세탁하기 편하고 빨리 마르는 옷감을 선호한다.

해설 낮에는 될 수 있으면 기저귀를 사용하지 않는 것이 좋다. 기저귀는 대상자에게 수치감을 유발하고 실금 여부 사실에 대해 전달하는 노력을 게을리 할 수 있으므로 가능하면 착용을 하지 않도록 한다.

> ✓ Answer   29 ①   30 ④   31 ③

32 다음 보기에서 설명하는 보고 형식은?

> • 정확성을 필요로 할 때
> • 자료를 보존할 필요가 있을 때
> • 정기보고(일일보고, 주간보고, 월간보고)

① 구두보고   ② 서면보고

③ 수시보고   ④ 정기보고

⑤ 전산망 보고

해설 서면보고의 대표적인 것으로 업무보고, 사고보고서 등을 들 수 있다. 서면보고는 정확성, 신속성, 경제성을 갖추어야 한다.

33 다음에서 설명하는 퀴블러 로스의 임종적응단계는?

> • 신체적으로나 심리적으로나 지칠 대로 지친 상태로 죽는다는 사실 자체를 체념과 함께 받아들인다.
> • 이 단계에서 대상자는 '나는 지쳤어'라고 표현할 수도 있다.

① 수용   ② 우울

③ 타협   ④ 분노

⑤ 부정

해설 모든 것을 받아들이는 단계는 수용이다.

34 기도의 만성염증성 질환으로 숨을 내쉴때 쌕쌕거리는 소리가 나는 호흡기 질환은?

① 폐암   ② 천식

③ 기관지염   ④ 폐렴

⑤ 폐결핵

해설 천식은 기도의 만성 염증성 질환인 상태, 약한 자극에도 기관지 벽이 부풀어 오르는 부종과 근육이 수축해서 기도가 좁아지는 상태, 그리고 여러 가지 자극에 대해 기도가 과민반응을 보이는 상태를 말한다.

✔ Answer   32 ②   33 ①   34 ②

35 치매대상자의 위생관리 시 목욕돕기방법으로 옳지 않은 것은?

① 욕조 내에 적당량의 물을 받아둔다.

② 피부가 접혀지는 부위를 잘 씻었는지 조사한다.

③ 목욕을 한 후에는 물기를 잘 닦아주고 건조시킨다.

④ 물에 대한 거부반응 시 물을 떠서 장난을 하게 해준다.

⑤ 운동실조증이 있는 대상자는 목욕보다 샤워로 하는 것이 안전하다.

해설 운동실조증이 있는 치매대상자는 넘어져 다칠 수가 있기 때문에 샤워보다는 욕조에서 목욕하는 것이 안전하다.

✔ Answer　35 ⑤

01 폐결핵에 대한 설명으로 옳지 않은 것은?

① 2주 이상의 기침과 흉통이 있다.

② 결핵 약제를 일주일 정도만 복용하면 완치가 된다.

③ 오후에 고열이 있다가 늦은 밤에 열이 내리는 증상이 반복된다.

④ 객담검사를 주기적으로 한다.

⑤ 호흡 곤란과 흉막염 등의 합병증이 있다.

> **해설** 항결핵제는 여러 가지이고, 약의 양이 많고, 복용기간이 비교적 길다. 처방된 항결핵제는 자의로 중단하거나 줄여서 먹으면 안 된다. 처방된 기간에 충실하게 약을 복용하는 것이 결핵 완치의 유일한 방법이다.

02 경구 영양 돕기의 주의사항으로 옳은 것은?

① 충분히 씹어 먹을 수 있는 양을 입에 넣어 주고, 완전히 삼켰는지를 확인하고 다시 넣어 준다.

② 대상자가 삼키기 쉽도록 하려면 고형물질을 먼저 제공하고, 나중에 된장국이나 수프 등을 제공한다.

③ 대상자가 식욕이 없는 경우에도 억지로 먹인다.

④ 음식을 씹고 있는 도중 대상자가 대답을 해야 하는 질문을 자주 한다.

⑤ 의치가 있으면 참깨, 겨자씨 등은 절대로 금한다.

> **해설** 대상자가 충분히 삼킬 수 있을 정도의 양을 입에 넣어주며, 완전히 삼켰는지 확인한 다음에 음식을 입에 넣어 준다.

✔ Answer 01 ② 02 ①

03 조리하는 방법과 설명이 옳지 않은 것은?

① 삶기 – 육류는 오래 삶으면 부드러워지고 먹기 좋다.

② 찜 – 처음에는 센 불에 가열하다가 약한 불로 옮긴다.

③ 무침 – 식욕을 돋우기 위해서 식초와 소스로 무침을 한다.

④ 굽기 – 수분 유지를 위해 오래 굽지 않고 적당히 굽는다.

⑤ 볶기 – 기름을 많이 사용하여 야채가 가지고 있는 색을 유지한다.

해설 기름을 많이 사용하면 야채가 가지고 있는 색이 유지되지 않는다.

04 당뇨병을 가진 대상자의 식사원칙은?

① 먹고 싶은 시간에 드시도록 한다.

② 허용되는 식품을 다양하게 선택한다.

③ 잘 먹는 음식은 많이 드실 수 있도록 한다.

④ 입맛이 없으므로 먹고 싶은 음식만 먹게 한다.

⑤ 식욕을 돋우기 위해 식사 전 약주를 한잔씩 한다.

해설 당뇨병 대상자의 식사는 알맞게, 제때 골고루 하는 것이 원칙이며 편식을 피해야 한다.

05 가루약 복용방법으로 올바른 것은?

① 우유에 섞어 같이 먹게 한다.

② 숟가락에 물과 가루약을 녹여서 먹게 한다

③ 물을 먼저 먹게 한 후 가루약을 입어 넣어준다.

④ 먹기 한 두 시간 전에 미리 물에 녹여 준비한다.

⑤ 물에 희석되지 않도록 물은 많이 먹지 않는다.

해설 가루약은 숟가락을 사용하여 약간의 물에 녹인 후 투약하거나, 바늘을 제거한 주사기를 이용하여 녹인 가루약을 흡인하여 입 안으로 조금씩 주입한다.

✔ Answer 03 ⑤ 04 ② 05 ②

06 노인 대상자에게 귀약을 점적할 때의 방법으로 옳지 않은 것은?

① 이개를 후상방으로 잡아당겨 점적한다.

② 점적한 귀가 위쪽으로 오도록 누워 있는다.

③ 치료할 귀를 위쪽으로 하여 귀약을 투여한다.

④ 차게 보관한 약물은 차가운 상태로 점적한다.

⑤ 귀약 투여에 편안한 자세를 취하도록 도와준다.

해설 차가운 약물이 귀에 들어갈 경우 두통과 어지러움을 유발할 수 있다.

07 대상자가 기저귀 안으로 손을 자주 넣을 경우 대처방안으로 옳지 않은 것은?

① 무조건 손을 넣지 못하게 한다.

② 화장실에 규칙적으로 데리고 간다.

③ 손을 자주 씻겨 청결을 유지한다.

④ 음부에 피부 이상이 없는지 확인한다.

⑤ 긁혀서 상처가 나지 않도록 손톱을 항상 짧게 한다.

해설 습관적으로 손을 넣는 경우에는 수용적인 태도를 취한다.

08 변비로 고생하는 대상자가 관장을 해달라고 할 때 요양보호사의 대처방안으로 옳은 것은?

① 보호자에게 이야기 한다.

② 약국에서 변비약을 사서 먹게 한다.

③ 대상자가 원하는 대로 관장을 실시한다.

④ 의료행위에 해당하므로 의료진과 상의한다.

⑤ 배변시간과는 상관없이 화장실에 앉아 있도록 한다.

해설 대처방안
- 대처1 : 의료행위에 해당하므로 의료진과 상의한다.
- 대처2 : 좋은 배변습관을 들이도록 한다.
- 대처3 : 배변이 원활하도록 복부 마사지를 한다.

Answer 06④ 07① 08④

09 편마비 대상자를 이동식 좌변기로 돕기에 옳지 않은 것은?

① 배설이 어려울 때는 미지근한 물을 항문이나 요도에 끼얹어 변의를 자극한다.

② 침대를 변기보다 높게 한다.

③ 이동변기는 매번 깨끗이 씻어 배설물이 남아 있거나 냄새가 나지 않도록 한다.

④ 안전을 위해 변기 밑에 미끄럼방지 매트를 깔아 준다.

⑤ 편마비의 경우 이동변기는 건강한 쪽으로 30~45° 각도로 놓는다.

해설 침대와 이동식 좌변기의 높이가 같도록 맞춘다.

10 기저귀를 차고 있는 대상자가 용변 후 처리를 거부할 때의 대처방안으로 옳지 않은 것은?

① 단호하게 "기저귀 갑시다"라고 말한다.

② 통증, 발진, 욕창, 관절 상태 등을 관찰한다.

③ 부끄러워하지 않도록 "개운할 거예요"라고 말한다.

④ 거부하는 이유를 파악하여 신뢰감을 가질 수 있도록 한다.

⑤ "더러워졌으니까 깨끗하게 합시다" 등의 긍정적 표현을 한다.

해설 단호한 표현은 자제해야 한다.

11 치매대상자의 배설을 돕기 위한 방법으로 옳은 것은?

① 수분 섭취량은 적당량을 유지한다.

② 식사 전 화장실을 가는 것은 제한한다.

③ 배뇨곤란 시 야간에 수분섭취를 충분히 한다.

④ 외출 전 화장실을 가는 습관은 고치도록 한다.

⑤ 모든 뒤처리는 요양보호사가 책임지고 처리한다.

해설 하루 섭취량은 적절히 먹도록 하되, 수분 섭취량은 적당량을 유지한다.

✔ Answer　09 ②　10 ①　11 ①

12 요양보호사가 유치도뇨관 사용 돕기를 할 때 주의사항으로 옳지 않은 것은?

① 소변이 담긴 주머니를 방광 위치보다 높게 두지 않는다.

② 유치도뇨관을 통한 소변 배설이 원활하도록 하고 감염되지 않도록 돕는다.

③ 소변량과 색깔을 매 2~3시간마다 확인한다.

④ 유치도뇨관이 심하게 당겨지지 않도록 주의한다.

⑤ 특별한 지시가 없는 한 수분섭취를 제한한다.

해설 금기 사항이 없는 한 수분섭취를 권장한다.

13 요양대상자의 입안 닦아내기 방법으로 옳은 것은?

① 윗니를 닦은 거즈로 아랫니도 함께 닦는다.

② 똑바로 누운 자세일 때는 상반신을 낮춰준다.

③ 연하장애가 있는 대상자에게는 실시하지 않는다.

④ 의식이 없는 대상자에게는 실시하지 않는다.

⑤ 잇몸, 입천장, 혀 등이 헐지 않았는지 관찰한다.

해설 입안을 닦아내는 동안 치료를 받아야 하는 치아는 없는지, 잇몸, 입천장, 혀, 볼 안쪽 등이 헐지는 않았
는지 세심하게 관찰하도록 하고 이상이 있을 시 간호사 등에게 보고한다.

14 치매대상자의 구강위생을 돕는 방법으로 옳지 않은 것은?

① 거울을 보고 칫솔질을 하게 하거나, 옆에서 한 동작씩 보여준다.

② 의치는 변형이 되지 않도록 휴지에 싸서 잘 보이는 곳에 보관한다.

③ 의치는 치매대상자가 가장 협조할 수 있는 시간을 택해 닦아준다.

④ 치아가 없는 대상자는 식후에 차를 제공해서 입안을 깨끗이 해준다.

⑤ 양치한 물을 뱉지 않으면 입에 칫솔을 넣고 말을 걸어 뱉어지게 한다.

해설 의치는 변형이 되지 않도록 전용으로 사용하는 그릇에 물을 넣고 담가둔다.

✔Answer 12 ⑤ 13 ⑤ 14 ②

15 침상 목욕돕기에서 머리감기로 옳은 것은?

① 머리는 자연건조 시킨다.

② 머리두피 마사지는 손톱으로 한다.

③ 뒷머리는 머리를 좌우로 돌려서 헹군다.

④ 목욕을 할 때는 창문을 열고 18˚~20˚ 정도로 유지한다.

⑤ 머리 감을 때는 찬물로, 헹굴 때는 따뜻한 물로 감는다.

해설 문과 창문을 닫고 실내온도를 22~24℃ 정도로 유지한다. 뒷머리는 머리를 목을 좌우로 돌리면서 헹구거나 패드 밑에 수건을 넣어 물 빠짐을 조절하여 헹구어도 좋다.

16 비위관 사용방법으로 옳은 것은?

① 영양주머니는 하루에 한번 깨끗이 씻어서 말린다.

② 비위관이 빠졌을 경우 비위관을 밀어 넣는다.

③ 의식이 없는 대상자일 경우에도 시작과 끝을 알린다.

④ 토하거나 청색증이 나타나면 비위관을 뺀다.

⑤ 영양주입 후 30분간 뉘어서 쉬게 한다.

해설 대상자의 의식이 없더라도 식사를 시작할 때와 마칠 때 반드시 대상자에게 이야기한다. 의식이 없는 대상자도 청각기능이 남아 있어 들을 수 있기 때문이다.

17 대상자의 집에서 설거지 할 때의 순서로 옳은 것은?

✔ Answer 15 ③ 16 ③ 17 ①

해설 유리컵 → 수저류 → 기름기가 적은 밥 그릇, 국 그릇 → 반찬 그릇 → 기름 두른 후라이팬 등의 순서로 설거지한다.

18 왼쪽 편마비 환자가 지팡이를 짚고 평지를 이동할 때 순서로 옳은 것은?

① 지팡이 – 오른쪽 발 – 왼쪽 발

② 지팡이 – 왼쪽 발 – 오른쪽 발

③ 왼쪽발 – 지팡이 – 오른쪽 발

④ 오른쪽 발 – 지팡이 – 왼쪽 발

⑤ 왼쪽발 – 오른쪽발 – 지팡이

해설 지팡이 보행
- 평지를 이동하거나 계단을 내려갈 때 : 지팡이 → 마비된 다리 → 건강한 다리
- 계단을 오를 때 : 지팡이 → 건강한 다리 → 마비된 다리

19 편마비 대상자를 옆으로 뉘이는 순서로 옳은 것은?

(가)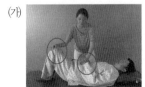

(나)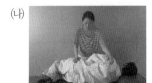

(다)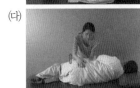

(라)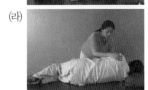

① (가) – (나) – (다) – (라)　　② (나) – (다) – (라) – (가)

③ (다) – (나) – (라) – (가)　　④ (라) – (가) – (나) – (다)

⑤ (다) – (나) – (가) – (라)

해설 무릎을 세우고 팔을 가슴 위에 놓기 → 엉덩이와 어깨를 지지하여 돌려눕히기 → 엉덩이를 뒤로 이동시키기 → 아래쪽 어깨를 살짝 뒤로 움직이기

✔ Answer　18 ②　19 ①

20 편마비 환가가 치아착색을 호소할 때 어떻게 식사 도움을 해야 하는가?

① 천천히 먹인다.
② 빨대컵을 사용한다.
③ 유리컵에 마시게 한다.
④ 찬물을 먹인다.
⑤ 숟가락으로 먹인다.

해설 컵을 사용하는 것이 어려울 경우 빨대 달린 컵을 사용하도록 한다.

21 요양보호 대상자의 통목욕 시 돕는 방법으로 옳은 것은?

① 실내 온도를 18°~22°로 맞춘다.
② 발, 다리, 팔, 몸통, 회음부 순서로 닦는다.
③ 편마비 대상자에게 불편한 손으로 보조도구를 잡을 수 있게 한다.
④ 욕조안에 있는 시간은 20분 정도로 한다.
⑤ 머리도 욕조안에서 감을 수 있도록 한다.

해설 대상자를 목욕의자에 앉도록 한 후 발끝에 물을 묻혀 미리 온도를 느껴보도록 한 후 다리, 팔, 몸통의 순서로 물로 헹구고 회음부를 닦아낸다.

22 다음 중 제세동기 사용 방법으로 올바른 것은?

① 패드1은 왼쪽 쇄골 바로 아래에, 패드2는 오른쪽 젖꼭지 아래 중간 겨드랑이 선에 부착한다.
② 전기로 진행되므로 가슴압박은 하지 않는다.
③ 버튼을 누르기 전 다른 사람이 대상자에게서 떨어져 있는지 확인한다.
④ 전문 의료진이 사용해야 한다.
⑤ 가슴압박과 인공호흡 비율을 30:1로 진행한다.

해설 제세동 버튼을 누르기 전에는 반드시 다른 사람이 대상자에게서 떨어져 있는지 다시 한 번 확인한다.

Answer 20 ② 21 ② 22 ③

23 노인의 소화기계 변화에 대한 설명으로 옳지 않은 것은?

① 미각의 둔화　　　　　　　　② 간 기능의 감소

③ 소화능력의 저하　　　　　　④ 당뇨병 발생의 용이함

⑤ 항문 괄약근의 긴장도 증가

해설 직장벽의 탄력성이 감소되고 항문 괄약근의 긴장도가 감소되어 변실금이 발생할 수 있다.

24 골절 환자에 대한 응급처치 시 올바른 대처방법이 아닌 것은?

① 대상자를 안정시킨다.

② 대상자를 따뜻하게 한다.

③ 대상자를 움직이게 해서는 안 된다.

④ 튀어나온 뼈는 직접 압박해야 한다.

⑤ 상처 부위가 부어 있을 경우 냉찜질을 한다.

해설 튀어나온 뼈는 직접 압박하지 않는다. 개방된 상처가 있거나 출혈이 있는 경우 멸균 거즈를 이용하여
지혈한다.

25 다음 중 대상자의 상태에 따른 식이 방법으로 틀린 것은?

① 고혈압 관리를 위해 염분 섭취를 제안한다.

② 당뇨가 있는 대상자의 설탕섭취를 줄인다.

③ 동백경화일 경우 지방섭취를 줄인다.

④ 만성신부전증일 경우 나트륨 섭취를 제한한다.

⑤ 콜레스테롤을 위해 콩과 유제품을 제한한다.

해설 저콜레스테롤 식이를 위해 육류보다는 곡류, 콩, 과일, 야채 등 고섬유질 음식을 섭취한다.

✓ Answer　23 ⑤　24 ④　25 ⑤

26 흡인 후 물품 관리 방법으로 옳은 것은?

① 일주일 한번 깨끗이 닦는다.

② 카테터는 소독약을 묻혀 비벼 씻는다.

③ 카테터를 15분 삶는다.

④ 건조할 때는 드라이기를 사용하여 말려 쓴다.

⑤ 사용한 물품은 모두 소독하여 보관한다.

해설 전용 냄비에 소독할 컵과 카테터를 넣고 충분히 잠길 정도의 물을 붓고 15~20분 이상 끓여서 소독한다.

27 대상자에게 옴 발생시 관리 방법으로 옳은 것은?

① 병원에 가지 않고 깨끗이 씻어 관리한다.

② 가려운 증상이 심한 밤에만 치료용 연고를 바른다.

③ 침구와 내의를 삶아서 말린다.

④ 요양보호사는 병원에서 치료 받지 않아도 된다.

⑤ 사람에게서 옮기 때문에 대상자의 침구와 옷 등은 접촉해도 괜찮다.

해설 개인위생을 철저하게 하고 내의 및 침구류를 삶아서 빨거나 다림질한다. 의류 및 침구류를 소독한다.

28 만성기관지염 환자에 대한 예방 방법은?

① 차가운 공기로 환기시킨다.

② 심호흡과 기침을 하여 기관지 내 가래 배출을 용이하게 한다.

③ 공기 정화를 위해 방향제를 뿌린다.

④ 습기가 많은 기후에 노출시킨다

⑤ 밤에는 환기를 하지 않는다.

해설 심호흡과 기침을 하여 기관지 내 가래 배출을 용이하게 한다. 처방받은 거담제와 기관지 확장제를 사용하여 가래를 묽게 하고 좁아진 기도를 넓혀 준다.

✔ Answer 26 ③ 27 ③ 28 ②

29 왼쪽팔에 정맥주사를 맞고 있을 때 통증을 호소할 경우의 대처 방법으로 옳은 것은?

① 주사를 뺀다.

② 조절기를 잠근다.

③ 수액병을 대상자의 심장보다 낮게 둔다.

④ 냉찜질을 한다.

⑤ 간호사를 데리러 간다.

해설 정맥주입 속도가 일정하게 유지되는지 수시로 확인한다. 주사부위의 붉게 되거나, 붓거나, 통증이 있는 경우 조절기를 잠근 후, 즉시 간호사 등에게 보고한다.

30 심폐소생술을 시행할 경우 심장 압박을 하는 이유는?

① 혈액순환을 돕기 위해서   ② 심장에 자극을 주기 위해서

③ 의식을 깨우기 위해   ④ 뇌에 산소공급을 위하여

⑤ 목에 낀 이물질을 제거하기 위하여

해설 심폐소생술은 갑작스런 심장마비, 질식, 사고로 인하여 폐와 심장의 활동이 멈추게 되는 경우 인공적으로 호흡과 혈액순환을 유지함으로써 심장, 뇌와 주요 장기에 산소를 공급하여 대상자의 생명을 구하는 데 그 목적이 있다.

31 치매 대상자가 흥분을 하고 있을 경우의 대처 방법은?

① 조명을 어둡게 한다.   ② 관심을 다른 곳으로 돌린다.

③ 밖으로 데리고 나간다.   ④ 텔레비전을 틀어준다.

⑤ 관심을 두지 않는다.

해설 흥분을 하고 있을 경우 관심을 다른 곳으로 돌리는 방법

• 크게 손뼉을 쳐서 관심을 바꾸는 소음을 내기

• 치매 대상자가 좋아하는 음식을 제공

• 좋아하는 노래를 함께 부르기

✓ Answer   29 ②   30 ④   31 ②

32 우울증과 치매의 비교 중 맞는 것은?

	우울증	치매
①	서서히 진행	갑자기 진행
②	이전의 정신과 병력 없음	이전의 정신과 병력 있음
③	모른다고 대답하는 경우가 많음	근사치의 대답을 함
④	일관된 인지기능의 저하	인지기능의 저하가 굴곡이 심함
⑤	단기기억의 저하	장기기억의 저하

해설 우울증과 치매의 비교

우울증	치매
급격한 발병	점진적 발병
이전의 정신과적 병력	이전의 병력 없음
"모른다"고 대답하는 경우가 많음	근사치의 대답을 함
인지기능의 저하가 굴곡이 심함	일관된 인지기능의 저하
단기 기억과 장기 기억이 동등하게 저하됨	단기기억이 심하게 저하됨

33 대소변을 전혀 가리지 못하거나 배설욕구를 못느끼는 경우의 대상자에게 자주 기저귀를 해주면 안되는 이유는?

① 기저귀 의존도를 낮추기 위해서 ② 재정적으로 지출이 많아지므로
③ 가족들이 싫어 하므로 ④ 피부손상과 욕창이 잘 생기므로
⑤ 대상자의 프라이버시 유지를 위해

해설 기저귀를 쓰게 되면 대상자가 기저귀에 의존하게 되어 스스로 배설하던 경향이 사라지고 치매증상 및 와상 상태가 더욱 심해질 수 있다.

34 다음 중 휠체어의 이동경로 중 맞는 것은?

① 오르막길 - 지그재그 ② 문턱 - 뒷바퀴 들고
③ 내리막길 - 앞바퀴 들고 ④ 울퉁불퉁 - 뒷바퀴 들고
⑤ 오르막길 - 뒤로

✔ Answer 32 ③ 33 ① 34 ①

해설 오르막길을 올라갈 때
- 가급적 자세를 낮추고 다리에 힘을 주어 밀고 올라간다.
- 대상자의 체중이 무겁거나 경사도가 높은 경우 지그재그로 밀고 올라가는 것도 방법이 될 수 있다.

35 오른쪽 편마비 대상자가 휠체어로 이동하려고 한다. 아래의 주어진 상황에서의 안전한 이동법은?

① 휠체어에서 침대로 이동시

② 바닥에서 휠체어로 이동시

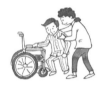

③ 휠체어에서 바닥으로 이동시

④ 휠체어에서 침대로 이동시

⑤ 침대에서 휠체어로 이동시

36 임종 직전에 나타나는 신체변화로 옳은 것은?

① 움직임이 많아진다.　② 심장이 뛰지 않는다.

③ 체온이 점차적으로 올라간다.　④ 신체가 굳어지면서 경직된다.

⑤ 맥박이 약해지고 혈압이 떨어진다.

해설 활력징후 증상이 떨어지는 것이 임종 직전에 나타난다.

✓ Answer 35 ④　36 ⑤

37 중이염 환자에게 귀약을 투약할 때 귓바퀴를 당기는 방향으로 맞는 것은?

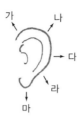

① 가

② 나

③ 다

④ 라

⑤ 마

해설 외이도가 곧게 펴지도록 귓바퀴를 위쪽 뒤쪽으로 잡아당긴다.

38 시설 대상자의 식사시 바른 자세로 옳은 것은?

① 식탁의 높이는 대상자가 의자에 앉았을 때 허리높이로 맞춘다.

② 의자는 발바닥 앞부분이 바닥에 닿게 한다.

③ 식탁의 높이를 가슴높이와 같게 한다.

④ 식탁 안쪽 깊숙이 의자를 당겨 앉는다.

⑤ 의자는 팔 받침, 등받이가 없는 것이 좋다

해설 식탁의 높이는 대상자가 의자에 앉았을 때 식탁의 윗부분이 대상자의 배꼽 높이에 오는 것이 가장 좋다. 의자에 앉을 때는 안쪽 깊숙이 앉게 한다.

39 변비의 설명으로 옳지 않은 것은?

① 변의 딱딱한 정도가 아주 심하다.

② 변을 보는데 많은 시간이 걸린다.

③ 2일에 한 번씩 보며 변의 굳기가 정상이다.

④ 변을 볼 때 힘이 들고 변의 굳기가 딱딱하다.

⑤ 배변 후에도 변이 남아 있는 느낌이 3개월 이상 지속된다.

✔ Answer 37 ② 38 ④ 39 ③

해설 변비란 변을 보는 횟수가 일주일에 2~3회 이하인 경우, 변을 볼 때 힘이 들고 변의 딱딱한 정도가 아주 심한 경우, 변을 보는데 많은 시간이 필요한 경우, 배변 후에도 대장에 변이 남아 있는 듯한 느낌(잔변감)이 3개월 이상 지속되는 것을 의미한다.

40 68세 된 여자로 최근 심한 스트레스로 인한 잦은 속쓰림과 식사 후 소화가 잘 안 되며 수면 중 새벽 1~2시에 윗배가 불편해서 자주 깬다고 한다. 이때 요양보호사로서 할 수 있는 조언은?

① 우선 식사를 규칙적으로 하도록 한다.

② 속이 덜 쓰리도록 우유를 마시게 한다.

③ 즉시 병원을 방문하여 검진받도록 한다.

④ 약국에서 제산제를 사서 복용하도록 한다.

⑤ 속이 덜 쓰리도록 물을 많이 마시도록 한다.

해설 위궤양의 증상으로 지체 없이 병원을 방문하여 외과적 치료를 받아야 한다. 특히 위출혈, 천공, 협착 등은 외과적 전문치료가 필요한 경우이다.

41 치매대상자의 의심·망상·환각증상에 따른 요양보호사의 대처방법이 아닌 것은?

① 치매대상자가 좋아하는 노래를 함께 부른다.

② 치매대상자가 망상이 심한 경우 격리시킨다.

③ 잃어버린 물건에 대한 의심을 부정하거나 설득하지 않는다.

④ 물건의 분실을 의심하는 경우 같은 물건을 준비해 안심시킨다.

⑤ 도둑망상으로 방안에 있기를 고집하면 위험하지 않는 한 허용한다.

해설 망상이 심한 경우 의료인에게 알린다.

✔ Answer 40 ③ 41 ②

42 치매대상자의 편안한 수면상태를 위한 대처방법이 아닌 것은?

① 옥외활동을 통해 운동하도록 돕는다.

② 낮 시간 동안 활동을 하도록 격려한다.

③ 소음을 없애고 적당한 실내온도를 유지한다.

④ 옥외활동을 통해 신선한 공기를 맡도록 한다.

⑤ 오후에 카페인이나 알코올이 든 음료를 제공한다.

해설 오후와 저녁에는 카페인이나 알코올이 든 음료를 주지 않도록 한다.

43 치매대상자의 부엌 안전을 위한 환경관리로 옳지 않은 것은?

① 가스선은 밖에서 잠가둔다.

② 위험한 물건은 잘 보이는 곳에 둔다.

③ 깨지기 쉬운 물건은 캐비닛에 넣고 자물쇠로 채워둔다.

④ 음식물 쓰레기는 꺼내 먹을 수 있기 때문에 두지 않는다.

⑤ 냉장고에 부착하는 과일모양의 자석은 먹을 수 있으므로 치운다.

해설 깨지지 쉬운 물건, 위험한 물건은 캐비닛에 넣고 자물쇠로 채워둔다.

44 치매대상자의 욕실관리 시 유의해야 할 사항으로 옳지 않은 것은?

① 난간이나 손잡이를 목욕탕에 설치해둔다.

② 온수가 나오는 수도꼭지를 빨간색으로 표시한다.

③ 바닥은 문턱과 차이를 없애고 미끄러지지 않도록 한다.

④ 미끄럼 방지를 위한 매트를 욕조와 샤워 장소에 설치한다.

⑤ 뜨거운 것을 잘 느끼지 못하므로 온수기의 온도를 높인다.

해설 치매대상자는 뜨거운 것을 잘 느끼지 못하므로 온수기의 온도를 낮춘다.

✅ Answer   42 ⑤   43 ②   44 ⑤

45 치매대상자에게 옷을 입힐 때 주의사항으로 옳은 것은?

① 몸에 꼭 끼는 옷을 제공한다.

② 옷은 요양보호사가 무조건 입혀준다.

③ 대상자의 안전을 위해 앉아서 입도록 한다.

④ 대상자가 평소에 입지 않는 옷을 제공한다.

⑤ 색깔이 요란하고 장식이 있는 옷을 선택한다.

해설 치매대상자의 안전을 위해 옆에서 지켜보고, 앉아서 입도록 한다.

적중 TOP 요양보호사 실전평가 문제집
실전평가문제 필기 제3회

01 다음 중 장기요양 대상자로 옳지 않은 것은?

① 65세 이상 장기요양 2등급 노인

② 위암으로 수술이 필요한 68세 노인

③ 치매 질환을 앓고 있는 장기요양 3등급 80세 노인

④ 노인성 질환으로 장기요양 1등급을 받은 52세 노인

⑤ 중풍으로 와상상태에 있는 장기요양 1등급 70세 노인

해설 65세 이상 노인 혹은 65세 미만의 노화 및 치매 등 노인성 질환 등이 대상자이므로 위암으로 수술이
필요한 68세 노인은 대상자가 아니다.

02 다음은 장기요양 등급을 받기위한 절차이다. (   )에 들어갈 내용으로 옳은 것은?

> 방문조사 → 조사표 입력에 따른 1차 판정 → 의사소견서 제출 예외자 통보 →
> (   ) → 최종판정(등급판정 위원회)

① 조사 결과서   ② 건강 검진

③ 판정 결과서 통보   ④ 의사 소견서 제출

⑤ 서비스 게시

해설 장기요양인정절차 : 신청 → 방문조사 → 조사표 입력에 따른 1차 판정 → 의사소견서 제출예외자 통보
→ 의사소견서 제출 → 등급판정위원회 개최 → 등급판정

✓ Answer 01 ② 02 ④

03 요양 보호사가 제공하는 일상생활 지원 표준서비스 내용으로 옳은 것은?

① 화단 정리   ② 세면 돕기

③ 청소 및 주변 정리   ④ 말벗 및 정서교감

⑤ 외출시 동행

해설 일상생활 지원은 신체활동을 지원하는데 필요한 조건이나 수단을 마련하기 위한 간접적인 서비스 활동이다.

04 대상자가 화단을 정리하는데 요양보호사가 좋은 방법 같다며 칭찬하며 격려해 주었다. 이 사례에 해당되는 요양보호사의 역할과 같은 역할은?

① 대상자가 불편한 곳이 없는지 살핀다.

② 화단정리는 요양보호사 업무에 해당되지 않음을 알려 준다.

③ 화단정리에 필요한 정보를 알려준다.

④ 화단정리가 정신적, 신체적, 심리적 안정에 크게 도움이 됨을 알려준다.

⑤ 대상자가 능력을 최대한 발휘하도록 지지한다.

해설 동기 유발자 역할 : 신체활동지원서비스나 일상생활지원서비스 등을 제공하는 것에 그치지 않고 대상자가 능력을 최대한 발휘하도록 동기를 유발하며 지지한다.

05 시설 생활 노인권리보호를 위한 윤리강령 중 다음 보기가 속하는 것은?

> 박씨 할아버지는 와상상태로 거동이 매우 불편하다. 박씨 할아버지의 유일한 낙은 자녀들과 얘기를 나누는 일이다. 그러나 휴대전화가 없고 방에는 별도의 전화가 설치되어 있지 않다. 그렇기 때문에 자녀들이 방문했을 때 만 얘기를 나눌 수 있고 평소에는 늘 외롭게 지내고 있다.

① 질높은 서비스를 받을권리   ② 통신의 자유에 대한 권리

③ 사생활 비밀 보장에 대한 권리   ④ 불평의 표현과 해결을 요구할 권리

⑤ 정보 접근과 자기결정권

✔ Answer   03③   04⑤   05②

해설 통신의 자유에 대한 권리 : 노인은 자유롭게 전화를 이용하고, 우편물을 발송할 수 있어야 하며 노인의 우편물을 개봉하지 않는 등 개인적 통신의 권리를 최대한 보장 하여야 한다.

06 다음 보기에 해당하는 노인 학대 유형은?

> 김씨 할머니는 거동이 불편한 노인이다. 요양보호사가 방문해서 보니 할머니가 몸이 아파 힘들어 하였다. 할머니께 할아버지도 이 사실을 아시냐고 물었으나, "내가 아픈 것에는 관심도 없고, 병원에도 데려가지 않고 경로당에만 가?"라고 한다.

① 신체적 학대   ② 언어 · 정서적 학대
③ 재정적 학대   ④ 방임
⑤ 유기

해설 방임 : 부양 의무자로서의 책임이나 의무를 의도적 혹은 비의도적으로 거부, 불이행 혹은 포기하여 노인에게 의식주 및 의료를 적절하게 제공하지 않는 것을 말한다.

07 요양보호사가 근무 중 허리가 아파 병원에서 물리치료를 받았다. 지속적인 치료가 필요해 산재 처리를 해야 하는 경우의 내용으로 옳은 것은?

① 치료비는 사업주가 지불한다.
② 보험급여는 소득세를 떼로 준다.
③ 보험급여를 받을 권리는 3년간 유효하다.
④ 보험급여는 양도할 수 있다.
⑤ 사업장이 부도, 폐업하면 받을수 없다.

해설 보험급여를 받을 권리는 3년간 유효하며 퇴직 여부와 상관없이 받을 수 있다.

✔ Answer   06 ④   07 ③

08 죽을 날이 임박한 대상자가 자신의 딸이 결혼할 때까지만 살았으면 좋겠다고 할 경우의 임종 적응 단계는?

① 부정 ② 분노
③ 타협 ④ 우울
⑤ 수용

해설 현실과 협상하려고 하는 것은 타협 반응이다.

09 대상자가 농사를 짓는 것을 좋아하여 요양보호사가 집 주변에 상추를 심어 가꿔 보는게 어떻냐고 제안했을 경우의 여가 활동 유형은?

① 자기계발 활동 ② 가족중심 활동
③ 사교오락 활동 ④ 운동 활동
⑤ 소일 활동

해설 소일 활동 : 텃밭 야채 가꾸기, 식물가꾸기, 신문 보기, 텔레비전 시청, 산책, 종이접기, 퍼즐놀이

10 다음 중 업무보고를 하는 이유로 옳은 것은?

① 타 전문직과의 협조 및 의사소통을 원활하게 할 수 있다.
② 요양보호사의 업무를 돋보이게 한다.
③ 사고나 문제가 발생했을 때 개인이 대처하기 어렵게 만든다.
④ 사고 경위를 신속하게 처리하여 기관과 개인의 피해를 극대화한다.
⑤ 대상자의 가족과의 관계가 복잡해진다.

해설 요양보호 현장 중 특히 시설은 요양보호사뿐만 아니라 사회복지사, 간호사, 물리치료사, 영양사 등 다른 분야의 전문가와 함께 팀을 구성하여 업무를 수행하는 공간이다. 적절한 업무보고는 전문적인 업무협조 체제를 가능하게 하고 의사소통도 원활하게 해 준다.

✅ Answer 08 ③ 09 ⑤ 10 ①

11 요양보호사가 보고서 작성시 기록의 원칙으로 옳은 것은?

① 주관적인 의견을 기록한다.

② 보고 내용을 중복하지 않는다.

③ 일을 한꺼번에 모아서 기록한다.

④ 즉시 보고하지 않고 하루 지나 보고한다.

⑤ 있었던 일 그대로 장황하고 우회적인 표현으로 작성한다.

해설 기록 및 보고 시 필요한 사항을 빠뜨리거나 중복되거나 주관적인 판단이 들어가면 안 된다.

12 언어적 의사소통에 해당하는 것은?

① 몸짓   ② 눈짓

③ 말하기   ④ 손짓

⑤ 눈물

해설 언어적 의사소통은 말하기, 글, 이메일, 편지 등이 있다.

13 대상자가 옷이 젖어 있는데도 옷을 벗지 않으려고 할 때 나—전달법으로 바른 것은?

① 옷이 젖으면 벗으셔야 해요.

② 옷이 젖어 감기 걸릴까 염려 되네요.

③ 당장 벗으세요.

④ 새옷으로 갈아 입혀 드릴께요.

⑤ 옷을 벗지 않으면 아드님께 연락드릴거예요.

해설 나—전달법(I—Message전달법)의 내용
- 나의 생각이나 감정을 전달할 때는 나를 주어로 말한다.
- 상대방의 행동과 상황을 그대로 비난없이 구체적으로 말한다.
- 상대방의 행동이 나에게 미치는 영향을 구체적으로 말한다.
- 그 상황에 대해 내가 느끼는 바를 진솔하게 말한다.
- 원하는 바를 구체적으로 말한다.
- 전달한 말을 건넨 후 상대방의 말을 잘 듣는다.

Answer 11 ② 12 ③ 13 ②

14 치매 대상자가 아무 이유없이 옷을 벗을 때 올바른 대처 방법은?

① 큰소리로 다시 입으라고 소리친다.

② 다른 옷을 입혀준다.

③ 조용히 방으로 데리고 들어간다.

④ 바로 옷을 입혀준다.

⑤ 시설장에게 알린다.

해설 옷을 벗거나 성기를 노출한 경우, 당황하는 태도를 보이지 않고 옷을 입혀준다.

15 67세 할아버지가 요양원에 입소시 맞아야 할 예방접종은?

① 파상풍 ② 홍역

③ 풍진 ④ 대상포진

⑤ 독감

해설 노인대상 예방접종 종류
- **인플루엔자** : 모든 성인(매년 1회 접종)
- **파상풍** : 모든 성인(매 10년마다 접종)
- **폐렴구균** : 65세 이상 성인
- **대상포진** : 60세 이상 성인

16 노인성 질환의 특징으로 옳은 것은?

① 약물에 둔감하다.

② 심리적인 면이 신체적인 면과 연관되어 있다.

③ 단순 질환으로 회복이 빠르다.

④ 재발되지 않는다.

⑤ 초기 진단이 쉽다.

해설 노인의 심리적 요인은 질병발생에 많은 영향을 준다.

✔ Answer 14④ 15④ 16②

17 노인의 일반적인 신체변화로 옳지 않은 것은?

① 주름증가　　　　　　　　② 체중 감소

③ 근육량 감소　　　　　　　④ 신장(키) 감소

⑤ 피하지방 증가

해설 노인은 세포의 노화로 뼈와 근육의 위축으로 키가 줄고 등이 굽고 피하지방 감소로 전신이 마르고 체중
　　도 감소하여 주름이 많아진다.

18 앞이 보이지 않는 대상자와의 의사소통시 올바른 방법은?

① 요양보호사 기준으로 오른쪽, 왼쪽을 설명하여 원칙을 정하여 두는 것이 좋다.

② 대상자와 만나서 먼저 말을 건내고 악수를 청한다.

③ 대상자와 보행시에는 요양보호사가 반보 뒤로 걷는다.

④ 몸짓, 얼굴표정 등으로 이야기 전달을 돕는다.

⑤ 소음이 있는 곳을 피한다.

해설 시각장애 대상자와 이야기하는 방법
　　• 대상자를 중심으로 오른쪽, 왼쪽을 설명하여 원칙을 정하여 두는 것이 좋다.
　　• 대상자를 만나면 먼저 말을 건네고 악수를 청하고 헤어질 때도 먼저 말을 건넨다.
　　• 대상자와 보행 시에는 요양보호사가 반 보 앞으로 나와 대상자의 팔을 끄는 듯한 자세가 좋다.
　　• 이미지가 잘 떠오르지 않는 형태나 의류 등은 촉각으로 이해시킨다.

19 다음 보기에 나타난 의사소통방법은?

> 대상자가 화단에 꽃을 심으면서 꽃이 좋아해서 요양보호사도 꽃이 예뻐 좋다고 하
> 였다.

① 경청　　　　　　　　　　② 말하기

③ 라포 형성　　　　　　　　④ 수용

⑤ 공감 표현

해설 공감 : 대상자가 느끼는 감정을 있는 그대로 이해하고 존중하는 것(대상자가 말하는 모든 것에 공감할
　　수 없더라도 그렇게 말할 이유가 충분히 있다고 믿어주는 것)

✔ Answer　17 ⑤　18 ②　19 ⑤

20 시간개념이 떨어져 연도, 날짜, 요일, 시간을 자주 착각하고 실수하는 장애는?

① 치매　　　　　　　　　　② 지남력 장애

③ 섬망　　　　　　　　　　④ 우울증

⑤ 석양증후군

해설 지남력장애는 시간, 장소, 환경 등을 정확하게 파악하는 능력이 없는 것으로 의식장애, 낮은 지능이 원인이다.

21 치매 대상자가 손거울 잃어 버렸다고 할 때 옳은 대처 방법은?

① "제가 도둑으로 보이세요?" 라고 말한다.

② 손거울을 찾아서 가져다 준다.

③ "같이 찾아볼까요?" 하고 같이 찾아본다.

④ 시설장에게 말한다.

⑤ 안훔쳐 갔음을 단호하게 말한다.

해설 잃어버린 물건에 대한 의심을 부정하거나 설득하지 말고 함께 찾아 보도록 한다.

22 치매 대상자 배가 아프다고 할 때 요양보호사의 대처방법으로 옳은 것은?

① 약을 먹을 것인지 물어본다.

② 배를 짚으면서 "여기가 아파요?" 한다.

③ 곧 괜찮아 질거라 설명한다.

④ 가족에게 어떻게 할 것인지 물어본다.

⑤ 못들은 척 한다.

해설 치매 대상자는 의사표현을 적절하게 할 수가 없기 때문에, 배가 고프다거나 목이 마르다거나 하는 자신의 상황을 제대로 전달하지 못한다. 배가 고픈 것을 배가 아프다고 말하기도 한다. 그러므로 상황을 주의해서 관찰하고 필요할 때 도와주어야 한다.

✅ Answer　20 ②　21 ③　22 ②

23 치매 대상자 배설 돕기 방법으로 옳은 것은?

① 외출 전에는 반드시 화장실을 다녀오도록 강요한다.

② 배뇨훈련은 낮에는 4시간 간격으로 배뇨하도록 한다.

③ 식사후에 반드시 화장실을 다녀오도록 강요한다.

④ 실금한 경우에는 민감하게 반응하도록 한다.

⑤ 요양보호사가 뒤처리는 손동작을 보여주며 스스로 하게 한다.

해설 항상 부드러운 말로 손동작을 보이면서 뒤처리 방법을 설명하며 치매 대상자 자신이 행동에 옮기도록 한다.

24 대상자의 분비물 처리방법으로 옳은 것은?

① 오염된 세탁물도 일반 세탁물과 함께 세탁한다.

② 배설물을 만질 때는 장갑을 착용하며 처리 후에는 씻지 않아도 된다.

③ 피가 묻은 의복은 찬물에 혈흔을 제거한 뒤 삶는다.

④ 분비물은 일반쓰레기와 함께 배출한다.

⑤ 분비물은 세면대에 버리고 물을 내린다.

해설 대상자가 사용하는 물품에 혈액이나 체액이 묻은 경우 찬물로 닦고 더운 물로 헹구며 필요시 소독해야 한다. 요양보호사의 손이 분비물로 오염되지 않도록 주의한다.

25 요양보호사의 업무에 대한 태도로 옳은 것은?

① 요양보호사의 판단만으로 서비스를 제공한다.

② 대상자의 사생활을 동료 요양보호사와 공유한다.

③ 대상자에게 생긴 변화를 혼자만 알고 있는다.

④ 보호자와 정보를 수시로 주고 받는다.

⑤ 사고 발생시 혼자 처리한다.

해설 대상자에 대한 정확한 정보를 확보하기 위해서는 대상자와 가족, 그 외 주변 사람들로부터의 다양한 정보를 파악해야 한다.

✔ Answer 23 ⑤ 24 ③ 25 ④

26 대상자의 엉덩이 부위에 욕창이 생겼을 때 관리방법으로 옳은 것은?

① 차가운 물로 찜질을 한다.

② 주위를 마사지 하고 가볍게 두드려 준다.

③ 회음부 방석을 사용한다.

④ 침대시트를 두꺼운 것으로 바꾼다.

⑤ 하루에 한번 자세를 바꿔준다.

해설 둔부 주변부터 꼬리뼈 부분까지 피부의 발적, 상처 등을 세심하게 살펴보고 가볍게 두드려 마사지한다.

27 요양보호사 윤리적 태도로 옳은 것은?

① 자신의 종교와 다르면 선교를 해도 된다.

② 복지용구를 알선해 준다.

③ 방문일정을 변경할 경우 미리 논의하여 변경한다.

④ 개인사정으로 방문하기 어려울 경우 동료에게 개인적으로 부탁한다.

⑤ 제공해야할 서비스의 내용과 방법이 확실하지 않을 때는 요양보호사가 선택
하여 진행한다.

해설 대상자와 약속한 내용, 방문시간 등을 반드시 지키며 사정이 있어 늦거나 방문 일을 변경해야 할 경우에
는 반드시 사전에 연락하여 양해를 구해야 한다.

28 다음 중 화재예방 방법으로 옳지 않은 것은?

① 사용하지 않는 콘센트는 빼어 놓는다.

② 가스를 사용하지 않을 때는 가스 벨브를 잠근다.

③ 한 콘센트에 다른 콘센트를 연결하여 사용하지 않는다.

④ 가스렌지 주변에는 타는 물건을 두지 않는다.

⑤ 소화기를 편이에 따라 장소를 바꾼다.

해설 소화기가 비치된 장소를 알아 두고 사용법을 익혀야 하므로 장소를 함부로 바꾸어서는 안된다.

✔ Answer 26 ② 27 ③ 28 ⑤

29 다음 중 뇌졸중 환자의 증세로 옳은 것은?

① 설사
② 구토
③ 변비
④ 호흡곤란
⑤ 연하곤란

해설 뇌졸중 환자의 증세 중 시력장애 및 연하곤란 : 복시(한 개의 물체를 보는데 두 개로 보임), 시야장애(시야의 한 귀퉁이가 어둡게 보임), 연하곤란(음식이나 물을 삼키기 힘들어짐) 등이 발생함

30 다음 중 요양보호시 음식물 조리 방법으로 옳은 것을 고르면?

① 야채는 살짝 데쳐서 볶는다.
② 생선은 오래 삶으면 부드러워 진다.
③ 찜은 센불로만 가열한다.
④ 구울때는 오래 구워야 부드럽다.
⑤ 식초나 소스 등으로 무침을 하면 안된다.

해설 볶기 : 야채는 살짝 데쳐서 볶으면 기름도 적게 들고 색깔도 선명하게 유지할 수 있다.

31 다음 중 심부전증의 주요 원인이 아닌 것을 고르면?

① 고혈압
② 심근허혈
③ 당뇨
④ 부정맥
⑤ 스테로이드와 같은 면역 억제제 사용

해설 심부전증의 주요 원인 : 심근허혈 또는 심근경색, 고혈압, 당뇨, 만성 신질환, 부정맥

32 다음 중 대상자 배뇨 시 가장 먼저 보아야 할 것은?

① 배뇨시 통증
② 소변량과 색깔
③ 대상자의 심리 상태
④ 배설 간격
⑤ 배설 시간

✓ Answer 29 ⑤ 30 ① 31 ⑤ 32 ①

해설 배설시 관찰내용
- 배설 전 : 요의/변의 유무, 하복부 팽만감, 이전 배설과의 간격, 배설 억제
- 배설 중 : 통증, 불편함, 불안 정도, 배변 장애, 배뇨장애
- 배설 후 : 색깔, 혼탁의 유무, 배설시간, 잔뇨감, 잔변감, 배설량

33 다음 중 이동식 침대를 이용할 때 안전한 방법은?

① 침대난간을 내려놓고 수면을 취한다.

② 잠금장치를 고정 시킨 후 이동한다.

③ 크랭크 손잡이는 접어둔다.

④ 이동시 침대난간을 잡고 침대를 움직인다.

⑤ 침대난간에 의지하여 침대에 오른다.

해설 크랭크 손잡이는 등판과 다리판의 경사도와 높이를 조절하는 손잡이이다. 침대난간을 잡고 침대를 움직이지 않는다. 침대난간에 몸을 지탱하여 침대에 오르거나 내려가지 않는다. 낙상을 예방하기 위해 대상자가 침대위에 있을 때는 항상 침대난간은 올려놓아야 한다.

34 치매대상자와 의사소통 방법으로 옳은 것은?

① 큰소리로 이야기 한다.   ② 천천히 또박또박 이야기한다.

③ 한번만 말하고 기억하게 한다.   ④ 되도록 복잡한 표현을 사용한다.

⑤ 한번에 여러 가지 일을 이야기 한다.

해설 목소리는 낮은 음조로 천천히, 차분히, 상냥하고 예의 바르게 하고, 그때마다 대상의 반응을 살핀다.

35 장기요양보험료 본인일부부담의 내용으로 옳은 것은?

① 시설급여 : 20%, 재가급여 : 15%   ② 시설급여 : 30%, 재가급여 : 25%

③ 시설급여 : 40%, 재가급여 : 35%   ④ 시설급여 : 50%, 재가급여 : 45%

⑤ 비급여 항목은 50% 본인부담

해설 시설급여는 20%, 재가급여는 15% 본인이 부담한다.

☑ Answer 33 ③ 34 ② 35 ①

01 귀약 투여를 돕는 방법으로 옳지 않은 것은?

① 면봉으로 대상자의 이개와 외이도를 깨끗하게 닦는다.

② 점적 후 투여한 귀를 위로하고 약 5분 간 누워있도록 한다.

③ 작은 솜을 20분 동안 빠지지 않게 이도에 깊게 끼워 놓는다.

④ 손으로 약병을 따뜻하게 하거나 잠시 약병을 온수에 담근다.

⑤ 치료할 귀를 위쪽으로 하여 편안한 자세를 취하도록 도와준다.

해설 작은 솜을 20분 동안 이도에 느슨하게 끼워 놓는다.

02 요양보호사가 대상자에게 가사 및 일상생활을 지원할 때 지켜야 하는 기본원칙으로 옳지 않은 것은?

① 대상자의 욕구를 반영하여 서비스를 제공한다.

② 대상자의 질환 및 특성에 따라 서비스를 제공한다.

③ 할 수 없다고 판단되는 일은 대상자의 이해를 구한다.

④ 서비스 제공 시 대상자의 신체 및 심리변화에 주의한다.

⑤ 생활용품 중 못 쓰는 것은 요양보호사가 판단해서 버린다.

해설 대상자의 생활용품은 아무리 작은 것이라도 함부로 옮기거나 버리지 않는다.

✅ Answer 01 ③ 02 ⑤

03 수액주입요법 대상자 돕기의 관리방법으로 옳지 않은 것은?

① 수액세트가 당겨지지 않도록 한다.

② 바늘 제거 후에는 즉시 잘 비빈다.

③ 수액 병은 항상 심장보다 높이한다.

④ 정맥주입 속도가 유지되는지 확인한다.

⑤ 주사부위 부종 시 조절기를 잠근 후 간호사에게 보고한다.

해설 정맥주사는 간호사가 바늘을 제거한 후에는 1~2분 간 절대로 비비지 않는다.

04 당뇨병 대상자에게 권장되는 식품은?

① 채소류, 해조류

② 막걸리 등의 주류

③ 커피, 탄산음료수

④ 설탕이 많이 들어있는 식품

⑤ 개소주, 뱀장어, 염소 육골즙

해설 당뇨병 대상자가 비교적 자유롭게 먹을 수 있는 허용식품은 채소류, 해조류, 잡곡류 등이다.

05 변비 예방에 대한 설명으로 옳지 않은 것은?

① 규칙적인 식사를 한다.

② 충분한 식사량을 유지한다.

③ 커피, 콜라, 녹차 등은 제한한다.

④ 지방과 설탕의 과다섭취를 피한다.

⑤ 자극성이 강한 조미료를 많이 넣어 섭취한다.

해설 자극성이 강한 조미료 음식은 변비에 원인이 된다.

✔ Answer 03 ② 04 ① 05 ⑤

6 식기 및 주방의 위생관리로 옳지 않은 것은?

① 행주는 자주 삶는 것이 가장 위생적이다.

② 조리가 끝나면 찌꺼기 거름망을 반드시 비운다.

③ 수세미는 스펀지형보다 그물형이 더 위생적이다.

④ 습기 찬 고무장갑을 끼게 되면 습진이 생길 수 있다.

⑤ 물과 알코올을 섞어 배수구에 부으면 악취가 사라진다.

해설 알코올은 휘발성이 강하므로 악취가 사라지는 것과 거리가 멀다.

7 개수대 등 곰팡이가 피었을 때 사용하는 위생관리방법은?

① 우유를 묻힌 헝겊으로 닦는다.

② 물과 식초를 묻힌 헝겊으로 닦는다.

③ 녹차 티백물을 묻힌 헝겊으로 닦는다.

④ 맥주로 닦고 식초를 묻힌 헝겊으로 닦는다.

⑤ 소다물로 닦고 식초를 묻힌 헝겊으로 닦는다.

해설 곰팡이가 핀 곳은 소다물로 닦고 식초를 묻힌 헝겊으로 닦아내면 효과적이다.

8 노인성 난청이 있는 대상자와 의사소통하는 방법 중 옳은 것은?

① 옆에서 귀에 대고 큰 소리로 말한다.

② 어두운 방에서 시선을 맞추며 말한다.

③ 천천히 차분하게 말을 알아듣도록 한다.

④ 의사소통 중에 몸짓, 얼굴표정 등은 사용하지 않는다.

⑤ 어깨를 두드리는 것은 실례가 되므로 절대로 하지 않는다.

해설 노인성 난청이 있는 경우 천천히 차분하게 말을 알아듣도록 해야 한다.

Answer 06 ⑤ 07 ⑤ 08 ③

09 다음 중 올바른 보행보조기의 사용법은?

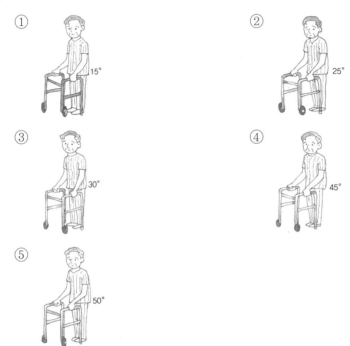

> **해설** 팔꿈치를 30° 정도 굽은 상태의 각도가 가장 편안하다.

10 대상자의 의치를 손질하는 방법으로 옳은 것은?

① 의치는 반드시 표백제로 닦아야 한다.

② 의치는 끓는물에 5분간 소독한다.

③ 의치는 하루에 6~7시간 정도 제거한다.

④ 의치는 소금물에 담가 칫솔로 닦는다.

⑤ 의치를 뺄 때는 좌우로 움직이면서 뺀다.

> **해설** 의치를 표백제나 뜨거운 물을 사용하여 닦으면, 금이 가고 플라스틱 부분 모양이 변형되어 의치가 못쓰게 되므로 반드시 미온수로 닦아야 한다. 의치는 하루에 6~7시간 정도 제거하여 잇몸에 무리를 주지 않도록 한다.

✔ Answer   09 ③   10 ③

11 다음에서 설명하는 기록의 유형은?

> • 면담일 : 20○○년 6월 1일
> • 요양보호사 : 제가 전화드렸던 요양보호사 박○○입니다.
> • 대상자 보호자 : 네. 기다리고 있었습니다. 어머님이 치매에 걸리시고 어찌할 바를 몰랐는데 이렇게 도움을 주시니 감사합니다. 제가 너무 경황이 없어서 집이 엉망이라 죄송스럽네요. 요즘 어머니 치매가 더 심해지셔서 제가 거의 꼼짝을 못해서요.

① 과정기록
② 요약기록
③ 사례기록
④ 내용기록
⑤ 문제중심기록

해설 과정기록의 한 유형이다.

12 통 목욕 시 왼쪽 편마비 대상자가 욕조에 들어갈 때(A)와 나올 때(B) 먼저 옮겨야 하는 다리는?

> 들어갈 때(A) – 나올 때(B)

① A : 왼쪽   B : 오른쪽
② A : 왼쪽   B : 왼쪽
③ A : 오른쪽   B : 오른쪽
④ A : 오른쪽   B : 왼쪽
⑤ 어느 쪽이나 관계없다.

해설 요양보호사는 대상자의 마비된 쪽 겨드랑이를 잡고 건강한 쪽 다리, 마비된 쪽 다리 순으로 옮겨 놓도록 한다. 욕조에 있는 시간은 5분 정도로 한다.

✓ Answer   11 ①   12 ③

13 다음 세탁표시는 무슨 세탁방법인가?

① 다림질 할 수 없음
② 짜면 안 됨
③ 드라이클리닝 할 수 없음
④ 물세탁 할 수 없음
⑤ 세탁기 사용 불가

14 물약을 따르기 전에 물약을 흔들어 주어야 하는 이유는?

① 거품을 내기 위하여
② 변질을 막기 위하여
③ 농도를 맞추기 위하여
④ 온도를 맞추기 위하여
⑤ 노폐물을 없애기 위하여

해설 약을 따르기 전에 약물을 흔들어 섞고, 색이 변하거나 혼탁한 약물은 버린다.

15 요양보호사의 올바른 신체선열 방법으로 옳은 것은?

① 기저면을 넓힌다.
② 무게중심을 앞에 둔다.
③ 잔 근육을 많이 사용한다.
④ 등을 보호하기 위해 배에 힘을 뺀다.
⑤ 오른손잡이는 오른 발에 체중을 싣는다.

해설 신체선열이란 수평선과 수직선에 의한 신체의 한 부분과 다른 부분과의 관계를 의미한다. 무게 중심이 낮고, 기저면이 넓고, 무게 중심을 지나는 수직선이 기저면을 통과할 때 신체 손상의 위험 감소하고 근육군의 피로가 감소한다.

Answer 13 ④ 14 ③ 15 ①

16 오른팔이 불편한 대상자의 상의를 벗기는 순서로 옳은 것은?

① 오른쪽 어깨 → 팔꿈치 → 손목

② 손목 → 오른쪽 어깨 → 팔꿈치

③ 왼쪽 어깨 → 팔꿈치 → 손목

④ 팔꿈치 → 손목 → 왼쪽 어깨

⑤ 왼쪽 어깨 → 손목 → 팔꿈치

해설 상의 벗기기 : 편마비나 장애가 있는 경우, 옷을 벗을 때는 건강한 쪽부터 벗고 옷을 입을 때는 불편한 쪽부터 입힌다.

17 침대에서 대상자를 옆으로 돌려 눕히는 방법으로 옳지 않은 것은?

① 요양보호사가 돌려 눕히려고 하는 쪽 반대편에 선다.

② 돌려 눕히려고 하는 쪽으로 머리를 돌린다.

③ 눕히려는 쪽의 손을 위로 올리거나 양손을 가슴에 포개놓는다.

④ 반대쪽 어깨와 엉덩이에 손을 대고, 옆으로 돌려 눕힌다.

⑤ 엉덩이를 움직여 뒤로 이동시키고 어깨를 움직여 편안하게 하여 준다.

해설 요양보호사가 돌려 눕히려고 하는 쪽에 선다.

18 다음 중 낙상을 예방하기 위하여 환경을 조성하는 방법으로 옳지 않은 것은?

① 욕실에 손잡이와 미끄럼방지 장치를 만든다.

② 실내의 각 방과 통로, 계단, 욕실 등에 적절한 조명을 한다.

③ 침대는 난간을 낮추고, 높이를 높인다.

④ 변기는 팔걸이가 있는 것을 사용한다.

⑤ 문턱이 있는 경우 경사도를 설치한다.

해설 침대의 침대난간을 올리고, 침대 높이를 낮춘다. 미끄러지지 않도록 바퀴에 잠금장치를 한다.

✓ Answer 16 ③ 17 ① 18 ③

19 잠금장치를 한 휠체어를 접는 순서로 옳은 것은?

> 가. 팔걸이를 잡아 접는다.　　　　나. 시트를 들어 올린다.
> 다. 발 받침대를 올린다.

① 가 – 나 – 다　　　　　　　② 가 – 다 – 나

③ 나 – 가 – 다　　　　　　　④ 다 – 가 – 나

⑤ 다 – 나 – 가

해설 휠체어 접는 법
　　1. 잠금장치를 하고 발 받침대를 올린다.
　　2. 시트 가운데를 잡고 들어 올리거나 시트 양쪽 가장자리에 있는 손잡이 부분을 잡고 들어 올리면 된다.
　　3. 팔걸이를 잡아 접는다.

20 노인성 난청 대상자와 대화하는 방법으로 옳은 것은?

① 옆에서 크게 말한다.

② 뒤에서 크게 말한다.

③ 조명이 어두운 곳에서 말한다.

④ 입을 크게 벌리고 정확하게 말한다.

⑤ 보청기는 입력은 낮게, 출력은 높게 한다.

해설 보청기를 착용할 때는 입력은 크게, 출력은 낮게 조절한다. 입 모양으로 이야기를 알 수 있도록 입을 크게 벌리며 정확하게 말한다.

21 치매대상자에게 식사를 제공하는 방법으로 옳지 않은 것은?

① 음식의 온도를 식사 전에 미리 확인한다.

② 음식을 잘게 잘라서 부드럽게 조리한다.

③ 턱받이보다는 앞치마를 입힌다.

④ 한 가지 음식을 먹고 난 후 다른 음식을 내어 놓는다.

⑤ 숟가락은 최대한 가벼워야 한다.

✔ Answer　19 ⑤　20 ④　21 ⑤

해설 손잡이가 크거나 손잡이에 고무를 붙인 약간 무거운 숟가락을 주어서 숟가락을 쥐고 있다는 사실을 잊어버리지 않게 해준다.

22 동료 요양보호사가 사적인 전화를 계속할 때 나-전달법으로 옳은 것은?

① "중요한 전화를 해야 하는데요."

② "미치겠네. 전화통화 좀 정도껏 하시죠."

③ "근무시간에 사적인 전화를 해서는 안 되죠."

④ "전화예절은 털끝만큼도 모르는 양반일세그려."

⑤ "중요한 전화를 받지 못하게 될까봐 조바심도 나고 걱정이 돼요."

해설 나-전달법의 예
1. **행동** : "당신의 통화가 길어지면
2. **영향** : 나에게 걸려올 중요한 전화를 받지 못하게 될까봐
3. **느낌** : 조바심도 나고 걱정이 돼요.
4. **바람** : 통화를 짧게 해줬으면 좋겠어요."

23 임종대상자의 가족 요양보호로 옳은 것은?

① 장지까지 따라간다.

② 장례식장에서 손님을 접대한다.

③ 가족이 감정 표현을 못하게 한다.

④ 안아 주거나 손을 잡는 등 적절한 신체 접촉을 한다.

⑤ "곧 괜찮아질 거예요."라고 격려한다.

해설 안아 주거나 손을 잡는 등 적절한 신체 접촉을 통하여 가족들에게 혼자가 아니라는 느낌을 준다. 격려하되 "곧 괜찮아질 거예요", "아무 염려하지 마세요"와 같은 피상적인 표현은 도움이 되지 않으므로 하지 않는다.

✔ Answer 22 ⑤ 23 ④

24 치매대상자의 반복적 질문에 대한 대처방법으로 옳은 것은?

① 답변을 하지 않는다.

② 대상자에게 화를 낸다.

③ 일일이 계속 답변을 해준다.

④ 주의를 다른 데로 돌리게 한다.

⑤ 질문을 할 때마다 체벌을 가한다.

해설 반복 질문이나 반복 행동에 대한 관심을 다른 곳으로 돌린다.

25 대상자의 임종 시 대처방법으로 옳지 않은 것은?

① 침상머리를 낮추고 대상자의 머리를 위로 올린다.

② 임종이 임박한 대상자의 곁에 머무른다.

③ 대상자가 용변을 보는 즉시 따뜻한 물로 닦아준다.

④ 계속 함께 있을 것임을 알림으로써 편한 마음을 가지도록 돕는다.

⑤ 사후 강직이 시작되기 전에 바른 자세를 취하여 준다.

해설 침상머리를 높이고 대상자의 머리를 옆으로 돌려 침 등의 분비물 배출을 용이하게 하여 질식을 예방한다.

26 대상자가 얼굴색이 파래지며 질식증상을 보일 때 응급처치로 옳은 것은?

① 고개를 치켜들고 기침을 할 수 있도록 도와준다.

② 목 부분을 후상방으로 밀어 올린다.

③ 명치 부분을 후상방으로 밀어 올린다.

④ 물구나무를 서게 하여 뱉어내게 한다.

⑤ 입에 손가락을 넣어 구토를 하게 한다.

해설 가장 먼저 대상자에게 스스로 기침을 하도록 한다. 대상자의 몸 뒤에 서서 대상자의 명치 끝에 주먹을 쥔 한쪽 손을 위치시키고 다른 한쪽 손으로는 주먹 쥔 손을 감싼 다음 양손으로 복부의 윗부분 후상방으로 힘차게 밀어 올린다.

Answer 24 ④ 25 ① 26 ③

27 요양보호사의 기본소생술로 옳지 않은 것은?

① 20회의 압박과 2회의 인공호흡을 실시한다.

② 가슴이 최소 5cm 정도 눌릴 정도의 강도로 압박한다.

③ 가슴압박은 분당 100회 이상의 속도로 시행한다.

④ 가슴압박 동안 인공호흡이 동시에 시행되지 않도록 한다.

⑤ 숨인공호흡을 과도하게 하여 과환기를 유발하지 않는다.

해설 30회의 가슴압박이 끝나면 2회의 인공호흡을 실시한다.

28 누워있는 대상자의 사레예방을 위해 주의 할 점으로 옳은 것은?

① 삼키기 쉽도록 편안하게 누운 자세가 앉은 자세 보다 좋다.

② 입안에 음식물이 있어도 계속 준다.

③ 신맛이 강한 음식을 제공한다.

④ 상체를 약간 앞으로 숙여 준다.

⑤ 위와 가슴을 압박하는 옷과 침구를 준비한다.

해설 상체를 약간 앞으로 숙이고 턱을 당기는 자세가 좋다. 의자에 앉을 수 없는 대상자는 몸의 윗부분을 높게 해 주고 턱을 당긴 자세를 취해 준다.

29 경구 영양 시 대상자가 오심, 구토가 있을 경우, 요양보호사의 행동으로 옳은 것은?

① 간호사나 시설장에게 즉시 보고한다.

② 심호흡을 하게한다.

③ 머리를 다리보다 낮게 한다.

④ 복부 맛사지를 한다.

⑤ 오심, 구토가 사라질 때까지 기다린다.

해설 약을 먹으면서 기침을 심하게 하거나 구토하면 시설장 및 관리책임자, 간호사 등에게 보고한다.

✓ Answer 27 ① 28 ④ 29 ①

30 냉장고에 있던 귀약을 점약할 때 투약방법으로 옳은 것은?

① 이개를 뒤쪽(후상방)으로 잡아당긴다.

② 치료할 귀를 아래쪽으로 한다.

③ 점액 하기 전 마른 수건으로 깨끗이 닦는다.

④ 귀약 점액 시 귀약을 이도 중앙에 점적한다.

⑤ 귀약 점적 전에 약병을 차갑게 한다.

> **해설** 약물이 귀 안쪽으로 잘 들어가도록 하기위해서 대상자의 귀 윗부분을 잡고 뒤쪽(후상방)으로 잡아당겨야 한다.

31 기저귀를 사용하는 대상자를 돕는 방법으로 옳은 것은?

① 냄새가 나지 않도록 기저귀를 꽉 조여 준다.

② 처음 변실금을 한 대상자는 바로 기저귀를 채워야한다.

③ 스크린으로 가리면 불필요한 노출도 괜찮다.

④ 기저귀는 정해진 시간에 갈아준다.

⑤ 일상적인 배뇨, 배변시간에 기저귀를 자주 살펴본다.

> **해설** 기저귀를 사용하면 피부손상과 욕창이 잘 생긴다. 배뇨, 배변시간에 맞추어 자주 살펴보고 젖었으면 속히 갈아주어 피부에 문제가 생기지 않도록 한다.

32 유치도뇨관을 하고 있는 대상자의 소변주머니에 소변이 고이지 않았을 경우 요양보호사의 행동으로 옳은 것은?

① 복부둘레를 자로 잰다.

② 하복부를 눌러준다

③ 빠진 유치 도뇨관을 넣어준다.

④ 소변이 찰 때까지 기다린다.

⑤ 연결 관이 눌렸는지 확인 한 뒤 간호사에게 보고 한다

> **해설** 연결 관이 꺾여 있거나 눌려 소변이 소변주머니로 제대로 배출되지 못하는지 살핀다. 유치도뇨관이 막히거나 꼬여서 소변이 제대로 배출되지 않으면 방광에 소변이 차서 아랫배가 불편하고 아플 수 있다.

Answer 30 ① 31 ⑤ 32 ⑤

33 의치 손질하기의 방법으로 옳은 것은?

① 의치는 소독을 위해 의치세정제나 뜨거운 물에 보관한다.

② 흐르는 물에 칫솔로 닦고 찬물에 담가둔다.

③ 잘 때도 의치를 끼고 자도록 한다.

④ 의치는 물기가 없는 마른 상태로 착용한다.

⑤ 의치를 낄 때는 아랫니를 먼저 낀다.

해설 의치는 변형을 막기 위해 꼭 물안에 담궈놓는다.

34 편마비 대상자를 침대에서 휠체어로 옮길 때 휠체어를 놓는 방법으로 옳은 것은?

① 휠체어를 대상자의 마비된 쪽으로 90도로 비스듬하게 놓는다.

② 휠체어를 대상자의 건강한 쪽으로 90도로 비스듬하게 놓는다.

③ 휠체어를 대상자의 마비된 쪽으로 45도로 비스듬하게 놓는다.

④ 휠체어를 대상자의 건강한 쪽으로 45도로 비스듬하게 놓는다.

⑤ 휠체어는 대상자의 어느 쪽이나 상관없다.

해설 건강한 쪽에 휠체어가 오도록 침대에 붙여 놓는다. 침대에서 휠체어로 이동시 마비측에 휠체어를 놓으면 넘어져서 부상을 입을 수 있다

35 오른쪽 하지마비 대상자의 보행기 사용 방법으로 옳은 것은?

① 오른쪽 다리 → 보행기 → 왼쪽 다리

② 보행기 → 왼쪽 다리 → 오른쪽 다리

③ 왼쪽 다리와 보행기를 함께 → 오른쪽 다리

④ 오른쪽 다리와 보행기를 함께 → 왼쪽 다리

⑤ 왼쪽 다리 → 보행기 → 오른쪽 다리

해설 한쪽 다리만 약한 대상자
- 약한 다리와 보행기를 함께 앞으로 한 걸음 정도 옮긴다.
- 일단 체중을 보행기와 손상된 다리 쪽에 의지하면서 건강한 다리를 앞으로 옮긴다.

✓ Answer　33 ②　34 ④　35 ④

36 평소 신는 신발을 신고 똑바로 섰을 때 지팡이 손잡이 위치로 옳은 것은?

① 팔꿈치   ② 배꼽

③ 가슴   ④ 손목

⑤ 허리

> **해설** 지팡이 길이 결정방법
> • 지팡이를 한 걸음 앞에 놓았을 때 팔꿈치가 약 30° 구부러지는 정도
> • 지팡이의 손잡이가 대상자의 둔부 높이
> • 평소 신는 신발을 신고 똑바로 섰을 때 손목 높이

37 와상 대상자에게 욕창이 생겨 발적과 수포가 생겼을 경우 돌보는 방법으로 옳은 것은?

① 발적과 수포가 있는 부위는 물로 닦아주고 물기를 말려 건조시킨다.

② 대상자가 싫다고 하면 체위변경을 하지 않는다.

③ 대상자의 피부를 주물러 준다.

④ 욕창을 방지를 위해 둔부에 도넛 베개를 대준다.

⑤ 몸에 꽉 끼는 옷을 입힌다.

> **해설** 피부에 습기가 있거나 오염물질이 묻어 있으면 재빨리 부드러운 천이나 스펀지, 자극이 없는 비누, 미지근한 물을 사용하여 씻고 말린다.

38 침상 청결관리의 방법으로 옳은 것은?

① 베개의 재질은 습기와 열을 흡수하는 것으로 한다.

② 침대 시트는 침대 매트리스 크기와 같은 것을 사용한다.

③ 양모 이불은 햇빛에 말린다.

④ 이불은 두껍고 무거운 것으로 한다.

⑤ 베개의 높이는 척추와 머리가 수평이 되는 것이 좋다.

> **해설** 베개 높이는 척추와 머리가 수평이 되는 것이 좋다. 폭은 어깨 폭에 20~30cm를 더하고, 딱딱한 정도는 기호에 따라 다르다.

✔ Answer   36 ④   37 ①   38 ⑤

39 대상자의 의류 세탁방법으로 옳은 것은?

① 속옷은 충분히 헹구어 그늘에 말린다.

② 얼룩이 많은 옷은 한꺼번에 세탁한다.

③ 파운데이션이 묻은 얼룩은 벤젠이나 휘발유 등을 사용해서 지운다.

④ 혈흔이 묻은 옷은 뜨거운 물에 세탁한다.

⑤ 커피얼룩은 샴푸를 사용하여 세탁한다.

해설 파운데이션 얼룩 : 벤젠이나 휘발유 등을 거즈에 적셔 파운데이션이 묻은 부분을 가볍게 두드린다. 그리고 얼룩이 남지 않도록 물로 세탁한다.

40 장기요양급여 제공 기록지 작성에 있어서 올바른 작성 방법은?

① 시설급여 서비스의 경우 특이사항은 기재하지 않는다.

② 방문요양 서비스의 경우 세부 서비스별 제공시간을 "시간" 단위로 기재한다.

③ 방문목욕 서비스의 경우 장기요양요원 1명의 성명을 기재한다.

④ 주·야간보호 서비스의 경우 세부 서비스별 제공시간을 "분" 단위로 기재한다.

⑤ 방문요양 서비스의 경우 서비스 제공 시작과 종료 시간을 기록한다.

해설 장기요양급여제공기록지 : 요양보호사가 대상자에게 제공한 서비스의 내용과 시간, 특이사항을 기입한 것이다.

41 대상자가 다음과 같은 행동을 할 때 요양보호사의 행동으로 옳은 것은?

> 김 할머니는 낮에는 유순하지만 저녁 8~9시만 되면 갑자기 침대 밖으로 뛰쳐나오거나 방을 왔다 갔다 하며 불안 해 한다.

① 해질녘에는 치매대상자 혼자 있게 한다.

② TV를 끄고 조용하게 해준다.

③ 신체적 제제를 가한다.

④ 낮시간에 낮잠을 자게한다.

⑤ 저녁 무렵에 대상자가 좋아하는 활동을 함께 한다.

✔ Answer 39 ③ 40 ⑤ 41 ⑤

해설 해질녘에는 요양보호사가 충분한 시간을 가지고 치매 대상자와 함께 있도록 한다. 치매 대상자가 좋아하는 소일거리를 주거나 애완동물과 함께 즐거운 시간을 갖게 한다.

42 뜨거운 물에 팔을 데였을 때 응급처치로 옳은 것은?

① 된장을 바른다.　　　　　　② 로션을 바른다.

③ 얼음물에 담근다.　　　　　　④ 찬물에 담근다.

⑤ 흐르는 물에 씻는다.　.

해설 화상부위의 통증이 없어질 때까지(15분 이상) 즉시 찬물(5~12℃)에 담가 화상면의 확대와 염증을 억제하고 통증을 줄여 준다. 흐르는 수돗물을 환부에 직접 대면 물의 압력으로 인해 화상 입은 피부가 손상을 입을 수 있다.

43 대상자가 문턱을 넘다 넘어져서 골절을 입은 경우 대처방법으로 옳은 것은?

① 절대로 스스로 움직이게 해서는 안된다.

② 담요 등을 덮어주고 골절부위에 온찜질을 해준다.

③ 출혈이 있는 경우 휴지로 닦고, 지혈한다.

④ 걸을 수 있으면 스스로 움직이게 한다.

⑤ 튀어나온 뼈는 직접 압박하여 고정시켜둔다.

해설 대상자를 안정시키고 절대로 스스로 움직이게 해서는 안 된다. 상처 부위에 냉찜질을 하면 부풀어 오르거나 염증이 생기는 것을 줄일 수 있다.

44 식욕이 없는 대상자의 식사 돕기 방법으로 옳은 것은?

① 식욕 증진제를 준다.

② 비위관 영양을 한다.

③ 양념을 많이 해서 준다.

④ 다양한 음식을 조금씩 내놓고 반찬색깔을 보기 좋게 담아낸다.

⑤ 밥을 먹겠다고 할 때까지 주지 않는다

해설 입맛이 없는 경우에는 다양한 음식을 조금씩 준비하여 반찬의 색깔을 보기 좋게 담아내 식욕을 돋운다.

✔ Answer　42 ④　43 ①　44 ④

45 기관에서 화재가 났을 때 요양보호사의 적합하지 않은 행동을 고르면?

① 화재가 발생한 곳에서 먼 곳으로 대상자를 이동시킨다.

② 화재규모가 작은 경우 소화기로 진압한다.

③ 하던 행동을 멈추고 상황파악을 한다.

④ 주의에 도움을 요청하고, 119에 신고한다.

⑤ 기관장이 지시 할 때까지 하던 일을 계속한다.

해설 요양보호사는 하던 행동을 멈추고 신속하게 상황을 파악한다. 화재가 발생한 곳에서 먼 곳으로 대상자를 이동시킨다. 화재의 규모가 작은 경우 소화기로 진압한다.

✓ Answer 45 ⑤

01 등급판정위원회에서 부득이한 경우만 없다면 등급판정을 완료하여야 하는 기간은?

① 신청서를 제출한 날로부터 30일 이내

② 신청서를 제출한 날로부터 60일 이내

③ 신청서를 제출한 날로부터 90일 이내

④ 방문조사를 받은 날로부터 30일 이내

⑤ 방문조사를 받은 날로부터 60일 이내

해설 등급판정위원회는 신청서를 제출한 날로부터 30일 이내에 판정을 완료하여야 한다. 다만, 정밀조사가 필요한 경우 등 부득이한 경우에는 연장이 가능하다.

02 치매 말기 대상자와 의사소통을 하려고 할 경우 올바른 방법은?

① 어린애 다루듯이 하지 않는다.

② 대상자가 다른 곳에 볼 때에도 이야기한다.

③ 대상자가 반응하지 않으면 대화를 중단한다.

④ 대상자가 인지하지 못하므로 이름은 부르지 않는다.

⑤ 방 안에 아무도 없는 것처럼 이야기 한다.

해설 치매 대상자를 대할 때에는 어린아이에게 이야기하는 것처럼 말하지 않으며 반드시 존칭어를 사용한다.

✔ Answer 01 ① 02 ①

3 다음 중 요양보호사의 윤리적 태도로 옳은 것을 고르면?

① 대상자와 개인적으로 별도의 서비스 계약을 체결한다.

② 요양보호사와 종교가 같은 대상자에게 더 잘해준다.

③ 업무 중 알게 된 대상자의 개인정보를 밖에서 이야기하고 다닌다.

④ 업무와 관련하여 대상자의 가족, 의사, 간호사 등과 협조한다.

⑤ 요양보호사의 판단만으로 서비스를 제공한다.

해설 요양보호사의 판단만으로 서비스를 제공하지 말며 반드시 대상자의 의견을 물은 후 실행한다. 요양보호사는 업무와 관련하여 대상자의 가족, 의사, 간호사, 사회복지사 등과 적극적으로 협력한다.

4 장기요양기관이 없는 외딴 섬에서 며느리로부터 방문요양에 상당하는 장기요양급여를 받은 때 지급되는 현금급여는?

① 재가급여　　　　　　　　② 시설급여

③ 가족요양비　　　　　　　④ 특례요양비

⑤ 요양병원 간병비

해설 가족요양비 : 도서 · 벽지 등 장기요양기관이 현저히 부족한 지역, 천재지변, 수급자의 신체 · 정신 또는 성격상의 사유 등으로 인해 가족으로 부터 방문 요양에 상당한 장기요양급여를 받은 때 지급되는 현금급여를 말한다.

5 다음에 해당하는 노인학대의 유형은?

> 대상자가 쪽방에서 배우자를 먼저 떠나보내고 외부와도 연락을 끊고, 복용하던 약도 더 이상 먹지 않고 식사도 거부한 채 홀로 야위어가고, 점차 건강도 악화되고 있다.

① 유기　　　　　　　　　　② 방임

③ 자기방임　　　　　　　　④ 재정적 학대

⑤ 신체적 학대

해설 자기방임 : 노인 스스로 의식주 제공 및 의료 처치 등의 최소한의 자기 보호관련 행위를 의도적으로 포기 또는 비의도적으로 관리하지 않아 심신이 위험한 상황 또는 사망에 이르게 되는 경우를 말한다.

✓ Answer　03 ④　04 ③　05 ③

06 요양보호사의 직업성 근골격계 질환 예방방법으로 옳은 것은?

① 바닥에 발을 모으고 기저면을 좁힌다.

② 물건을 들 때는 몸과 물건을 멀리 간격을 유지한다.

③ 자주 스트레칭을 실시한다.

④ 무릎을 구부리지 말고 똑바로 세운다.

⑤ 대상자를 들거나 이동시킬 때는 작은 근육을 사용한다.

해설 스트레칭이란 몸을 쭉 펴거나 굽혀 근육을 긴장 또는 이완시켜 몸을 부드럽게 하는 맨손체조이다. 스트레칭은 통증을 예방하고 관절 구축 예방에 도움이 된다.

07 노년기의 성 변화로 옳은 것은?

① 성에 대한 개념은 개인차가 없다.

② 노인들의 성적 욕구는 일생동안 계속된다.

③ 노인들의 성적 욕구 충족은 중요한 문제가 아니다.

④ 노인이 되면 성적 욕구가 사라진다.

⑤ 노인에게 생식기 및 성호르몬은 변화가 없다.

해설 결혼생활에서의 성은 자연스러운 일이고, 인간 본능의 차원이며, 노년기 부부라고 해서 예외는 아니다. 노인 스스로나 사회적으로 노인의 성적 관심과 욕구 충족을 금기시하는 태도를 바꾸어야 한다.

08 연하곤란이 있는 환자에게 식사를 제공할 때, 주의해야 할 질환으로 옳은 것은?

① 변비   ② 설사

③ 위염   ④ 청색증

⑤ 빈혈

해설 식사 전·중·후 모든 과정에서 대상자에 대한 주의를 소홀히 하지 않는다. 사레, 구토, 청색증 등 이상이 나타나는지 주의깊게 관찰하고 대처한다.

Answer   06 ③   07 ②   08 ④

09 노인에게 약물 중독이 많은 이유로 옳은 것은?

① 위의 농축력 증진　　　　② 간의 대사분해능력 증진

③ 심장의 박동력 저하　　　④ 신장의 배설력 저하

⑤ 소장의 흡수력 증진

해설 노인들은 신장으로 가는 혈류량이 감소되어 순환 혈류 내에 약물 축적을 초래하고 약물중독의 위험을
증가시킨다.

10 흉통, 호흡곤란, 심계항진을 특징적 증상으로 하는 노인성 질환은?

① 고혈압　　　　　　　　② 뇌졸중

③ 협심증　　　　　　　　④ 파킨슨 병

⑤ 알츠하이머 병

해설 협심증의 특징 : 흉통과 호흡곤란, 심계항진

11 저혈당 증상을 방치했을 때 생길 수 있는 합병증으로 옳은 것은?

① 뇌손상　　　　　　　　② 간손상

③ 고혈압　　　　　　　　④ 우울증

⑤ 요실금

해설 저혈당증은 방치하였을 경우 단기간에 뇌의 손상을 일으키고 생명을 위협할 수 있는 심각한 질환이다.
그러므로 저혈당증을 발견하였을 경우 빠른 치료와 원인 감별이 이루어져야 한다.

12 용량이 적은 물약을 대상자에게 주입하는데 적절한 기구는?

① 빨대　　　　　　　　　② 물컵

③ 숟가락　　　　　　　　④ 약병 뚜껑

⑤ 바늘을 제거한 주사기

해설 약의 용량이 적을 때는 바늘을 제거한 주사기를 이용하여 복용하게 한다.

✔ Answer　09 ④　10 ③　11 ①　12 ⑤

13 보행 벨트를 묶는 위치로 옳은 것은?

① 팔   ② 가슴

③ 허리   ④ 둔부

⑤ 다리

해설 대상자의 허리 부분(벨트부분)에 맞춰 벨트를 묶는다. 보행전에 벨트나 끈이 풀리지 않았는지 확인한다.

14 안전한 주거환경으로 옳은 것은?

① 야간등을 꺼둔다.

② 스크린이나 블라인드로 직사광선을 막는다.

③ 대상자 주변에 물건을 흩트려 둔다.

④ 습도 조절을 위해 욕실에 물을 뿌려둔다.

⑤ 야간에는 침대 난간을 내려 둔다.

해설 직사광선을 막기 위해 스크린이나 블라인드를 사용한다. 필요시 야간등을 켜 둔다.

15 암 수술 후 항암치료 대상자가 속이 메스껍다고 호소할 때 도움이 되는 음식은?

① 뜨거운 유자차   ② 차가운 주스

③ 냄새가 강한 청국장   ④ 달콤한 도넛

⑤ 바삭바삭한 새우튀김

해설 암 환자가 구토, 메스꺼워 할 경우
- 뜨거운 음식이나 자극이 강한 음식, 냄새가 강한 음식은 피한다.
- 물을 조금씩 자주 마시고, 차가운 음료를 마신다.
- 매우 달거나 기름진 음식, 기름에 튀긴 음식은 피한다.

✔ Answer   13 ③   14 ②   15 ②

16 물품구매를 대행하는 방법으로 옳은 것은?

① 대상자의 업무대행 중 자신의 업무를 병행한다.

② 요양보호사가 마음에 드는 물품을 구매하고 나중에 동의를 구한다.

③ 필요한 업무진행을 미리 점검한다.

④ 신뢰가 형성되어 있다면 업무대행 완료를 증빙하는 자료는 필요 없다.

⑤ 물품구매 내역은 그때그때 기록하지 않고 한 달에 한 번씩 기록한다.

> **해설** 대상자를 대신하여 해당 업무 대행이 가능한 지 먼저 확인하고, 업무 대행 전 준비해야 할 정보나 자료, 경비를 점검한다.

17 퀴블러 로스의 임종적응단계에서 죽음을 선고받은 대상자의 첫 반응은?

① 아무 말이 없다.

② "모든 건 하늘의 뜻이야."

③ "아니야, 나는 믿을 수 없어."

④ "왜 하필이면 나야, 이건 너무해."

⑤ "제발 내 아이가 결혼할 때까지만 살려주세요."

> **해설** 임종적응단계의 첫 반응은 일반적으로 부정의 단계이다.

18 임종을 앞둔 대상자의 가슴에서 돌 구르는 것 같은 가래 끓는 소리가 들릴 때의 대처 방법은?

① 차가운 물을 마시게 한다.

② 담요를 덮어 몸을 따뜻하게 한다.

③ 엎드리게 하여 손으로 등을 두드린다.

④ 고개를 옆으로 돌려 배액이 잘 되도록 한다.

⑤ 배꼽을 중심으로 시계방향으로 문질러준다.

> **해설** 흡인이 되지 않도록 고개를 옆으로 돌려준다.

✅ Answer 16 ③ 17 ③ 18 ④

19 수급자를 하루 중 일정 시간 동안 장기요양기관에 보호하여 신체활동 지원 등을 제공하는 장기요양급여는?

① 방문요양 ② 방문목욕
③ 방문간호 ④ 단기보호
⑤ 주 · 야간보호

해설 **주 · 야간 보호** : 수급자를 하루 중 일정 시간 동안 장기요양 기관에 보호하여 신체활동 지원 등을 제공하는 장기요양급여

20 요양보호사가 재가대상자의 학대 사실을 알았을 때 신고하는 곳은?

① 보건소 ② 주민자치센터
③ 중앙응급의료센터 ④ 건강가정지원센터
⑤ 노인보호전문기관

해설 노인보호전문기관은 「노인복지법」 제39조의 5항에 기초하여 보건복지부와 각 지방자치단체가 지정한 노인복지시설로 현재 노인보호전문기관은 16개 시 · 도에 24개 기관이 운영 중에 있으며, 연중 24시간 노인학대 신고 상담전화 1577-1389를 운영하고 있다.

21 대상자의 건강상태와 치료, 및 수발 제반 서비스에 관한 정보를 요구할 때 응해야 한다는 시설 생활 노인 윤리강령은?

① 존엄한 존재로 대우받을 권리
② 신체적 제한을 받지 않을 권리
③ 사생활 및 비밀 보장에 대한 권리
④ 소유 재산의 자율적 관리에 대한 권리
⑤ 정보 접근과 자기 결정권 행사의 권리

해설 **정보 접근과 자기결정권 행사의 권리** : 노인이 요구할 경우 건강상태와 치료 · 수발, 제반 서비스에 관한 정보와 기록에 대한 접근을 허용하여야 한다.

✓ Answer 19 ⑤ 20 ⑤ 21 ⑤

22 침대에서 떨어져 외상이 의심되는 대상자를 고정하여 이송할 때 사용하는 것은?

① 보행기   ② 보행 벨트

③ 지팡이   ④ 척추고정판

⑤ 전동휠체어

해설 외상이 의심될 경우 들어올리기에 척추고정판을 대상자 바로 옆에 놓고, 대상자의 몸을 요양보호사 쪽으로 돌린다.

23 장기요양 표준서비스 중 개인 활동 서비스에 해당되는 것은?

① 방문 목욕   ② 함께 은행가기

③ 세탁   ④ 말벗하기

⑤ 식사 도움

해설 개인활동지원서비스 : 외출 시 동행, 일상 업무 대행

24 요양대상자 5~9명 정도가 공동으로 생활, 요양, 일상생활 서비스 등을 지원받고 있는 경우의 노인의료복지시설로 옳은 것은?

① 재가방문요양센터   ② 노인공동생활가정

③ 노인복지관   ④ 노인요양공동생활가정

⑤ 재가노인복지시설

해설 노인요양 공동생활가정(그룹홈) : 치매 · 중풍 등 노인성 질환 등으로 심신에 상당한 장애가 발생하여 도움을 필요로 하는 노인에게 가정과 같은 주거여건과 급식 · 요양, 그 밖에 일상생활에 필요한 편의를 제공하는 시설이다.

Answer   22 ④ 23 ② 24 ④

25 다음 보기와 같은 노인 학대 유형으로 옳은 것을 고르면?

> 대상자를 시설에 입소시켜 놓고, 보호자들이 연락을 하지 않은 경우

① 방임   ② 유기

③ 신체적 학대   ④ 재정적 학대

⑤ 언어적 학대

해설 유기 : 스스로 독립할 수 없는 노인을 격리하거나 방치하는 행위를 말한다.

26 수두를 일으키는 바이러스 감염되어 피부에 수포, 통증, 작열감 등의 증상을 보이는 질환으로 옳은 것은?

① 욕창   ② 수두

③ 아토피   ④ 건조증

⑤ 대상포진

해설 대상포진은 바이러스성 피부질환의 일종으로 수두를 일으키는 바이러스에 의하여 피부와 신경에 염증이 생기는 질환이다.

27 세수 돕기를 할 경우 올바른 방법은?

① 세수는 침상에 누워서 한다.

② 눈은 안쪽에서 바깥쪽으로 닦는다.

③ 눈곱이 있는 쪽부터 닦는다.

④ 코털이 나와 있어도 깎지 않는다.

⑤ 귀 안쪽 귀지를 면봉으로 제거한다.

해설 부드럽고 깨끗한 수건을 따뜻한 물에 적셔 눈의 안쪽에서 바깥쪽으로 닦는다. 다른 쪽 눈을 닦을 때는 수건의 다른 면을 사용한다.

Answer   25 ②   26 ⑤   27 ②

28 대상자에게 탄력스타킹을 신기는 이유로 옳은 것은?

① 감염을 예방한다.　　　　　② 다리상처를 예방한다.

③ 소화를 도와준다.　　　　　④ 다리의 통증을 완화시켜준다.

⑤ 부종을 예방하고, 혈액순환을 돕는다.

해설 장기간 누워있거나 다리에 부종이 있는 대상자의 경우 혈액순환을 도와 부종을 줄이고 수술 후 부종, 임파 부종, 혈전증, 정맥류를 예방하기 위해 간호사 등의 지시에 따라 탄력스타킹을 신기도록 한다.

29 전기사고를 막기 위한 예방지침으로 옳은 것은?

① 전기사고는 나와 상관없다는 생각으로 무시한다.

② 플러그를 뺄 때는 코드를 잡아당겨서 뺀다.

③ 의료기기는 반드시 접지용 3핀 플러그를 사용한다.

④ 전기코드의 전선이 벗겨져 있더라도 그냥 사용한다.

⑤ 하나의 콘센트에 여러 개의 전기코드를 꽂아 사용한다.

해설 의료기기는 반드시 접지용 3핀 플러그를 사용한다. 콘센트로부터 플러그를 뺄 때는 플러그를 꼭 잡고 똑바로 빼야 코드와 플러그가 손상 되지 않는다.

30 요양보호사의 업무기록 방법으로 옳은 것은?

① 서비스의 연속성이나 지속성을 유지할 필요는 없다.

② 객관적인 사실뿐만 아니라 요양보호사의 주관적 생각도 기록한다.

③ 기록은 가급적 길고 자세하게 하여야 한다.

④ 대상자의 가족과 기록을 공유한다.

⑤ 서비스 중심의 기록을 한다.

해설 요양보호사로서 무엇을 어떻게 하였는지, 대상자는 어떻게 반응하였는지, 그 과정과 결과를 정확하게 기록한다. 기록을 통해 요양보호사의 활동과 효과를 입증할 수 있도록 서비스 중심으로 기록한다.

✔ Answer　28 ⑤　29 ③　30 ⑤

31 대상자가 금연 프로그램 참여를 희망하는 경우 연계해 줄 기관으로 알맞은 곳은?

① 노인복지관 ② 국민건강관리공단

③ 보건소 ④ 구청

⑤ 방문요양센터

해설 보건소 건강증진 프로그램 : 운동, 금연, 건강생활실천 프로그램 등

32 경련을 일으키며 쓰러진 대상자의 응급처치 방법은?

① 입에 물을 넣어준다.

② 몸을 꽉 잡아준다.

③ 구토를 하면 머리를 올려준다.

④ 다리를 올려준다.

⑤ 머리 밑에 부드러운 것을 대어준다.

해설 대상자의 머리 아래에 부드러운 것을 대주고 위험한 물건을 치운다.

33 노인성 질환의 특징과 거리가 먼 것은?

① 노인의 심리적 요인은 질병발생과는 무관하다.

② 질환의 증상이 거의 없거나 애매한 경우가 있다.

③ 질환 자체가 가벼워도 의식장애를 일으키기 쉽다.

④ 노인은 여러 질병을 동시에 가지는 경우가 많다.

⑤ 원인이 불명확하거나 만성 퇴행성 질병이 대부분이다.

해설 노인의 심리적 요인은 질병발생에 많은 영향을 준다.

Answer 31 ③ 32 ⑤ 33 ①

34 고혈압을 예방하기 위한 예방법으로 옳지 않은 것은?

① 금연, 금주

② 규칙적 운동

③ 약물요법, 식이요법

④ 염분 섭취량을 늘림

⑤ 규칙적인 혈압측정

해설 고혈압을 예방하기 위해서는 저염식이(염분섭취를 줄이는 것)를 섭취하는 등 식습관을 개선해야 한다.

35 다음 중 기본소생술에 관한 설명으로 옳은 것은?

① 대상자의 양쪽 유두를 연결한 선의 중앙에 두 손을 깍지를 끼고 올려놓는다.

② 흉부압박은 1분당 20회 속도로 천천히 한다.

③ 손가락을 가슴에 대면서 압박한다.

④ 양팔을 유연성이 있도록 구부려 압박한다.

⑤ 15회 흉부압박 후 2번 인공호흡을 한다.

해설 대상자의 흉골의 아래쪽 절반 부위(해부학적 위치)에 두 손을 깍지 끼고 올려놓는다.

Answer 34 ④   35 ①

01 다음은 말벗하기의 실례이다. 대화 내용으로 보아 알 수 있는 요양보호사의 태도는?

> • 대상자 : "손자 생일선물을 사 주기로 약속했어요. 나를 ○○마트로 데려다 주세요."
> • 요양보호사 : "손자가 아주 좋아하겠어요."

① 공감하기   ② 이해하기

③ 덮어주기   ④ 부정하기

⑤ 반항하기

해설 상대방의 입장을 생각해 주면서 같이 표현하는 방법은 공감하기이다.

02 아래 그림 중에서 안약을 투입할 때 올바른 위치는?

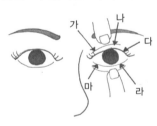

① 가   ② 나

③ 다   ④ 라

⑤ 마

해설 30도 정도 고개를 뒤로 젖힌 상태에서 아래 눈꺼풀을 검지로 아래 방향으로 당겨 눈꺼풀 안쪽에 넣어준다.

✔ Answer   01 ①   02 ④

3 시각장애 대상자와의 대화방법에 해당하지 않는 것은?

① 대상자의 정면에서 이야기한다.

② 교육과 훈련을 반복하는 것이 바람직하다.

③ 대상자가 이해할 수 있는 언어를 사용한다.

④ 사물의 위치를 정확히 시계 반대방향으로 설명한다.

⑤ 이미지가 잘 떠오르지 않는 것은 촉각으로 이해시킨다.

해설 여기, 이쪽 등의 지시대명사를 사용하지 않고 사물의 위치를 정확히 시계방향으로 설명한다.

4 장기요양인정 등급판정결과에 대해 이의가 있는 경우 통보를 받은 날로부터 얼마 이내에 공단에 증명서류를 첨부하여 이의신청 할 수 있는가?

① 1주일   ② 15일

③ 30일   ④ 60일

⑤ 90일

해설 장기요양인정 등급판정결과에 대해 이의가 있는 경우 통보를 받은 날로부터 90일 이내에 공단에 증명서류를 첨부하여 이의신청 할 수 있다.

5 그늘 건조 · 옷걸이에 걸어서 건조하는 내용의 표시는?

①   ②

③   ④

⑤

✓ Answer   03 ④   04 ⑤   05 ⑤

06 다음 중 보고하지 않아도 되는 배설 상태는?

① 탁하거나 뿌연 소변   ② 거품이 많이 나는 소변

③ 연한 노랑색의 소변   ④ 검붉은 색깔의 소변

⑤ 악취 나는 소변

해설 시설장이나 관리책임자, 간호사 등에게 배설물 상태를 보고해야 하는 경우
- 대상자의 소변이 탁하거나 뿌연 경우
- 거품이 많이 나는 경우
- 소변의 색이 진한 경우
- 소변 냄새가 심하게 나는 경우
- 소변에 피가 섞여 나오거나 푸른빛의 소변이 나오는 경우
- 대변에 피가 섞여 나와 선홍빛이거나 검붉은 경우
- 대변이 심하게 묽거나, 대변에 점액질이 섞여 나오는 경우

07 요양보호사가 물건을 양손으로 들어 올릴 때 자세로 올바른 것은?

① 발을 앞뒤로 벌려 지지면을 넓힌다.

② 허리를 구부린다.

③ 두 다리를 모은다.

④ 무릎을 구부린다.

⑤ 다리가 아닌 허리를 펴서 들어 올린다.

해설 물건을 양손으로 들어올릴 때
- 허리를 펴고 무릎을 굽혀 몸의 무게중심을 낮추고 지지면을 넓힌다.
- 무릎을 펴서 들어올린다.
- 물건을 든 상태에서 방향을 전환 시 허리를 돌리지 않고 발을 움직여 조절한다.
- 물체는 최대한 몸 가까이 위치하도록 하여 들어올린다.
- 허리가 아닌 다리를 펴서 들어 올린다.

✔ Answer   06 ③   07 ①

08 배설이 어려울 때 미지근한 물을 항문이나 요도에 끼얹는 이유로 옳은 것은?

① 소독하기 위해서

② 냄새를 제거 하기 위해서

③ 수치심을 느끼지 않도록

④ 배변 후 닦기 쉽도록

⑤ 괄약근을 이완시켜 요의나 변의를 느낄 수 있도록 하기 위해

[해설] 미지근한 물을 항문이나 요도에 끼얹으면 괄약근과 주변 근육이 이완되면서 요의나 변의를 느낄 수 있다.

09 이동식 좌변기 사용 돕기의 방법으로 옳은 것은?

① 편안한 배설을 위해 변기를 차갑게 해두어야 한다.

② 이동식 변기 밑에 미끄럼 방지매트를 깐다.

③ 침대 높이를 이동식 좌변기보다 높게 한다.

④ 이동식 변기가 가득차면 배설물을 버린다.

⑤ 배설 시 전적으로 도와준다.

[해설] 안전을 위해 변기 밑에 미끄럼방지 매트를 깔아주어, 대상자가 변기에 앉을 때 흔들리지 않도록 한다.

10 유치도뇨관을 하고 있는 대상자가 아랫배가 불편하고 아프다고 할 때 확인사항으로 옳은 것은?

① 복부 마사지를 한다.

② 도뇨관이 눌리거나 꺾이지 않았나 확인한다.

③ 소변이 도뇨관 밖으로 새는지 확인한다.

④ 환자에게 요실금 증상이 있는지 확인한다.

⑤ 소변주머니가 꽉 차 있는지 확인한다.

[해설] 유치도뇨관이 막히거나 꼬여서 소변이 제대로 배출되지 않으면 방광에 소변이 차서 아랫배가 불편하고 아플 수 있다.

✓ Answer 08 ⑤ 09 ② 10 ②

11 다음 중 의치손질하기의 방법으로 옳은 것은?

① 의치는 소독을 위해 의치세정제나 뜨거운 물에 보관한다.

② 틀니는 과산화수소수에 소독해서 보관한다.

③ 잠자기 전에 의치를 빼서 보관한다.

④ 칫솔로 의치를 좌우로 닦는다.

⑤ 의치를 낄 때는 아랫니를 먼저 낀다.

해설 잇몸 압박자극을 해소하기 위해 자기 전에는 의치를 빼서 보관한다.

12 다음 중 목욕준비용품으로 올바른 것은?

① 목욕담요, 피부유연제, 샴푸   ② 건성 비누, 헤어드라이기

③ 헤어드라이기, 면봉솜   ④ 이동욕조, 면도기

⑤ 지성 비누, 소독용 장갑

해설 통 목욕 준비물품 : 목욕담요, 목욕수건, 비누, 대야, 목욕의자, 미끄럼방지 매트, 샴푸, 린스, 빗, 헤어드라이어, 갈아입을 옷, 피부유연제(로션이나 오일), 귀막이 솜, 마른수건, 일회용 장갑

13 다음 대화 중 대상자를 이해하고 공감하는 내용으로 옳은 것은?

> • 대상자 : "아이고, 여기저기 너무 아파. 갈수록 더 아픈것 같아"
> • 요양보호사 : _____

① "연세가 있는 데 당연히 아프시죠."

② "약을 드셔야 겠어요."

③ "지금까지도 잘 참으셨어요."

④ "저와 함께 병원에 가요"

⑤ "건강하게 살고 싶은 데 아프시니까 많이 힘드시죠?"

해설 공감적 상대방이 하는 말을 상대방의 관점에서 이해하고 상대방의 감정을 함께 느끼며 자신이 느낀 바를 상대방에게 전달하는 것을 의미한다.

✓ Answer 11 ③ 12 ① 13 ⑤

14 치매대상자의 옷입기를 돕는 방법으로 옳은 것은?

① 대상자의 옷이 아니더라도 입게 한다.

② 옷 선택할 때는 미적인 면을 우선시 한다.

③ 대상자가 원할 때만 갈아입힌다.

④ 꼭 끼는 옷을 제공한다.

⑤ 시간이 지체되더라도 혼자 입도록 격려한다.

해설 시간이 걸려도 혼자 입도록 격려한다. 치매 대상자의 안전을 위해 옆에서 지켜보고, 앉아서 입도록 한다.

15 치매 대상자가 음식물에 독극물을 넣었다고 의심하면서 식사를 거부할 때 요양보호사의 대답으로 옳은 것은?

① "제가 어르신 식사를 준비한 게 아니예요"

② 요양보호사끼리 귀속 말로 이야기한다.

③ "제가 왜 어르신 음식물에 독극물을 넣었겠어요?"

④ "의심이 되시면 먹지 마세요!"

⑤ "제가 한번 먹어 볼까요?"

해설 요양보호사가 치매 대상자에게 도움을 주려고 한다는 확신을 갖게한다.

16 요양보호사가 대상자의 냉장고에서 부패한 계란찜을 발견했을 때 올바른 조치법은?

① 끓여서 먹게 한다.

② 냉장고의 온도를 확인 후 다른 음식 상태를 확인해본다.

③ 상한부분만 버리고 빠른 시일 내 먹게 한다.

④ 즉시 폐기처분 후 나중에 설명을 한다.

⑤ 대상자에게 상했다고 알려준다.

해설 남은 음식 및 부패하기 쉬운 식재료는 즉시 냉장고에 밀봉하여 보관한다(5℃ 이하).

✔ Answer　14 ⑤　15 ⑤　16 ②

17 다음 보기의 내용에 해당하는 여가활동 내용으로 옳은 것은?

> • 대상자 : "건강했을 때는 농사를 지었는데 힘들었어도 보람 있어 좋았어"
> • 요양보호사 : 그러셨어요? 상추를 가꿔 보시는게 어때요?

① 자기계발 활동
② 운동 활동
③ 소일 활동
④ 사교오락 활동
⑤ 가족 중심 활동

해설 **소일 활동** : 텃밭 야채 가꾸기, 식물가꾸기, 신문 보기, 텔레비전 시청, 산책, 종이접기, 퍼즐놀이

18 요양보호사의 관찰 기록방법으로 가장 적합한 것은?

① 어르신이 7월 10일 3시에 방에서 300cc의 소변을 보셨다.
② 최근 들어 어르신이 신 음식을 잘 먹는다.
③ 요즘 식사량이 줄어서 체중이 많이 줄었다.
④ 치매가 점점 더 심해지시는 것 같다.
⑤ 점심에는 비경구영양을 했다.

해설 기록은 필요한 사항을 빠뜨리지 않고 정확하게 기록하는 것이 중요하다. 그렇게 하기 위해서는 누가, 언제, 어디서, 무엇을, 어떻게, 왜 하였는지, 육하원칙을 염두에 두고 작성한다. 아울러 모든 기록에는 정확한 시간을 기입하도록 한다.

19 낮에 계속 잠만 자고 밤에 돌아다니는 어르신에 대한 알맞은 요양보호법은?

① 낮에 같이 산책을 한다.
② 요양보호사도 낮에 자고 밤에 활동한다.
③ 밤에는 돌아다니지 못하게 문을 잠근다.
④ 그러면 안된다고 단호하게 말한다.
⑤ 밤에 푹 주무실 수 있도록 조용하게 해준다.

해설 낮에 방안에서 졸게 되면 밤에 수면장애가 더 심해지므로, 산책과 같은 야외활동을 통해 신선한 공기를 접하면서 운동하도록 돕는다.

✓ Answer 17 ③ 18 ① 19 ①

20 임종 직후 요양보호로 옳은 것은?

① 대상자 소유물은 가족에게 전달한다.

② 튜브나 장치를 제거한다.

③ 의치를 제거한다.

④ 시트로 대상자의 얼굴을 덮는다.

⑤ 어깨와 머리 밑에 베개를 넣어준다.

해설 대상자를 바로 눕히고, 베개를 이용하여 어깨와 머리를 올려 혈액 정체로 인한 얼굴색의 변화를 방지하고 입이 벌어지는 것을 예방한다.

21 다음 중 하임리히 법을 적용해야할 상황은?

① 이물질에 의한 기도 질식 상태

② 심혈관질환의 응급상태

③ 뜨거운 물에 의한 화상

④ 열사병에 의한 경련

⑤ 낙상에 의한 골절

해설 이물이 육안으로 보이면 큰기침을 하여서 이물을 뱉어내도록 한다. 이 경우 손을 넣어 빼려고 하거나 구토를 유발시키려고 하는 행위는 시간이 지체되고, 이물이 기관지로 더 내려가도록 할 위험이 있으므로 시도하지 않는다(하임리히법).

22 다음 중 자동제세동기의 사용에 대한 설명으로 옳은 것은?

① 심장리듬 분석 후 전원을 켠다.

② 전극 패드 1은 왼쪽 쇄골 바로아래와 우측 겨드랑이 아래에 부착한다.

③ 반응과 정상적인 호흡이 없는 심정지 환자에게만 사용한다.

④ 제세동 후 심폐소생술은 다시시행하지 않는다.

⑤ 심폐소생술과 함께 시행한다.

해설 자동제세동기는 심장에 고압전류를 극히 단시간 통하게 함으로써 정상적인 맥박으로 회복시키는 기기를 말한다. 자동제세동기는 반응과 정상적인 호흡이 없는 심정지 대상자에게만 사용한다.

✓ Answer 20 ⑤ 21 ① 22 ③

23 경관영양주입시 구토증세가 보일 때 가장 먼저 해야 할 일은?

① 비위관을 잠근다.

② 비위관이 빠져있는지 확인한다.

③ 비위관을 잠그고 간호사에게 보고한다.

④ 심호흡을 한다.

⑤ 복부마사지를 한다.

해설 경관 영양 주입 시 비위관이 빠지거나 새는지 관찰한다. 또한 대상자가 토하거나 청색증이 나타나면 주입되던 비위관을 잠근 후 바로 시설장, 간호사 등에게 알린다.

24 다음 중 금식시에도 먹어도 되는 것을 고르면?

① 혈압약   ② 음료수

③ 물   ④ 소화제

⑤ 경구유동식

해설 금식인 경우에도 혈압약 등 매일 투약해야 하는 약물은 반드시 투약해야 한다.

25 다음 중 안연고 투여 방법으로 옳은 것은?

① 튜브에서 처음 나온 것은 거즈로 닦아 버린다.

② 투약한 눈을 비빈다.

③ 눈 바깥쪽에서 안쪽으로 넣는다.

④ 처음나온 연고는 그대로 사용한다.

⑤ 튜브 끝을 눈동자에 직접대고 투여한다.

해설 안연고를 사용할 때는 처음 나오는 것은 거즈로 닦아 버린다. 하부 결막 낭 위에 튜브를 놓고 안쪽에서 바깥쪽으로 안연고를 2cm 정도 짜 넣는다.

✔ Answer 23 ③ 24 ① 25 ①

26 다음 중 젖은 기저귀를 갈아줘야 하는 이유로 옳은 것은?

① 욕창 예방   ② 관절 보호

③ 수면 용이   ④ 규칙적 배변 유도

⑤ 치매증상 완화

해설 기저귀를 사용하면 피부손상과 욕창이 잘 생긴다. 배뇨, 배변시간에 맞추어 자주 살펴보고 젖었으면 속히 갈아주어 피부에 문제가 생기지 않도록 한다.

27 침상배설 도움에 대한 설명으로 옳은 것은?

① 침대를 올려주어 배에 힘을 주기 쉬운 자세를 취한다.

② 배설 훈련시 정해진 시간에만 돕는다.

③ 변기는 시원하게 찬물로 수시로 씻는다.

④ 배설물이 특이할 경우 목욕시킨다.

⑤ 항문 – 질 – 요도순으로 닦아 준다.

해설 침대를 올려주어 대상자가 배에 힘을 주기 쉬운 자세로 취해준다.

28 다음 중 침상에서 양치질시 방법으로 옳은 방법은?

① 차가운 물로 입안을 헹구어 적신다.

② 칫솔질 전에 치실을 사용한다.

③ 칫솔질은 잇몸에서 부터 치아 방향으로 천천히 원을 그리듯이 닦는다.

④ 칫솔질 할 때는 치아만 닦는다.

⑤ 모가 딱딱한 칫솔을 사용한다.

해설 칫솔질은 잇몸에서 부터 치아 방향으로 천천히 원을 그리듯이 닦는다. 치실은 치아 사이의 음식물 찌꺼기 등을 제거할 때 사용하며, 칫솔질 후에 사용한다.

✅ Answer   26 ①   27 ①   28 ③

29 휠체어 브레이크가 잘 안 들을 경우 점검해야 할 것은?

① 팔걸이   ② 받침쇠

③ 바퀴손잡이   ④ 발 받침대

⑤ 휠체어 공기압

해설 잠금장치가 고정되지 않을 때는 타이어 공기압을 확인하고 공기압이 정상이라면 뒷주머니에 있는 스패너로 잠금장치 고정 볼트를 조절한 후 고정하여 준다.

30 다음 중 휠체어를 탄 대상자와 요양보호사가 엘리베이터를 탈 때의 방법으로 옳은 것은?

① 앞으로 들어가서 앞으로 나온다.

② 뒤로 들어가서 뒤로 나온다.

③ 엘리베이터 뒤로 들어가서 앞으로 나온다.

④ 앞으로 들어가서 뒤로 나온다.

⑤ 옆으로 들어간다.

해설 뒤로 들어가서 앞으로 밀고 나온다. 이는 엘리베이터 층 버튼에 쉽게 접근할 수 있으며, 엘리베이터를 나갈 때 돌려야하는 불편함을 피할 수 있기 때문이다.

31 다음 중 화장실 청소 방법으로 옳지 않은 것은?

① 락스를 희석한 물을 부어준다.

② 밤에 충분히 환기를 시킨다.

② 화장실 배수구는 락스를 희석한 물을 부어준다.

③ 화장실 배수구는 뚜껑을 솔로 씻고 물때를 씻는다.

④ 양변기는 솔에 식초를 묻혀 변기 안쪽을 닦는다.

⑤ 바닥은 일주일에 한번 정도 닦아준다.

해설 사용하지 않는 낮 시간은 충분히 환기를 시킨다.

✔ Answer   29 ⑤   30 ③   31 ②

32 다음 중 경련을 일으킬 때 응급 처치 방법으로 옳은 것은?

① 대상자를 꽉 붙잡는다.　　② 입에 거즈를 물려 준다.

③ 주변에 위험한 물건을 치운다.　　④ 주물러 준다.

⑤ 맛사지를 한다.

해설 대상자의 머리 아래에 부드러운 것을 대주고 위험한 물건을 치운다.

33 다음 중 계단에서 넘어져 골절이 의심될 경우의 대응으로 옳은 것은?

① 부목으로 고정시킨다.

② 스스로 움직이게 한다.

③ 얼음찜질을 한다.

④ 손상부위를 손으로 주무른다.

⑤ 출혈이 있는 경우 휴지로 닦고 지혈한다.

해설 상처 부위에 냉찜질을 하면 부풀어 오르거나 염증이 생기는 것을 줄일 수 있다.

34 다음 중 저혈당 대상자에게 나타나는 증상으로 옳은 것은?

① 식은땀　　② 요실금

③ 기침　　④ 설사

⑤ 구토

해설 저혈당(인슐린요법 시)의 경우 땀을 많이 흘리거나 두통, 시야몽롱, 배고픔 등의 증상이 나타난다.

35 치매대상자가 고기를 씹는 방법을 모를 경우의 조리 방법은?

① 고기를 살짝 데쳐서 준다.　　② 고기를 구워 준다.

③ 고기를 갈아서 준다.　　④ 고기 먹는 법을 가르쳐 준다.

⑤ 고기를 잘라서 조리한다.

✓ Answer　32 ③　33 ③　34 ①　35 ③

해설 씹는 행위를 잊어버린 치매 대상자에게는 질식의 위험성이 있는 작고 딱딱한 사탕이나 땅콩, 팝콘 등은 삼가고 잘 저민 고기, 반숙된 계란, 과일 통조림 등을 갈아서 제공한다.

36 노인의 식단을 짤 때 노화의 특성으로 고려해야 할 사항 중 옳지 않은 것은?

① 변비가 생기기 쉽다.　　　　② 소화능력이 저하된다.

③ 당뇨병에 걸리기 쉽다.　　　④ 지방흡수력이 증가된다.

⑤ 음식을 씹기 어려워진다.

해설 췌장에서의 소화효소 생산이 감소하여 지방의 흡수력이 떨어진다.

37 대상자 어르신을 목욕 시 물을 뿌려 주는 이유를 고르면?

① 미끄럼 방지　　　　　　　② 체온 조절

③ 피부 습도 유지　　　　　④ 실내 온도 유지

⑤ 손쉬운 이물질 제거

해설 체온이 떨어지지 않도록 목욕 중에는 자주 따뜻한 물을 뿌려준다.

38 요양보호사가 비경구 영양 돕기를 실시하는 방법으로 옳은 것은?

① 판매되는 영양액을 사용하는 경우에는 유효기간을 확인할 필요가 없다.

② 처방에 따라 준비된 영양액을 차갑게 준비한다.

③ 영양주머니는 매회 깨끗이 세척하여 건조시켜 사용한다.

④ 비위관이 빠졌을 경우 요양보호사가 혼자 삽입한다.

⑤ 비위관 영양 주입 후 대상자를 곧바로 눕도록 보조한다.

해설 판매되는 영양액을 사용하는 경우에는 유효기간 이내의 것만 사용한다. 영양주머니는 매번 깨끗이 씻어서 말린 후 사용한다. 경관 영양 주입 후 대상자가 상체를 높이고 30분 정도 앉아 있도록 보조한다.

✔ Answer　36 ④　37 ②　38 ③

39 빈혈로 어지러움을 호소하는 대상자에게 가장 먼저 해야 할 일로 옳은 것은?

① 의사가 처방한 철분제 복용 확인 ② 영양을 충분히 공급

③ 의사처방전 확인 ④ 수분 공급

⑤ 휴식

해설 빈혈은 적혈구나 헤모글로빈이 부족하여 혈액이 몸에서 필요한 만큼의 산소를 공급하지 못하는 상태를 말한다. 노인에게 흔히 나타나는 빈혈은 철분이 부족하여 생기는 빈혈이다.

40 다음 중 경구 투약이 가능한 대상자는?

① 금식 대상자 ② 무의식 대상자

③ 연하곤란 대상자 ④ 유동식 섭취대상자

⑤ 계속 토하는 대상자

해설 복약을 돕기 전 대상자가 경구 투약을 할 수 있는 능력이 있는지 확인한다. 대상자가 삼킬 수 있는지, 금식여부, 오심과 구토 여부를 확인한다.

41 다음에서 설명하는 기록의 유형은?

> • S : "집에 가야지, 집에 가서 우리 손주 밥 챙겨줘야지", "얼른 가야하는데, 내가 왜 여기 있는 거야"
> • O : 대상자는 면담도중 3회의 배회행동이 관찰되었다.
> • A : 대상자는 면담 중 면담에 집중하는 시간이 짧고, 손자녀 밥을 챙겨주어야 한다며 매우 불안한 양상으로 배회를 하여 길을 잃거나 낙상사고가 우려된다.
> • P : 배회행동을 관찰하고, 배회행동과 연관이 있는 망상을 파악한다. 대상자의 관심을 다른 곳으로 돌리기 위한 소일거리를 제공한다.

① 과정기록 ② 요약기록

③ 사례기록 ④ 내용기록

⑤ 문제중심 기록

해설 문제중심 기록의 한 유형이다.

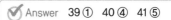
✓ Answer 39 ① 40 ④ 41 ⑤

42 개수대 등 곰팡이가 피었을 때 사용하는 위생관리방법은?

① 우유를 묻힌 헝겊으로 닦는다.

② 물과 식초를 묻힌 헝겊으로 닦는다.

③ 녹차 티백물을 묻힌 헝겊으로 닦는다.

④ 맥주로 닦고 식초를 묻힌 헝겊으로 닦는다.

⑤ 소다물로 닦고 식초를 묻힌 헝겊으로 닦는다.

해설 곰팡이가 핀 곳은 소다물로 닦고 식초를 묻힌 헝겊으로 닦아내면 효과적이다.

43 수액을 정맥을 통해 주입할 때 수액병의 위치로 옳은 것은?

① 심장과 같게 한다.　　　　② 심장보다 낮게 한다.

③ 심장보다 높게 한다.　　　　④ 팔보다 낮게 한다.

⑤ 위치는 관계가 없다.

해설 수액 병은 항상 대상자의 심장보다 높게 유지한다. 정맥주입 속도가 일정하게 유지되는지 수시로 확인한다.

44 한쪽 다리가 마비된 요양대상자가 지팡이를 이용하여 계단을 오를 때 가장 마지막으로 이동할 것은?

① 지팡이　　　　　　　　② 건강한 쪽 다리

③ 마비된 다리　　　　　　④ 양 다리 모두

⑤ 순서는 관계가 없다.

해설 지팡이 보행(계단을 오를 때) : 지팡이 → 건강한 다리 → 마비된 다리

45 업무보고회의에 참석하는 인력으로 옳지 않은 것은?

① 수급자 보호자　　　　　② 장기요양기관장

③ 시·군·구 공무원　　　　④ 장기요양기관 종사자

⑤ 보건, 의료, 복지관계전문가

해설 업무보고회의에 참석하는 인력은 전문가 집단이며 보호자는 시설의 운영위원회에 참석한다.

✓Answer 42⑤ 43③ 44③ 45①

실전평가문제 필기 제5회

01 하루 종일 침대에서 움직일 수 없어 전적으로 다른 사람의 도움을 받아야 하는 와상 상태 노인이 받을 수 있는 장기요양등급은?

① 장기요양 1등급   ② 장기요양 2등급

③ 장기요양 3등급   ④ 등급 외 A형

⑤ 등급 외 B형

> **해설** 장기요양 1등급 : 일상생활에서 전적으로 다른 사람의 도움이 필요한 자로서 장기요양인정점수가 95점 이상인 자

02 방문요양의 급여비용에 대한 내용으로 옳지 않은 것은?

① 야간, 휴일근무 시에도 급여비용은 가산 없이 모두 똑같다.

② 급여 제공시간이 30분 미만인 경우 급여비용을 산정할 수 없다.

③ 22시 이후 06시 이전에 제공한 급여는 30%를 가산할 수 있다.

④ 방문요양의 급여비용은 1회 방문 당 급여제공시간에 따라 산정한다.

⑤ 1일 2회까지 산정할 경우에는 방문간격은 2시간 이상이어야 한다.

> **해설** 방문요양 급여비용의 가산에는 원거리교통비 가산, 야간가산, 심야가산, 휴일가산 등이 있다. 단, 가산은 급여를 개시한 시간을 기준으로 하며, 야간 · 심야 · 휴일가산이 동시에 적용되는 경우에는 중복하여 가산하지 않는다.

✔ Answer   01 ①   02 ①

03 매슬로우(A. Maslow)의 인간의 욕구단계 중 요양보호사가 시간을 내어 보수교육이나 협회, 월례회 등에 참석하여 새로운 정보를 지속적으로 습득하며 자기발전을 이루고자 노력하는 것은?

① 생리적 욕구   ② 안전의 욕구

③ 존경의 욕구   ④ 자아실현의 욕구

⑤ 소속과 애정의 욕구

해설 5단계인 자아실현의 욕구는 지속적인 자기계발을 통한 자기발전과 자아완성을 의미한다.

04 몸을 만지거나 신체접촉을 하는 대상자에 대한 대처방안으로 옳은 것은?

① 어린아이 다루듯 조용히 타이른다.

② 특별히 심하지 않으면 내버려둔다.

③ 단호히 거부하는 의사를 전달한다.

④ 가족이나 시설장에게는 알릴 필요없다.

⑤ 큰 소리로 호통쳐서 수치심을 유발시킨다.

해설 대상자가 성적인 관심이나 말, 행동을 나타낼 때는 단호히 거부하는 의사를 전하고, 필요 시 가족과 시설장에게 알린다.

05 다음에서 설명하는 요양보호사의 역할은?

> 효율적인 의사소통 기법을 활용하여 요양보호대상자의 관계를 형성하고 서비스를 제공하여 대상자의 신체적, 정신적, 심리정서적 안위를 도모한다.

① 관찰자 역할   ② 정보전달자 역할

③ 숙련된 조력자 역할   ④ 의사소통 대상자 역할

⑤ 동기유발 지지자 역할

해설 의사소통 대상자 역할의 한 예이다.

✔ Answer 03 ④ 04 ③ 05 ④

06 다음에서 설명하는 요양보호 첫 단계는?

> 대상자가 기관에 찾아왔을 때, 그의 문제와 욕구를 확인하여 기관의 정책과 서비스 한계 내에서 서비스를 제공할 수 있는지 판단하는 과정

① 접수단계　　　　　　　　② 사정단계

③ 계약단계　　　　　　　　④ 중재단계

⑤ 종결단계

해설 접수단계를 설명하는 과정이다.

07 직업성 근골격계 질환의 위험요인으로 옳지 않은 것은?

① 반복 동작　　　　　　　② 힘이 많이 드는 일

③ 무거운 물체를 드는 일　　④ 신체선열을 이용한 작업

⑤ 불편한 자세에서 행하는 작업

해설 신체선열의 유지목적은 손상위험을 감소시키는데 있다.

08 다음에서 설명하는 것은?

> 뇌신경 세포의 손상에 의한 것으로 지적장애이며, 단시간에 일어나는 것이 아니라 몇 개월에서 몇 년의 경과를 거치는 만성증후군이다.

① 치매　　　　　　　　　② 건망증

③ 뇌졸중　　　　　　　　④ 편집증

⑤ 뇌증후군

해설 치매 : 뇌신경 세포의 손상에 의한 것으로 지적장애이며, 단시간에 일어나는 것이 아니라 몇 개월에서 몇 년의 경과를 거치는 만성증후군

✔ Answer　06 ①　07 ④　08 ①

09 음식이나 물을 삼키기 힘들어지는 증상은?

① 천식   ② 궤양

③ 구토   ④ 연하곤란

⑤ 저작능력 저하

해설 음식이나 물을 삼키기 힘들어지는 증상을 연하곤란이라 한다.

10 병상에 오래 누워 있는 환자의 등·허리·어깨·팔꿈치 등 바닥면과 접촉되는 피부가 혈액의 공급을 받지 못해서 괴사되는 상태를 무엇이라 하는가?

① 욕창   ② 건조증

③ 소양증   ④ 각화증

⑤ 노인성 반점

해설 욕창은 환자의 등·허리·어깨·팔꿈치 등 바닥면과 접촉되는 피부가 혈액의 공급을 받지 못해서 괴사되는 상태이다.

11 노인의 신체적 변화 사정 시 요양보호사가 고려해야 할 점이 아닌 것은?

① 신뢰와 돌봄의 관계를 형성한다.

② 대상자의 기력이 가장 좋은 시간을 선택한다.

③ 대상자에게 충분한 시간을 주며 천천히 질문한다.

④ 대상자 자신의 건강에 대한 인식이 어떤지를 확인한다.

⑤ 대상자가 불안감을 느껴도 업무에 차질 없이 진행한다.

해설 대상자의 정서적 상태와 관심도를 파악하되 불안해하거나 지루해하면 일단 중단한다.

✔ Answer   09 ④   10 ①   11 ⑤

12 대장암 환자의 식이요법으로 옳은 것은?

① 음식을 짜게 먹는다.

② 생과일은 먹지 않는다.

③ 음식을 차게 해서 먹는다.

④ 동물성 식품을 많이 섭취한다.

⑤ 가공식품, 인스턴트식품 섭취를 피한다.

해설 잦은 간식과 늦은 식사, 자극을 주는 찬 음식, 가공식품, 인스턴트 식품, 훈연식품 등은 피한다.

13 폐렴 대상자를 돌보고 있는 요양보호사의 행위로 옳지 않은 것은?

① 외출 후 손발을 꼭 씻도록 한다.

② 영양과 수분을 충분히 섭취하도록 한다.

③ 규칙적인 환기로 실내공기를 쾌적하게 한다.

④ 체위변경, 규칙적인 기침 및 심호흡을 하도록 격려한다.

⑤ 습도 공급을 위해 가습기의 분무방향을 대상자 얼굴 쪽으로 한다.

해설 적절한 습도유지를 위한 가습기 사용은 적절하나 분무가 직접 대상자 얼굴로 향하도록 하는 것은 좋지 않다. 분무입자가 기관지를 자극하는 원인이 될 수 있다.

14 요실금에 대한 설명으로 옳은 것은?

① 수분섭취는 될수록 적게 한다.

② 변비와 요실금과는 관련이 없다.

③ 요실금은 노화현상으로 치료가 불가능하다.

④ 원인과 관계없이 수술이 가장 좋은 방법이다.

⑤ 예방으로 적당한 운동과 골반근육운동을 한다.

해설 요실금 예방에는 하루 2~3L의 수분섭취로 방광의 기능을 유지하고 발생원인에 따라 약물요법, 수술치료를 한다.

Answer 12 ⑤ 13 ⑤ 14 ⑤

15 다음 대화에서 요양보호사가 사용하는 의사소통기술은?

> • 할아버지 : 손자 생일 선물을 사 주기로 약속했어요.
> • 요양보호사 : 손자가 아주 좋아하겠어요. 어떤 선물을 사주기를 원하세요?

① 반박하기　　　　　　　　② 연상하기
③ 공감하기　　　　　　　　④ 유머 감각
⑤ 정직성

해설 말벗하기는 대상자에 대한 관심을 표현하는 것인데 대상자에 대한 관심이란 대상자의 기분이나 감정에 대해 주의를 기울이고 공감하는 것이다.

16 국민건강보험공단이 대상노인에 대한 등급판정 후 발급하는 것으로 장기요양등급, 유효 기간, 이용가능한 급여의 종류와 내용 등이 포함된 것은?

① 요양보호기록지　　　　　　② 장기요양인정서
③ 모니터링 기록표　　　　　　④ 표준장기요양이용계획서
⑤ 의사소견서

해설 국민건강보험공단은 등급판정을 받은 대상자에게 장기요양인정서를 발급한다. 장기요양인정서에는 대상자의 기본인적사항과 장기요양등급, 유효기간, 이용가능한 급여의 종류와 내용 등이 포함되며, 대상자가 장기요양서비스를 제공받을 때 필요한 안내사항 등도 포함되어 있다.

17 등급 외 A형, B형에 해당하는 노인에게 목욕서비스 등을 제공하는 기관은?

① 종합병원　　　　　　　　② 노인대학
③ 사회복지관　　　　　　　④ 노인보호전문기관
⑤ 고령자취업지원센터

해설 노인복지관, 사회복지관은 등급 외 A형, B형에 해당하는 분에게 목욕서비스, 기능회복지원, 건강증진지원서비스를 제공한다.

✔ Answer　15 ③　16 ②　17 ③

18 업무보고회의 시 올바른 진행이 아닌 것은?

① 한 가지 의견만 수렴하고 선택한다.

② 모든 사람이 골고루 발언할 기회를 준다.

③ 진행자는 객관적으로 진행한다.

④ 다양한 의견이 반영될 수 있도록 한다.

⑤ 정해진 형식을 가지고 구체적으로 진행한다.

해설 여러 가지 의견을 수렴한 뒤 선택해야 한다.

19 다음 내용과 가장 관련이 깊은 노인시설 요양대상자의 권리는?

> 어르신의 건강상태가 나빠져서 가족들에게 연락하여 입원이나 전원을 권유하게 되는데 그때마다 자식들은 어르신의 의사는 묻지도 않고 전원시키는 경우가 대부분이라고 한다.

① 사생활 및 비밀 보장에 대한 권리

② 통신의 자유에 대한 권리

③ 정보 접근과 자기결정권 행사의 권리

④ 신체적 제한을 받지 않을 권리

⑤ 불평의 표현과 해결을 요구할 권리

해설 정보 접근과 자기결정권 행사의 권리 : 시설 입퇴소 및 운영과 관련된 시설의 관리규칙과 규정을 구두 또는 문서로 생활노인과 가족에게 충분히 설명하거나 공지하여야 한다.

20 일상생활지원서비스의 업무범위에 속하지 않는 것은?

① 취사   ② 청소

③ 세탁   ④ 주변 정돈

⑤ 목욕 도움

해설 목욕도움서비스는 신체활동지원서비스의 업무범위에 속한다.

✔ Answer   18 ①   19 ③   20 ⑤

21 장기요양보험급여의 종류 중 재가급여에 해당되지 않는 것은?

① 방문목욕   ② 주 · 야간 보호

③ 방문요양   ④ 방문간호

⑤ 시설서비스

> **해설** 장기요양보험급여는 시설급여(장기요양시설)와 재가급여(방문요양, 방문목욕, 방문간호, 주 · 야간 보호, 단기보호), 기타 재가급여로 구분된다.

22 본인일부부담금을 장기간 미납한 사유로 특별한 보호조치 없이 시설노인을 퇴소시키는 행위는 노인학대의 유형 중 무엇에 해당하는가?

① 유기   ② 방임

③ 재정적 학대(착취)   ④ 신체적 학대

⑤ 언어·정서적 학대

> **해설** 방임 : 부양 의무자로서의 책임이나 의무를 의도적 혹은 비의도적으로 거부, 불이행 혹은 포기하여 노인에게 의식주 및 의료를 적절하게 제공하지 않는 것을 말한다.

23 요양보호사의 직업적 자세로 옳은 설명은?

① 대상자의 비밀을 다른 사람에게 말한다.

② 업무일지를 한 주마다 한꺼번에 모아서 기록한다.

③ 휠체어를 대여하고 대여료를 받는다.

④ 대상자가 주는 돈을 한 번 사양하고 받는다.

⑤ 전문가의 진단이 필요하면 시설장에게 보고한다.

> **해설** 요양보호사는 복지용구를 직접 판매 또는 대여하거나 알선하는 행위, 대상자가 가족으로부터 돈을 빌리거나 뇌물 혹은 팁을 받는 등의 행위를 범하지 않아야 하며 법적 및 윤리적 책임을 다해야 한다.

✔ Answer   21 ⑤   22 ②   23 ⑤

24 대상자가 치료식에 대해 맛이 없다고 불평할 때 요양보호사의 대처방안으로 옳지 않은 것은?

① 가능하면 대상자가 주방에 들어오게 하여 함께 조리를 한다.

② 대상자에게 도중에 맛을 보게 하는 등 조리에 참가하게 한다.

③ 맛이 날 때까지 화학조미료를 사용하여 대상자가 원하는 맛을 낸다.

④ 필요에 따라서는 영양사나 주치의, 간호사 등과의 연계를 시도한다.

⑤ 좋아하는 재료를 사용하여 만족감을 느낄 수 있도록 노력한다.

해설 화학조미료는 위염, 고혈압, 변비 등을 일으킬 수 있기 때문에 될 수 있는 대로 천연조미료를 사용한다.

25 재가요양보호서비스의 장점으로 옳은 것은?

① 서비스의 효과적인 평가가 쉽다.

② 서비스 제공의 책임소재가 분명하다.

③ 대상자의 요구나 변화를 파악하기 쉽다.

④ 사생활이 존중되고 개인생활이 가능하다.

⑤ 의료, 간호, 요양서비스가 단편적으로 되기 쉽다.

해설 재가요양보호서비스의 장점은 대상자가 친숙한 환경(같은 동네, 이웃과 가족)에서 생활할 수 있다는 점과 사생활이 존중되고 개인생활이 가능하다는 점이다.

26 고혈압 예방법으로 옳지 않은 것은?

① 체중을 조절한다.

② 금연, 금주한다.

③ 증상이 좋아지면 약을 일시 중단한다.

④ 약간 숨이 찰 정도의 운동을 꾸준히 한다.

⑤ 운동시간은 하루에 30~60분 정도가 적당하다.

해설 약은 꾸준히 복용하고 반드시 의사와 상의하여 약물의 종류와 용량을 결정해야 하며, 마음대로 용량을 증감하거나 중단하면 안 된다.

✔ Answer 24 ③ 25 ④ 26 ③

27 '조용한 도둑'이란 별명을 가진 근골격계 질환으로 중년 이후 여성에게 많이 나타나는 증상은?

① 디스크   ② 골다공증

③ 고관절 골절   ④ 퇴행성 관절염

⑤ 류마티스 관절염

해설 중년 이후 여성에게 많이 나타나고 있으며 노년기의 여성 대부분이 골다공증의 위험에 노출되어 있다.

28 노인 대상자의 쾌적한 실내 환경을 조성하는 방법으로 옳은 것은?

① 분위기를 위해 음악을 크게 틀어 놓는다.

② 겨울에는 실내 온도가 10℃ 이하이면 난방이 필요하다.

③ 습도는 50~60%로 유지시킨다.

④ 자연채광은 살균효과가 있어서 신진대사를 좋게 한다.

⑤ 야간에 실내의 모든 조명은 소등시킨다.

해설 자연채광은 밝고 습도가 낮으며 자외선에 의한 살균효과가 있어서 신진대사를 좋게 한다.

29 임종이 임박하였을 때의 징후로 옳지 않은 것은?

① 점차로 피부색이 붉게 변한다.

② 맥박이 약해지고 혈압이 떨어진다.

③ 손발이 차가워지고 식은 땀을 흘린다.

④ 의식이 점차 흐려지고 혼수상태에 빠진다.

⑤ 대소변을 의식하지 못하고 실금하게 되며 항문이 열린다.

해설 숨을 가쁘고 깊게 몰아쉬며 가래가 끓다가 점차적으로 숨을 깊게 천천히 쉬게 된다. 또 손발이 차가워지고 식은 땀을 흘리며, 점차로 피부색이 파랗게 변한다.

✔ Answer 27 ② 28 ④ 29 ①

30 방문간호에서 의사처방 없이 간호사의 독자적 판단에 의해 가능한 업무가 아닌 것은?

① 환자의 상태변화 시에 대처하는 방법, 환경관리 등의 상담

② 간호사정 및 진단, 구강간호, 개인위생관리 등의 기본간호

③ 비위관 교환, 단순도뇨 및 정체도뇨관 삽입·교환·관리 등의 간호

④ 서비스종결 후에도 건강관리가 요구되는 경우 의료기관 등으로 의뢰

⑤ 환자나 가족 건강관리에 필요한 식이·운동요법 등의 교육·훈련

해설 비위관 교환, 단순도뇨 및 정체도뇨관 삽입·교환·관리 등의 간호는 의사의 처방이 있어야 한다.

31 골다공증의 예방법으로 옳지 않은 것은?

① 균형 잡힌 영양섭취 ② 표준체중 유지

③ 체중 부하운동 ④ 카페인섭취

⑤ 충분한 칼슘섭취

해설 흡연, 음주, 카페인의 섭취는 골다공증의 원인 중 하나이다.

32 전립선비대증이 있을 때 대상자에게 나타나는 대표적인 증상은?

① 소변에 피가 섞여 나온다.

② 체중이 갑자기 감소한다.

③ 소변이 금방 나오지 않고 힘을 주어야 나온다.

④ 소변이 조금씩 넘쳐 계속적으로 흘러나온다.

⑤ 갑자기 배의 옆쪽이나 아랫배에 극심한 통증이 있다.

해설 전립선비대증의 증상 : 배뇨 후 잔뇨감, 소변 줄기의 끊어짐, 약한 소변 줄기, 소변이 금방 나오지 않고 힘을 주어야 나옴

✓ Answer 30 ③ 31 ④ 32 ③

33 섬망 대상자의 비약물적 치료 방법으로 옳은 것은?

① 밤에 불 꺼두기

② 대상자와 접촉하는 사람들 수를 늘려가기

③ 대상자의 가족이 방문하지 않도록 차단하기

④ 밤낮 구별 없이 창문이나 커튼 닫아두기

⑤ 사랑하는 사람의 사진, 달력, 시계 등을 가까이 두기

해설 비약물요법 중 지남력의 유지
- 개인 사물, 사랑하는 사람의 사진, 달력, 시계 등을 가까이 두기
- 일상의 절차, 규칙, 도움을 요청할 사람 및 방법 등을 반복적으로 알려주기

34 동작이 가능하면 전후좌우로 천천히 체중을 이동하거나 가볍게 제자리걸음을 해서 연습을 시키는 방법은?

① 균형 잡기   ② 휠체어 사용 돕기

③ 보행 벨트 돕기   ④ 지팡이 사용 돕기

⑤ 보행기 사용 돕기

해설 서있는 동작이 가능하면 전후좌우로 천천히 체중을 이동하거나 가볍게 제자리 걸음을 해서 균형 잡는 연습을 시킨다. 이때 요양보호사는 대상자의 불편한 쪽의 몸을 받쳐 준다.

35 항암치료 시 변비가 있을 때 식사요령으로 옳지 않은 것은?

① 충분한 물을 마신다.

② 쌀밥 대신 잡곡밥을 먹는다.

③ 섬유질이 많은 음식을 먹는다.

④ 초콜릿, 치즈, 계란을 먹으면 변비에 도움이 된다.

⑤ 시계방향으로 복부마사지를 하여 장운동을 도와준다.

해설 초콜릿, 치즈, 계란과 같은 음식은 배변에 도움이 안 된다.

✓ Answer   33 ⑤   34 ①   35 ④

01 대상자가 다음과 같이 하는 말에 요양보호사의 공감하는 표현으로 옳은 것은?

> "지난 번 보호사가 더 잘했는데…"

① "지난 번 보호사님이 일을 참 잘하셨나 봐요."

② "전 그 보호사와는 달라요. 그 분 보고 싶네요."

③ "그런 말씀은 되도록 하지 않으셨으면 좋겠어요."

④ "할머니께서 그렇게 말씀하시니 기분이 안 좋네요."

⑤ "그렇게 그 보호사가 잘했으면 그 분 모셔다 드릴까요."

해설 다시 한 번 되물음으로써 상대방의 마음을 헤아리려고 해야 한다.

02 대상자의 면도 돕기 방법으로 옳은 것은?

① 면도기는 소독해서 공용으로 사용한다.

② 면도전 차가운 물수건을 덮어 건조함을 완화한다.

③ 주름진 피부는 면도하지 않는다.

④ 피부와 면도날의 각도는 45° 정도를 유지한다.

⑤ 면도 후 물기는 마른 수건으로 닦고 그대로 둔다.

해설 면도날은 얼굴 피부와 45° 정도의 각도를 유지하도록 하며, 짧게 나눠 일정한 속도로 면도한다.

✔ Answer 01 ① 02 ④

03 팔꿈치 외측상과염이 발생한 요양보호사의 스트레칭 방법으로 옳은 것은?

①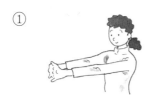

②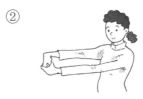

③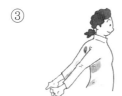

④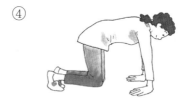

⑤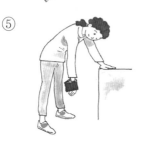

04 대상자의 분비물을 처리하는 방법으로 옳은 것은?

① 대상자의 가래는 세면대에 버린다.

② 피가 묻은 의류는 더운물로 닦고 찬물로 헹군다.

③ 배설물이 묻은 세탁물과 일반 세탁물을 함께 세탁한다.

④ 대상자의 분비물은 일반 쓰레기와 함께 섞어 배출한다.

⑤ 일회용 장갑을 끼고 배설물을 만진 후에도 손을 씻는다.

해설 감염 예방을 위해서는 식사 전, 화장실 사용 후, 객담이나 상처배액과 같은 대상자의 신체분비물을 만진 후 장갑을 착용했더라도 반드시 손을 씻어야 한다.

Answer 03 ② 04 ⑤

05 혈압이 높은 대상자의 목욕을 도울 때 주의사항으로 옳은 것은?

① 통목욕을 권장한다.　　　　② 식사 전에 목욕한다.

③ 목욕시간은 1시간 한다.　　④ 혈압약 복용 1시간 후에 한다.

⑤ 지성용 비누를 사용한다.

해설 혈압이 높은 대상자일 경우 : 혈압약 복용 직후는 목욕을 삼가해야 하며 한 시간 후에 목욕을 실시한다. 목욕 중에는 대상자의 상태를 자주 확인하며 목욕시간은 20~30분 이내로 한다.

06 자동심장충격기 사용과정 중 전극패드를 부착하는 위치로 맞는 것은?

① 　　　　②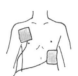

③ 　　　　④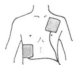

⑤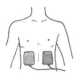

해설 오른쪽 쇄골(빗장뼈)의 바로 아래와 왼쪽 젖꼭지 옆의 겨드랑이 부분에 부착한다.

07 복통을 호소하는 치매 어르신에 대한 요양보호사의 올바른 대화법은?

① 통증부의 복부를 가리키며 "여기가 아프세요?"

② "소화제를 드릴까요?"

③ "점심에 무엇을 드셨나요?"

④ "어디가 불편한 곳 있으세요?"

⑤ "체한 것 같은데 곧 좋아질 거에요."

해설 대상자의 신체적 상태를 파악한다.

✔ Answer　05 ④　06 ②　07 ①

08 치매대상자가 집에 가겠다고 잠긴 문을 잡고 두드리며 호통을 치고 소란을 피울 때 올바른 소통 방법은?

① 조용해지도록 신체적 제재를 가한다.

② 경찰에 신고하겠다고 말한다.

③ 다른 대상자들에게 피해가 되지 않도록 독방에 가둬둔다.

④ "아들이 곧 모셔간다고 했어요."라고 안심시킨다.

⑤ "여기 출입문이 잠겨 있어요. 다른 출입문을 함께 찾아봐요."라고 주의를 환기시킨다.

> **해설** 배회 예방을 위해 현관이나 출입문에 벨을 달아 놓아 대상자가 출입하는 것을 관찰한다. 창문 등 출입이 가능한 모든 곳에 주의하여 문을 잠근다.

09 다음 중 치매환자의 파괴적 행동에 대한 내용으로 옳은 것은?

① 가족에게만 보인다.

② 에너지가 소모되어도 폭력적이다.

③ 모든 치매환자는 폭력적이다.

④ 주로 치매 초기에 일어난다.

⑤ 파괴적 행동은 시작되면 오래 지속된다.

> **해설** 치매 대상자의 난폭한 행동은 질병 초기에 나타나서 수개월 내에 사라진다.

10 뇌졸중으로 말은 어눌하지만, 듣는 것은 이상이 없는 경우 의사소통으로 옳은 것은?

① 면담을 할 때는 서서 한다.

② 큰 소리로 이야기 한다.

③ 지시대명사를 사용한다.

④ 옆에서 편안하게 이야기 한다.

⑤ 잘 표현하였을 때는 긍정적인 공감을 표현한다.

> **해설** 잘 표현하였을 때는 칭찬과 더불어 비언어적 긍정적 공감을 표현해 준다.

✓ Answer　08 ⑤　09 ④　10 ⑤

11 요양보호사의 신체손상 예방을 위한 올바른 신체정렬 자세는?

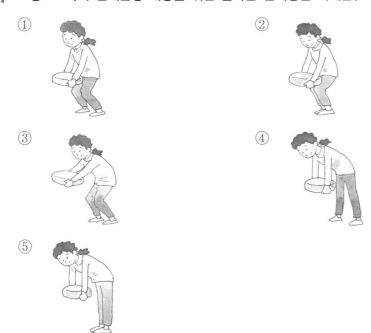

> **해설** 무거운 물건을 들 때는 무릎을 굽힌 자세에서 가급적 허리는 반듯이 하고 물건을 다리 위에 살짝 지지한다.

12 대상자의 안전한 시설 환경조성에 대한 설명으로 적합한 것은?

① 방에는 침대 난간을 내려 놓는다.

② 계단이 있는 곳에서는 조명을 켠다.

③ 쾌적한 환경을 위해 창문 앞에 화분을 둔다.

④ 계단에 작은 깔개를 깔아놓는다.

⑤ 햇볕이 들어오지 않게 커튼을 친다.

> **해설** 계단에는 계단의 높이 차가 잘 보이게 천장에 조명을 설치하는 것이 좋고, 특히 계단이나 복도는 발의 움직임을 볼 수 있도록 무릎 아래쪽 위치에 별도의 보조 등을 다는 것이 안전사고 예방에 도움이 된다.

✅ Answer 11 ① 12 ②

13 침대 사용 방법 중 맞는 것은?

① 사용하지 않은 크랭크는 접어 둔다.

② 대상자가 내려오기 쉽도록 난간을 항상 내려놓는다.

③ 침대 브레이크를 고정시킨 상태로 이동한다.

④ 침대바퀴는 항상 움직일 수 있도록 열린 상태로 둔다.

⑤ 침대의 등판, 다리판 작동 손잡이는 신속하게 조절한다.

해설 크랭크 손잡이는 침대의 다리판 쪽에 위치하여야 하며, 사용하지 않을 경우에는 안전을 위하여 안으로 들어가는 수납 방식이어야 한다.

14 편마비 대상자를 휠체어에서 자동차로 이동할 경우 옳은 방법을 고르면?

① 불편한 쪽 엉덩이와 다리가 먼저 자동차 시트에 앉을 수 있도록 한다.

② 휠체어의 잠금 장치를 열고 대상자의 발이 바닥을 지지할 수 있도록 내려놓는다.

③ 엉덩이를 먼저 앉히고 몸통, 다리 순으로 넣는다.

④ 건강한 다리를 자동차 안으로 먼저 넣고, 엉덩이 다음에 불편한 다리를 넣는다.

⑤ 불편한 다리를 자동차 안으로 먼저 넣고, 엉덩이 다음에 건강한 다리를 넣는다.

해설 요양보호사 무릎으로 대상자의 마비측 무릎을 잘 지지하고 대상자를 일으켜 대상자의 엉덩이부터 자동차시트에 앉을 수 있도록 한다. 이때 대상자의 건강한 손으로 자동차 손잡이를 잡도록 한다.

15 왼쪽 편마비 대상자의 상의 입는 방법으로 옳은 것은?

① 오른쪽 팔, 왼쪽 팔, 머리　② 왼쪽 팔, 머리, 오른쪽 팔

③ 왼쪽 팔, 오른쪽 팔, 머리　④ 머리, 오른쪽 팔, 왼쪽 팔

⑤ 오른쪽 팔, 머리, 왼쪽 팔

해설 요양보호사는 상의를 걸치고 있는 손으로 대상자의 마비된 쪽 손을 모아잡고 대상자의 마비된 쪽 손부터 상의를 입힌다.

Answer　13 ①　14 ③　15 ②

16 다음 중 탄력스타킹 착용에 대한 설명으로 옳은 것은?

① 한 번 신은 탄력스타킹은 일주일 내내 사용한다.

② 동맥 순환 장애가 있는 사람에게 사용해서는 안 된다.

③ 탄력스타킹 신은 후 다리를 심장보다 높게 올려놓는다.

④ 동맥 순환 장애에 사용한다.

⑤ 탄력스타킹을 길게 편 채로 신긴다.

해설 동맥 순환 장애가 있는 사람, 접촉성 피부염이 있는 사람에게 사용해서는 안 된다.

17 대상자가 협조를 할 수 없는 경우 침대머리 쪽으로 이동 돕기 방법에 대한 설명으로 옳은 것은?

① 대상자의 상의를 잡아 당겨 이동한다.

② 침대시트를 잡아당겨 이동한다.

③ 양팔을 잡고 침대 머리 쪽으로 이동한다.

④ 한쪽 팔은 머리 밑으로 넣어 어깨와 등 밑을, 다른 팔은 둔부와 대퇴를 지지하도록 한다.

⑤ 안아서 침대 머리 쪽으로 이동한다.

해설 대상자가 협조를 할 수 없는 경우 침상 양편에 한 사람씩 마주 서서 한쪽 팔은 머리 밑으로 넣어 어깨와 등 밑을, 다른 팔은 둔부와 대퇴를 지지하도록 하여 신호에 맞춰 두 사람이 동시에 대상자를 침대머리 쪽으로 옮긴다.

18 경구영양식을 빠르게 주입시 나타나는 증상으로 옳은 것은?

① 변비   ② 설사

③ 혈변   ④ 점액변

⑤ 지방변

해설 너무 진한 농도의 영양을 주입하거나 너무 빠르게 주입하면, 설사나 탈수를 유발할 수 있다.

✔ Answer 16 ② 17 ④ 18 ②

19 대상자가 식사할 때 올바른 자세를 고르면?

① 의자를 당겨 안쪽 깊숙이 앉게 하고 팔꿈치를 식탁 위에 올린다.

② 의자는 팔걸이와 등받이가 없는 것이 좋다.

③ 의자에 앉았을 때 턱을 약간 높인다.

④ 발바닥이 바닥에 닿지 않는 것이 좋다.

⑤ 식탁은 가슴 높이로 한다.

해설 식탁의 높이는 대상자가 의자에 앉았을 때 식탁의 윗부분이 대상자의 배꼽 높이에 오는 것이 가장 좋다. 의자에 앉을 때는 안쪽 깊숙이 앉게 한다.

20 치매대상자의 식사를 돕는 방법으로 옳은 것은?

① 투명한 유리그릇을 사용한다.

② 식사는 먹고 싶어 할 때만 제공한다.

③ 초조해하더라고 식사를 제공한다.

④ 좋아하는 음식만 먹게 하도록 한다.

⑤ 약간 무거운 숟가락을 준다.

해설 치매대상자의 식사를 돕는 방법
- 투명한 유리제품보다는 색깔이 있는 플라스틱 제품을 사용하는 것이 안전하다.
- 대상자가 졸려거나 초조해하는 경우 식사를 제공하지 않는다.
- 대상자에게 약간 무거운 숟가락을 주어 현재 식사 중임을 인지시킨다.

21 심폐소생술에 대한 설명으로 맞는 것은?

① 가슴이 최소 5cm 눌릴 정도의 강도로 압박한다.

② 가슴압박과 인공호흡은 동시에 실시한다.

③ 가슴압박은 1분에 60회 정도의 속도로 시행한다.

④ 머리를 앞으로 당겨 기도를 유지한다.

⑤ 양팔을 구부린 상태에서 체중을 가볍게 실어 압박한다.

✔ Answer 19 ① 20 ⑤ 21 ①

해설 손가락이 가슴에 닿지 않도록 주의하면서 양팔을 쭉 편 상태에서 체중을 실어 대상자의 몸에 수직이 되도록 하며 가슴이 최소 5cm 정도 눌릴 정도의 강도로 압박한다.

22 누워있는 대상자의 식사 돕기 시 주의 할 점으로 옳은 것은?

① 위와 가슴을 압박하는 옷과 침구를 준비한다.

② 신맛이 강한 음식을 제공한다.

③ 입안에 음식물이 있어도 계속 준다.

④ 누워있는 상태라도 가능한 한 대상자의 머리를 올린다.

⑤ 기침을 하면 물을 먹인다.

해설 누워있는 상태라도 가능한 한 대상자의 머리를 올린다. 머리를 올리기 어려운 대상자는 옆으로 눕히고 등에 베개를 대고 얼굴을 요양보호사 쪽으로 돌리게 한다.

23 치매대상자가 실금이 된 경우 올바른 대처방법은?

① 변기 위에 오래 앉아 있게 한다.

② 민감하게 반응하면서 비난한다.

③ 더러워진 옷을 천천히 갈아 입힌다.

④ 화를 내지 않고 바로 기저귀를 채워준다.

⑤ 지정된 배뇨 스케줄에 따라 배뇨훈련을 시행해 본다.

해설 치매대상자가 실금이 된 경우 지정된 배뇨 스케줄에 따라 배뇨훈련을 시행해 보는 것이 올바른 대처방법 중의 하나이다.

24 우측 편마비 대상자의 상의 셔츠 입히는 방법으로 옳은 것은?

① 우측 팔, 머리, 좌측 팔   ② 좌측 팔, 머리, 우측 팔

③ 머리, 우측 팔, 좌측 팔   ④ 좌측 팔, 우측 팔, 머리

⑤ 우측 팔, 좌측 팔, 머리,

✔ Answer   22 ④   23 ⑤   24 ①

해설 요양보호사는 상의를 걸치고 있는 손으로 대상자의 마비된 쪽 손을 모아잡고 대상자의 마비된 쪽 손부터 상의를 입힌다.

25 일상생활지원서비스 내용 중 옳지 않은 것은?

① 구강관리   ② 체위변경

③ 말벗, 생활상담   ④ 외출시 동행

⑤ 일상업무대행

해설 일상생활지원서비스
- 신체활동지원서비스 : 구강관리, 체위변경 등
- 정서지원서비스 : 말벗, 생활상담 등
- 개인활동지원서비스 : 일상업무대행 등

26 조리에 대한 설명으로 옳지 않은 것은?

① 기름기가 적은 조리방법을 선택한다.

② 야채를 볶을 때 기름을 적게 사용한다.

③ 오래 구우면 수분이 모두 빠져 나간다.

④ 튀김은 노인이나 환자식에 자주 사용된다.

⑤ 야채를 삶으면 부드러워져 먹기 쉬워진다.

해설 튀김은 환자식이나 노인에게는 적게 사용된다.

27 다음 중 고혈압 대상자가 섭취하여야 할 식품으로 가장 옳은 것은?

① 잡곡밥   ② 창란젓

③ 계란찜   ④ 장아찌

⑤ 마늘장아찌

해설 고혈압 대상자는 저염식, 섬유소가 많은 과일, 채소, 잡곡, 콩류, 해조류를 많이 섭취해야 한다.

✔ Answer   25 ④   26 ④   27 ①

28 식품위생관리 내용으로 맞지 않는 것은?

① 모든 식품은 유통기한을 확인한다.

② 냉동식품을 해동시켰을 경우 다시 냉동시킨다.

③ 올바른 식품보관방법에 따라 위생적으로 보관한다.

④ 조리된 음식이 남았을 경우 냉장 보관하되 빨리 섭취한다.

⑤ 부패·변질된 음식은 대상자에게 이해를 구한 후 폐기한다.

해설 보관된 냉동식품을 해동시켰을 경우 다시 냉동시키지 않는다.

29 배수구를 청소하고 악취를 없애기 위해 물과 함께 섞어 쓰는 것은?

① 콜라　　　　　　　　② 우유

③ 식초　　　　　　　　④ 비눗물

⑤ 소다물

해설 물과 식초를 섞은 후 배수구에 부으면 악취가 사라진다.

30 경련을 하며 쓰러진 대상자의 대처방법으로 옳지 않은 것은?

① 머리에 부드러운 것을 대준다.

② 옷의 단추나 넥타이를 풀어준다.

③ 머리 주변에 위험한 물건을 치운다.

④ 얼굴을 옆으로 돌려 기도를 유지한다.

⑤ 대상자를 꽉 붙잡아 경련을 멈추게 한다.

해설 경련 시 꽉 붙잡거나 억지로 멈추게 하지 말고 조용히 기다린다.

✔ Answer 28 ② 29 ③ 30 ⑤

31 화상 대상자 발생 시 대처방법으로 옳지 않은 것은?

① 벗기기 힘든 옷은 잘라낸다.

② 장신구는 최대한 빨리 벗긴다.

③ 화상으로 생긴 물집은 바로 터뜨린다.

④ 찬물에 환부의 통증이 없어질 때까지 즉시 담근다.

⑤ 화상부위에 된장이나 치약 등을 절대 바르지 않는다.

해설 손상부위를 만지지 않도록 하며, 어떠한 물집도 터뜨리면 안 된다.

32 다음에서 설명하는 시설 생활노인의 권리는?

> 다른 생활노인의 권리를 침해하지 않는 범위 내에서 자신의 의사에 따라 시설 내부의 다양한 서비스, 여가·문화 활동에 참여할 수 있는 기회를 부여해야 한다.

① 사생활 및 비밀보장에 대한 권리

② 정보 접근과 자기결정권 행사의 권리

③ 소유재산의 자율적 관리에 대한 권리

④ 정치, 문화, 종교적 신념의 자유에 대한 권리

⑤ 시설 내·외부 활동 참여의 자유에 대한 권리

해설 시설 생활노인은 시설 내·외부 활동 참여의 자유에 대한 권리가 보장되어야 한다.

33 노인학대의 유형 중에서 노인의 자산을 노인의 동의없이 사용하거나 부당하게 착취하여 이용하는 행위는?

① 방임   ② 유기

③ 성적 학대   ④ 재정적 학대

⑤ 신체적 학대

해설 재정적 학대(착취) : 노인의 자산을 노인의 동의 없이 사용하거나 부당하게 착취하여 이용하는 행위 및 노동에 대한 합당한 보상을 제공하지 않는 행위

✔ Answer 31 ③ 32 ⑤ 33 ④

34 일반적으로 임종 직후 사후 강직이 나타나는 시간은?

① 사망 전 30분   ② 사망 전 2~4시간

③ 사망 후 30분   ④ 사망 후 2~4시간

⑤ 사망 후 6시간

해설 사후 강직 : 사망 후 2~4시간에 신체가 딱딱하게 굳어지면서 경직된다.

35 대상자 임종 시 요양보호사가 하는 행동으로 옳지 않은 것은?

① 깨끗한 시트로 어깨까지 덮는다.

② 대상자의 소유물을 모아두고 목록을 만든다.

③ 방을 깨끗이 정리하고 조명을 차분하게 조절한다.

④ 부착된 튜브나 장치를 요양보호사가 직접 제거한다.

⑤ 눈이 감기지 않는 경우 솜을 적셔 양쪽 눈 위에 올려놓는다.

해설 튜브나 장치가 부착되어 있는 경우 간호사 등에게 제거해 줄 것을 의뢰한다.

36 치매의 합병증으로 올 수 있는 증상이 아닌 것은?

① 섬망   ② 낙상

③ 요실금   ④ 백내장

⑤ 영양실조

해설 치매의 합병증으로 섬망, 낙상 및 골절, 요실금, 변실금, 영양실조, 경련, 약물 부작용, 사망 등이 있다.

37 수급자가 장기요양급여를 받기 위해서는 장기요양기관에 제시하는 서류는?

① 의사소견서   ② 방문간호지시서

③ 장기요양인정서   ④ 모니터링 기록표

⑤ 장기요양보험료 영수증

해설 장기요양인정서를 장기요양인정기관에 제시해야 한다.

✓ Answer   34 ④   35 ④   36 ④   37 ③

38 치매대상자에게 옷을 입히는 방법으로 옳지 않은 것은?

① 대상자가 옷 입기를 거부 시 다투지 말고 기다린다.

② 대상자가 옷 입기를 거부 시 목욕시간을 이용해 갈아입힌다.

③ 대상자가 자신의 옷이 아니라고 하면 다른 사람에게 준다고 한다.

④ 옷을 순서에 따라 입지 못하면 속옷부터 차례로 옷을 정리해둔다.

⑤ 앞뒤를 구분하지 못하면 뒤바꿔 입어도 무방한 티셔츠를 입게 한다.

해설 치매대상자가 자신의 옷이 아니라고 하는 경우 옷에 이름을 써둔다.

39 다음 보기의 빈 칸에 알맞는 요양보호사의 질문으로 옳은 것은?

> • 대상자 : "손녀가 여행가자고 하는 데 어떻게 할까?"
> • 요양보호사 : _____

① "어떻게 하실 생각이세요?"

② "어르신, 미국으로 여행가세요?"

③ "어디로 여행 하실 건가요?"

④ "왜 여행 가시려고 하세요?"

⑤ "가시고 싶으세요? 안가시고 싶으세요?"

해설 말벗하기는 대상자에 대한 관심을 표현하는 것인데 대상자에 대한 관심이란 대상자의 기분이나 감정에 대해 주의를 기울이고 공감하는 것이다.

40 구강건조를 막고 사레를 예방하며 식욕을 증진하는데 좋은 방법은?

① 체위 이동하기   ② 신체 선열하기

③ 입안 헹구기   ④ 흡인기 사용하기

⑤ 유치도뇨관 사용하기

해설 식전 입안 헹구기는 구강건조를 막고, 타액이나 위액 분비를 촉진하여 식욕을 증진한다. 식후 입안 헹구기는 구강내 음식물 제거를 위해 시행한다.

✔ Answer   38 ③   39 ⑤   40 ③

41 치매대상자의 안절부절하며 계속 배회할 때의 대처 방법으로 옳지 않은 것은?

① 집에 배회 장소를 만들어준다.

② 활기찬 활동으로 바쁘게 생활하도록 한다.

③ 낮잠을 충분히 자게 한다.

④ TV나 라디오를 크게 틀어 놓는다.

⑤ 규칙적으로 시간과 장소를 알려준다.

해설 집안에서 배회하는 경우 배회코스를 만들어 둔다. TV나 라디오를 크게 틀어 놓지 않으며 집안을 어둡게 하지 않는다.

42 정맥주사를 놓고 바늘을 제거한 후 조치사항으로 옳은 것은?

① 멸균 솜으로 주사 부위를 꾹 눌러 준다.

② 멸균 솜으로 주사 부위를 계속 비벼준다.

③ 주사 부위에 반창고를 붙여둔다.

④ 주사 부위를 붕대로 감아둔다.

⑤ 주사 부위를 심장보다 높게 유지한다.

해설 간호사가 바늘을 제거한 후에는 1~2분간 알코올 솜으로 지그시 누르고, 절대 비비지 않는다. 비비면 피멍이 들기 때문이다.

43 임종을 앞둔 대상자의 가슴에서 가래 끓는 소리가 심하게 날 때 돕는 방법은?

① 침상 발치를 높인다.　　② 가습기를 틀어준다.

③ 시원한 물을 먹인다.　　④ 고개를 옆으로 돌려준다.

⑤ 목을 가볍게 문질러 준다.

해설 흡인이 되지 않도록 고개를 옆으로 돌려 준다.

✓ Answer　41 ④　42 ①　43 ④

44 대상자의 보호자가 기저귀 재사용을 요구할 때 대처 방법으로 옳은 것은?

① 다른 대상자의 기저귀를 갈아준다.

② 다른 가족에게 확인한 후 요구에 따른다.

③ 요구는 들어주되 비위생적이라고 설명한다.

④ 요양보호사의 사비로 기저귀를 구매하여 갈아준다.

⑤ 재사용이 해로운 이유를 설명하고 새 기저귀로 갈아준다.

해설 사용했던 기저귀를 다시 쓸 수 없는 당위성을 보호자에게 설명하고, 만약 그럼에도 불구하고 보호자가 계속 강요한다면 관리책임자와 다른 가족(자녀 등)들에게 이러한 상황에 대해 설명을 해야 한다.

45 통 목욕 시 머리 감기는 방법으로 옳은 것은?

① 욕조 통에서 머리를 감기도록 한다.

② 두피를 손톱 끝으로 마사지한다.

③ 귀막이솜으로 양쪽 귀를 막는다.

④ 사생활 보호를 위해 장신구를 제거하지 않는다.

⑤ 두발 보호를 위해 헤어드라이어를 사용해서는 안 된다.

해설 귀에 물이 들어가지 않도록 귀막이 솜으로 양쪽 귀를 막는다.

✔ Answer **44** ⑤ **45** ③

01 일상생활에서 부분적으로 타인의 도움이 필요한 대상자의 판정등급은?

① 장기요양 1등급

② 장기요양 2등급

③ 장기요양 3등급

④ 등급 외 A형

⑤ 등급 외 B형

해설 장기요양 3등급 : 일상생활에서 부분적으로 다른 사람의 도움이 필요한 자로서 장기요양인정점수가 55점 이상 75점 미만인 자

02 목욕서비스 제공 중 물의 온도가 뜨거워 대상자에게 화상을 입힌 경우 요양보호사가 취해야 할 태도는?

① 소속된 시설장, 간호사 등에게 신속하게 보고를 한다.

② 바늘로 재빠르게 물집을 터트린다.

③ 화상부위가 어떻게 변하는지 관찰한다.

④ 간장, 기름, 된장, 핸드크림 등을 바른다.

⑤ 소독약을 화상부위에 발라준다.

해설 요양보호사는 서비스 제공 시 예기치 못한 사고가 발생한 경우 소속된 시설장, 간호사 등에게 신속하게 보고하여야 한다.

✔ Answer 01 ③ 02 ①

03 다음의 내용에서 설명하는 요양보호사의 윤리원칙은?

> 우리가 타인에게 의도적으로 해를 입히거나 해를 입힐 위험이 있는 행위를 하지 말아야 한다. 즉 어떤 행위의 결과가 다른 사람에게 해를 끼칠 수 있다면 그 행위를 삼가야 한다.

① 선행의 원칙　　　　　　　② 정의의 원칙

③ 무해성의 원칙　　　　　　④ 사고 예방의 원칙

⑤ 자율성 존중의 원칙

해설 무해성의 원칙을 요양보호사의 입장에서 해석해 보면, 요양보호사가 요양보호업무를 수행하면서 대상자에게 어떠한 신체적·정신적으로 피해를 주어서는 안 된다는 의미로 볼 수 있다.

04 주의력장애 대상자와의 의사소통 기술로 옳지 않은 것은?

① 대상자와 눈을 맞춘다.

② 메시지를 천천히, 조용히 반복한다.

③ 목표를 인식하고 단순한 활동을 먼저 제시한다.

④ 구체적이고 익숙한 사물에 대하여 직접 대화한다.

⑤ 대상자의 특성에 대하여 주위 사람들에게 비밀로 한다.

해설 대상자의 특성에 대하여 주위 사람들을 이해시킨다.

05 장기요양등급, 유효기간, 장기요양급여의 종류와 내용 등이 포함된 양식은?

① 장기요양인정서　　　　　　② 방문간호지시서

③ 모니터링 기록표　　　　　　④ 체위변경 기록지

⑤ 배뇨지도 체크리스트

해설 장기요양등급, 유효기간, 장기요양급여의 종류와 내용 등이 포함된 양식은 장기요양인정서이다.

✓ Answer　03 ③　04 ⑤　05 ①

06 다음에서 설명하는 요양보호과정 단계는?

> 계약 시 합의한 바를 실천하는 단계이다. 이 단계에서는 서비스 활동과 과정(서비스 진행 내용, 진행과 효과에 대한 평가)에 대해 기록한다.

① 접수단계　　　　　　　　② 사정단계

③ 계약단계　　　　　　　　④ 중재단계

⑤ 종결단계

해설 합의한 바를 실천하는 단계는 중재단계이다.

07 주로 낙상으로 인하여 발생하는 것으로 서혜부와 대퇴부에 통증이 있고 이동의 제한이 있는 질환은?

① 골다공증　　　　　　　　② 좌골신경통

③ 고관절 골절　　　　　　　④ 퇴행성 관절염

⑤ 류마티스 관절염

해설 고관절 골절은 강한 외부힘이 작용해서 고관절 뼈의 연결이 절단되는 것을 말한다. 노인의 골절은 주로 골다공증을 기반으로 한 낙상에 의해 발생한다.

08 낙상을 예방하기 위한 방법으로 옳지 않은 것은?

① 걸려 넘어질 수 있는 물건 등을 치운다.

② 욕조와 샤워실에는 미끄럼 방지 매트를 깐다.

③ 계단 등에는 난간을 설치하고 조명을 밝게 한다.

④ 욕실에서는 미끄럼을 방지하기 위해 맨발로 다닌다.

⑤ 현기증이나 정신혼란을 일으킬 수 있는 약물의 복용은 피한다.

해설 욕실에서 신발을 신도록 하고, 샤워기, 욕조의 안팎, 화장실 근처에 손잡이를 설치한다.

✔ Answer　06 ④　07 ③　08 ④

09 장기요양기관이 운영하는 노인의료복지시설 등에 장기간 입소하여 신체활동 및 심신기능의 유지·향상 등 서비스를 받는 장기요양급여는?

① 시설급여   ② 방문요양급여
③ 방문목욕급여   ④ 복지용구급여
⑤ 방문간호급여

해설 시설급여 : 장기요양기관이 운영하는 노인의료복지시설(노인전문병원은 제외) 등에 장기간 입소하여 신체활동지원 및 심신기능의 유지·향상을 위한 교육·훈련 등을 제공하는 장기요양급여

10 욕창 예방을 위해 2시간마다 체위변경을 실시하고 있는 와상 대상자의 경우 매슬로우 (A. Maslow)의 인간의 욕구단계는?

① 생리적 욕구   ② 안전의 욕구
③ 사랑의 욕구   ④ 소속의 욕구
⑤ 자아실현의 욕구

해설 상처 예방은 2단계인 신체적 안전욕구이다.

11 노화에 따른 일반적인 신체적 변화에 대한 설명으로 옳지 않은 것은?

① 작은 충격에도 골절되기 쉽다.
② 신체를 바르게 유지하는 능력이 감소된다.
③ 항문 괄약근의 긴장도 감소로 변실금이 발생할 수 있다.
④ 여성의 경우에 질 분비물의 증가로 질염이 발생하기 쉽다.
⑤ 만성질환을 가지고 있는 경우 합병증이 쉽게 올 수 있다.

해설 여성의 경우 유방의 위축과 질의 수축 및 분비물 저하로 질염이 발생하기 쉽다.

✔ Answer 09 ① 10 ② 11 ④

12 노인장기요양보험 표준서비스 내용 중 신체활동지원서비스가 아닌 것은?

① 체위변경   ② 작업치료

③ 이동도움   ④ 목욕도움

⑤ 세면도움

해설 신체활동지원서비스에는 세면도움, 목욕도움, 이동도움, 체위변경, 식사도움, 구강관리, 화장실 이용하기 등이 해당되며 작업치료는 기능회복 훈련서비스에 해당된다.

13 다음 대화의 밑줄 친 내용과 관련이 깊은 요양보호사의 기술은?

- 할머니 : 영감이 떠난 후엔 도둑이 들까 겁도 나고, 잠을 잘 못 자 ……
- 요양보호사 : 잠을 못 주무셔서 몸이 무거우시지요? <u>제가 따뜻한 물로 발을 씻겨드릴게요</u>.

① 감정 공감   ② 존중하기

③ 정보의 제공   ④ 적극적 청취

⑤ 증상완화 보조

14 배뇨 후 잔뇨감, 약한 소변 줄기, 소변이 금방 나오지 않고 힘을 주어야 나옴 등의 증상이 특징인 노인성질환은?

① 고환염   ② 방광염

③ 요로결석   ④ 신우신염

⑤ 전립선비대증

해설 전립선은 남성에게만 있는 기관으로서 방광 바로 아래에 위치하여 요도를 감싸고 있다. 전립선비대증은 전립선이 커져서 요도를 압박하게 되는 것을 말한다.

✓ Answer 12 ② 13 ⑤ 14 ⑤

15 나이가 들면서 관절을 싸고 있는 조직의 퇴화와 계속적인 마찰로 인해 연골이 달아서 생기는 질환은?

① 탈골증   ② 골다공증

③ 퇴행성 관절염   ④ 관절강직

⑤ 류마티스 관절염

해설 연골이 닳아서 생기는 관절 질환은 퇴행성 관절염이다.

16 다음 의사소통 기술과 관련이 깊은 듣기 장애 유형은?

- 대상자와 눈을 맞춘다.
- 명확하고 간단하게 단계적으로 제시한다.
- 주의력에 영향을 주는 환경적 자극을 최대한 줄인다.

① 언어장애   ② 시각장애

③ 주의력장애   ④ 지남력장애

⑤ 노인성 난청

해설 주의력장애는 주의력결핍 과잉행동장애로서 흔히 어린아이에게 발생하는 장애로 알고 있지만 성인에게도 나타난다.

17 수면장애로 보이는 치매대상자를 도울 때 옳은 방법은?

① 소음을 최대한 없애고 실내온도를 서늘하게 유지시킨다.

② 저녁에는 따뜻한 홍차나 녹차로 숙면을 유도한다.

③ 낮 동안에 산책이나 운동을 할 수 있도록 돕는다.

④ 잠에서 깨어나 외출을 하려고 하면 누워있게 한다.

⑤ 낮에 꾸벅꾸벅 졸고 있으면 휴식을 취하게 한다.

해설 낮에 방안에서 졸게 되면 밤에 수면장애가 더 심해지므로, 산책과 같은 야외활동을 통해 신선한 공기를 접하면서 운동하도록 돕는다.

✓ Answer   15 ③   16 ③   17 ③

18 다음과 같은 문제행동에 대한 대처방법으로 옳은 것은?

> 치매진단을 받고 요양시설에 입소해 있는 77세 할머니는 하루 종일 화장실에서 화장지를 풀어 가늘게 꼬았다가 묶는 일을 계속하고 있다.

① 벌과 보상을 적절히 사용하여 교정한다.
② 왜 그런 행동을 하는지 자세히 물어본다.
③ 같은 행동을 할 때 마다 지적해서 중단하게 한다.
④ 대상자를 따뜻하게 대하고 행동이 끝날 때까지 함께 한다.
⑤ 좋아하는 소일거리를 제공하여 화장실에서 나올 수 있도록 한다.

해설 치매 대상자의 주의를 환기시킨다. 단순하게 할 수 있는 일거리를 제공한다(콩 고르기, 나물 다듬기, 빨래개기).

19 대상자가 약속시간을 여러 번 바꿀 때 요양보호사의 '나-전달' 표현법으로 옳은 것은?

① "저에게 불만이 있으신가 봐요."
② "제가 시간을 맞추도록 할게요."
③ "왜 자꾸 약속시간을 바꾸시나요."
④ "약속시간을 자주 바꾸셔서 제가 당황스럽네요."
⑤ "약속시간을 또 바꾸시면 앞으로 오기 어렵겠어요."

해설 행동, 상황을 있는 그대로 비난 없이 그 상황에서 내가 느끼는 바를 진솔하게 원하는 바를 구체적으로 표현한다.

20 여성 대상자의 회음부 청결을 통해 예방할 수 있는 질환은?

① 매독
② 치질
③ 자궁암
④ 대장염
⑤ 요로 감염

해설 목욕이나 샤워를 할 수 없는 경우 회음부는 분비물과 배설물로 더러워지기 쉽고, 악취가 나며 여성은 방광염, 요로감염의 원인이 되므로 청결을 유지하는 것이 중요하다.

✔ Answer 18 ⑤ 19 ④ 20 ⑤

21 요양 보호사 자신의 감염예방을 위한 위생관리 방법으로 옳은 것은?

① 구강 위생을 위해 1일 1회 칫솔질한다.

② 손은 감염되기 쉬우므로 로션을 바르지 않는다.

③ 마스크는 구강염을 유발하므로 착용을 피한다.

④ 청소나 오염물질을 처리할 때는 멸균 장갑을 착용한다.

⑤ 피부에 있는 미생물의 수를 감소시키기 위해 매일 샤워를 한다.

해설 대상자를 돌볼 때는 보호장구(마스크, 장갑 등)를 착용한다.

22 약품을 보관하는 방법으로 옳은 것은?

① 귀약은 고온에서 보관

② 가루약은 습한 장소에 보관

③ 알약은 건조한 장소에 보관

④ 물약은 햇빛이 잘 드는 장소에 보관

⑤ 덜어서 사용 후 남은 시럽제는 다시 병에 넣어 보관

해설 알약은 원래의 약용기에 넣어 건조한 곳에 보관해야 습기가 차지 않는다. 햇빛을 피해 보관해야 약성분이 변질되지 않는다.

23 인플루엔자 백신의 정기적인 예방접종 주기는?

① 1년 ② 2년

③ 6개월 ④ 3개월

⑤ 1개월

해설 노인대상 예방접종 종류

• **인플루엔자** : 모든 성인(매년 1회 접종)

• **파상풍** : 모든 성인(매 10년마다 접종)

• **폐렴구균** : 65세 이상 성인

• **대상포진** : 60세 이상 성인

☑ Answer 21 ④ 22 ③ 23 ①

24 골다공증 예방에 도움이 되는 비타민은?

① 비타민 A ② 비타민 B
③ 비타민 D ④ 비타민 E
⑤ 비타민 K

해설 비타민 D 섭취는 골다공증을 예방한다.

25 다음 중 일상생활 수행능력 평가항목으로 옳은 것은?

① 줄넘기, 세수하기 ② 식사 준비하기, 양치질하기
③ 기억력 평가, 노래 부르기 ④ 옷 벗고 입기, 소변 조절하기
⑤ 지남력 평가, 화장실 사용하기

해설 일상생활 수행능력 평가항목 12가지 : 옷 벗고 입기, 세수하기, 양치 질하기, 목욕하기, 식사하기, 체위 변경하기, 일어나 앉기, 옮겨 앉기, 방 밖으로 나오기, 화장실 사용하기, 대변 조절 하기, 소변 조절하기

26 요양보호사가 법적 소송에 휘말리지 않기 위해 준수해야 할 사항으로 옳은 것은?

① 제공해야할 서비스 내용과 방법이 확실하지 않을 때에는 시행하지 않는다.
② 요양보호사의 판단에 따라 서비스를 제공한다.
③ 누군가에 의해 대상자가 학대를 받는다고 의심되는 경우는 보고 또는 신고한다.
④ 대상자의 상태는 중요한 것만 기록한다.
⑤ 시설장이나 간호사에게 보고한 내용은 기록하지 않아도 된다.

해설 법적인 소송에 휘말리지 않기 위해 준수해야 할 내용
• 대상자의 개인적인 권리를 보호한다.
• 요양보호서비스 제공 시 정해진 정책과 절차에 따른다.
• 제공된 요양보호서비스 내용을 정확히 기록한다.
• 대상자의 상태 변화를 세심하게 관찰하며 이를 정확히 기록한다.
• 제공해야 할 서비스 내용 및 방법이 확실하지 않을 때는 도움을 청한다.
• 누군가에 의해 대상자가 학대를 받는다고 의심되는 경우는 보고 또는 신고한다.

✔ Answer 24 ③ 25 ④ 26 ③

27 다음을 내용으로 하는 노인장기요양보험 표준서비스는?

> 말벗, 격려, 위로, 생활상담, 의사소통 도움

① 정서지원서비스 ② 일상생활지원서비스
③ 개인활동지원서비스 ④ 신체활동지원서비스
⑤ 기능회복 훈련서비스

해설 말벗, 격려, 위로, 생활상담, 의사소통 도움은 정서지원서비스에 해당된다.

28 노인 학대 행위자에 대한 상담과 교육, 노인 학대 사례의 신고 접수, 학대사례에 대한 사례관리 절차를 지원하는 노인 복지 시설로 옳은 것은?

① 노인복지관 ② 재가방문요양센터
③ 노인요양공동생활가정 ④ 노인공동생활가정
⑤ 노인보호전문기관

해설 노인보호 전문기관 : 노인학대행위자에 대한 상담 및 교육, 학대받은 노인의 발견·상담·보호, 노인학대예방 및 방지를 위한 홍보를 담당하는 기관

29 다음에 사례에 해당하는 시설 노인을 위한 윤리강령의 원칙은?

> 이씨 할머니는 머리를 만지면서 "아무리 나이를 먹었고, 시설에서 남의 도움을 받아 생활 하지만 나에게 묻지도 않고 머리를 이렇게 짧게 깍았어." 라고 화를 내신다. 봉사자는 "시설장이 날씨가 더워 어르신을 머리를 짧게 자르라고 해서 자르기는 했지만 마음이 아프다."고 하였다.

① 사생활 및 비밀 보장에 대한 권리 ② 질 높은 서비스를 받을 권리
③ 존엄한 존재로 대우 받을 권리 ④ 가정과 같은 환경에서 생활할 권리
⑤ 신체적 제한을 받지 않을 권리

해설 질 높은 서비스를 받을 권리 : 정기적인 상담을 통해 노인의 개별적 욕구와 선호, 기능 상태를 고려하여 개별화된 서비스와 수발 계획을 수립하고, 이를 적극적으로 이행해야 한다.

✓ Answer 27 ① 28 ⑤ 29 ②

30 다음 중 요양보호사의 업무로 옳지 않은 것은?

① 세면도움　　　　　　　② 머리 감기기

③ 구강관리　　　　　　　④ 옷갈아입히기

⑤ 비위관 교환

해설 비위관 교환은 의사처방에 의한 방문간호업무이다.

31 요양보호사가 준수하여야 할 요양보호서비스 제공의 원칙은?

① 예기치 못한 사고는 시설장에게 보고하지 않는다.

② 대상자가 요구하면 관장을 실시한다.

③ 대상자의 상태와 관계없이 전적으로 서비스를 제공한다.

④ 대상자와 동거하는 가족의 식사준비도 함께 해준다.

⑤ 대상자가 동의한 경우 서비스를 제공하도록 한다.

해설 서비스를 제공하기 전에 대상자에게 충분히 설명한 후, 대상자가 동의한 경우 서비스를 제공하도록 한다. 다만, 대상자가 치매 등으로 인지능력이 없는 경우에는 보호자에게 동의를 구한다.

32 장기요양인정 신청 및 판정 절차 과정에서 방문조사를 담당하는 인력은?

① 사회복지전담공무원

② 시장 · 군수 · 구청장이 지정하는 자

③ 시 · 군 · 구 보건소 담당자

④ 재가방문요양센터

⑤ 국민건강보험공단 직원

해설 소정의 교육을 이수한 국민건강보험공단 직원(사회복지사, 간호사 등)이 신청인의 거주지를 방문하여 심신 상태를 나타내는 장기요양인정조사 항목에 대하여 조사한다.

✔ Answer　30 ⑤　31 ⑤　32 ⑤

33 기도의 만성염증성 질환이고 내쉴때 쌕쌕거리는 소리가 나는 호흡기 질환은?

① 폐암   ② 천식

③ 기관지염   ④ 폐렴

⑤ 폐결핵

해설 천식은 기도의 만성 염증성 질환인 상태, 약한 자극에도 기관지 벽이 부풀어 오르는 부종과 근육이 수축해서 기도가 좁아지는 상태, 그리고 여러 가지 자극에 대해 기도가 과민반응을 보이는 상태를 말한다.

34 뇌졸중 대상자에게 "양손을 들어 올려보세요, 웃어 보세요" 등의 질문을 하는 목적은?

① 평형감각과 운동감각   ② 팔과 얼굴의 마비상태

③ 어지럼증   ④ 의식 장애

⑤ 시력장애 및 연하곤란

해설 흔히 중풍이라 부르는 뇌졸중은 뇌에 혈액을 공급하는 혈관이 막히거나 터져서 뇌 손상이 오고 그에 따른 신체장애가 나타나는 뇌혈관 질환이다.

35 와상 대상자의 피부가 약간 붉게 변하였을 때 요양보호사의 올바른 행위는?

① 물수건으로 찜질하고 마른수건으로 물기를 닦아낸다.

② 물티슈로 닦아주고 올려준다.

③ 비누로 깨끗이 씻겨준다.

④ 차갑게 했다가 뜨겁게 해준다.

⑤ 1~2시간 정도 햇볕을 쪼인다.

해설 자세를 변경해도 붉은 빛이 계속 되면 욕창일 가능성이 높다.

※ 욕창 증상 초기 대처법
• 약간 미지근한 물수건으로 찜질하고 마른수건으로 물기를 닦아낸다.
• 주위를 나선형을 그리듯 마사지 하고 가볍게 두드린다.
• 미지근한 바람으로 건조시킨다.
• 춥지 않을 때에는 30분정도 햇볕을 쪼인다.

✓ Answer 33 ② 34 ② 35 ①

실전평가문제 실기 제**6**회

01 칼과 도마의 위생관리방법이 아닌 것은?

① 세제를 묻혀 충분히 씻고 찬물로 헹군다.

② 깨끗이 헹군 후에는 그늘에서 건조시킨다.

③ 조리에 맞는 것을 구입하여 용도에 맞게 사용한다.

④ 사용한 후에는 깨끗이 씻고 마른행주로 물기를 닦아둔다.

⑤ 사용 전에 물에 씻은 다음 깨끗한 행주로 닦아서 사용한다.

> **해설** 도마를 사용한 후 세제를 묻혀 충분히 씻고, 더운물로 씻으면 냄새가 스며들 수 있으므로 찬물에 헹구어 햇볕에 건조시킨다.

02 다음 물세탁 기호 중 세제의 제한이 없으며 삶을 수 있는 상태를 전달하는 것으로 옳은 것은?

①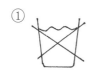

② 손세탁 약30℃ 중성

③  95℃

④ 약30℃ 중성

⑤ 약40℃

✔ Answer 01 ② 02 ③

03 대상자가 다음과 같이 하는 말에 요양보호사의 공감하는 표현으로 옳은 것은?

> "아이고, 여기저기 너무 아파, 갈수록 더 아픈 것 같아."

① "연세가 있으신데 아픈 것은 당연하지요."
② "그동안 잘 참으셨는데 조금만 더 참으세요."
③ "아프시면 병원에 가서 치료받고 약 먹어야죠."
④ "진통제 좀 드세요. 앞으로도 계속 힘드실 거예요."
⑤ "건강하게 살고 싶은데 아프시니까 많이 힘드시죠."

해설 공감하는 표현은 ⑤가 가장 적절하다.

04 다음 중 식욕이 없는 대상자의 식사 돕는 방법으로 옳은 것을 고르면?

① 수분이 적은 음식을 준다. ② 식욕 증진제를 준다.
③ 신맛이 강한 음식을 준다. ④ 다양한 색깔의 음식을 준비한다.
⑤ 양념을 많이 해서 준다.

해설 입맛이 없는 경우에는 다양한 음식을 조금씩 준비하여 반찬의 색깔을 보기 좋게 담아내 식욕을 돋운다.

05 연하곤란 대상자의 사레 예방을 위해 취해야 할 행동으로 옳지 않은 것은?

① 한 번에 많은 양을 제공하지 않는다.
② 식사 중 말을 시키지 않는다.
③ 먼저 목을 축이고 음식을 먹도록 한다.
④ 가능한 앉은 자세를 취해준다.
⑤ 의자에 앉을 수 없는 대상자는 몸의 윗부분을 낮게 해 준다.

해설 상체를 약간 앞으로 숙이고 턱을 당기는 자세가 좋다. 의자에 앉을 수 없는 대상자는 몸의 윗 부분을 높게 해 주고 턱을 당긴 자세를 취해 준다.

Answer 03 ⑤ 04 ④ 05 ⑤

06 고령자나 보행불편자의 올바른 지팡이 길의 결정방법으로 맞는것은?

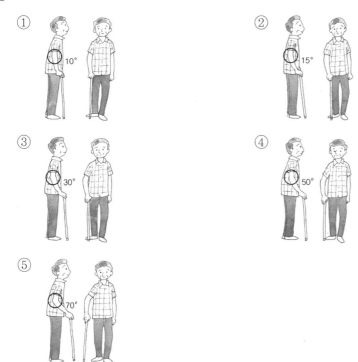

해설 팔꿈치를 30~40° 굽은 상태에서 지팡이의 길이를 결정한다.

07 다음 중 물약 복용방법에 대한 설명으로 옳은 것은?

① 뚜껑의 위가 위쪽으로 가도록 놓는다.

② 색이 변하거나 혼탁한 약물은 흔들어 사용한다.

③ 남은 약은 다시 부어 놓는다.

④ 약병의 라벨이 붙은 쪽으로 약을 따른다.

⑤ 약 용량이 적을 때에는 주사기를 이용한다.

해설 약의 용량이 적을 때는 바늘을 제거한 주사기를 이용하여 복용하게 한다.

✓ Answer 06 ③ 07 ⑤

08 배설 요양보호 돕기에 대한 내용으로 옳은 것을 고르면?

① 낙상사고 예방을 위해 처음부터 끝까지 지켜본다.

② 변의가 있더라도 실변을 하면 기저귀를 사용한다.

③ 대상자가 할 수 있는 것은 스스로 할 수 있도록 한다.

④ 항문은 뒤에서 앞으로 닦는다.

⑤ 냄새를 없애기 위해 문을 열어 놓는다.

해설 대상자가 할 수 있는 부분은 스스로 하게 하는 것이 대상자의 자존감을 높여주고 자립심을 키워줄 수 있다.

09 대상자를 돕기 전에 손을 씻는 방법으로 옳은 것을 고르면?

① 손을 씻은 후 충분한 시간을 두고 자연 건조시킨다.

② 손바닥만 비벼 씻는다.

③ 일정량의 항균 전문 고체 비누를 바른다.

④ 손톱 및 접힌 부분과 손가락 사이사이까지 깨끗하게 닦아준다.

⑤ 세숫대야에 차가운 물을 받아 씻는다.

해설 손바닥을 마주 대고 손 깍지를 끼고 문질러 준다. 손가락을 반대 편 손바닥에 놓고 문지르며 손톱 밑을 깨끗하게 한다.

10 가루약 복용방법에 대한 설명으로 옳은 것은?

① 먹기 한 두 시간 전에 미리 물에 녹여 준비한다.

② 물에 희석되지 않도록 물은 많이 먹지 않는다.

③ 물은 먼저 먹게 한 후 가루약을 입에 넣어준다.

④ 숟가락을 사용하여 약간의 물에 녹인 후 투약한다.

⑤ 우유에 섞어 같이 먹게 한다.

해설 가루약은 숟가락을 사용하여 약간의 물에 녹인 후 투약하거나, 바늘을 제거한 주사기를 이용하여 녹인 가루약을 흡인하여 입 안으로 조금씩 주입한다.

✔ Answer 08 ③ 09 ④ 10 ④

11 세수 돕기 방법으로 옳은 것을 고르면?

① 귀지를 깨끗이 제거한다.

② 비염 예방을 위해 코 안쪽 코털도 모두 깎아준다.

③ 면도 전 찬 물수건으로 덮어준다.

④ 눈곱이 있는 쪽 눈부터 닦는다.

⑤ 귀의 뒷면, 귓바퀴, 목의 순서로 닦는다.

해설 눈 밑에서 코, 뺨 쪽으로 닦는다. 입 주위를 닦고 이마를 머리 쪽으로 쓸어 올리며 닦은 뒤 귀의 뒷면, 귓바퀴, 목의 순서로 닦는다.

12 대상자가 "엄마! 어디가?"하며 환각 증상을 보일 때 대처 방법은?

① 수면제나 진정제를 먹여 안정시킨다.

② 엄마가 아니라고 단호하게 말한다.

③ 의료인에게 귓속말로 알린다.

④ 엄마를 모시고 온다고 안정시킨다.

⑤ 치매대상자가 보고 들은 것에 대해 아니라고 부정하거나 다투지 않는다.

해설 치매 대상자의 감정을 이해하고 수용하며 부정하거나 다투지 않는다.

13 변비인 대상자가 섭취해야 하는 음식으로 옳지 않은 것은?

① 김, 미역, 파래

② 홍차, 녹차, 콜라

③ 콩나물, 말린 무 잎사귀

④ 브로콜리, 배추, 당근, 감자

⑤ 사과, 복숭아, 배, 딸기, 메론

해설 변비에는 섬유소가 많은 음식을 섭취해야 한다. 콩나물, 말린 무 잎사귀, 나물을 삶아 먹으면 섬유질을 많이 섭취하게 된다. 커피, 콜라, 홍차, 녹차 등은 제한한다.

☑ Answer 11 ⑤ 12 ⑤ 13 ②

14 '동상에 걸린 노부모를 그대로 방치했다.' 이에 속하는 노인학대유형은?

① 방임 ② 유기

③ 성적 학대 ④ 자기방임

⑤ 신체적 학대

해설 신체적 불편감을 그대로 방치한 것은 방임에 해당한다.

15 장기요양 2등급에 대한 설명으로 옳은 것은?

① 하루 종일 침대에 누워 움직일 수 없는 와상상태인 자

② 타인의 도움으로 외출이 가능한 자

③ 장기요양인정점수 75점 이상 95점 미만인 자

④ 장기요양인정점수가 95점 이상인 자

⑤ 장기요양인정점수가 55점 이상 75점 미만인 자

해설 장기요양 2등급 : 일상생활에서 상당 부분 타인의 도움이 필요한 자로서 장기요양인정점수가 75점 이상 95점 미만인 자

16 다음 중 화장실 이용 돕기의 기본 원칙으로 옳은 것은?

① 스스로 할 수 있도록 옆에서 격려한다.

② 처음부터 끝까지 보조한다.

③ 휠체어 잠금장치는 열어둔다.

④ 배설이 끝날 때까지 옆에서 보조한다.

⑤ 화장실 조명은 중간 밝기로 한다.

해설 낙상사고를 예방하기 위해 처음부터 끝까지 대상자를 돕는 것은 대상자를 의존하게 만들고 자존감을 저하시킬 수 있다. 대상자가 스스로 할 수 있는 부분은 최대한 스스로 할 수 있도록 격려한다.

✓ Answer 14 ① 15 ③ 16 ①

17 요양보호사 보고 시 유의해야 할 사항이 아닌 것은?

① 육하원칙으로 작성한다.
② 공식화된 용어를 사용한다.
③ 빠른 시간 내에 보고한다.
④ 보고내용은 사실과 일치하여야 한다.
⑤ 중요하게 전달할 내용은 중복으로 보고한다.

해설 보고내용이 중복되지 않도록 한다.

18 치매대상자의 식사돕기 시 주의사항으로 옳은 것은?

① 사발보다는 접시를 사용한다.
② 소금, 간장 등의 양념은 식탁에서 없앤다.
③ 대상자가 졸거나 초조해 할지라도 식사시간을 엄수한다.
④ 색깔이 있는 플라스틱 제품보다는 투명한 유리제품을 사용한다.
⑤ 대상자가 묽은 음식에 사례가 걸리면 딱딱한 음식을 제공한다.

해설 소금이나 간장과 같은 양념은 식탁 위에 두지 않는다.

19 양쪽 하지마비 대상자의 보행기 사용 방법으로 옳은 것은?

① 오른쪽 다리 → 보행기 → 왼쪽 다리
② 보행기 → 왼쪽 다리 → 오른쪽 다리
③ 왼쪽 다리와 보행기를 함께 → 오른쪽 다리
④ 오른쪽 다리와 보행기를 함께 → 왼쪽 다리
⑤ 왼쪽 다리 → 보행기 → 오른쪽 다리

해설 보행기 쪽으로 한 쪽 발씩 이동한다.

Answer 17 ⑤ 18 ② 19 ②

20 다음 중 요로 감염 예방에 대한 내용으로 옳은 것은?

① 변기를 미리 찬물로 씻는다.

② 소변주머니를 방광보다 낮게 위치한다.

③ 소변주머니를 방광보다 높게 위치한다.

④ 대상자의 손을 씻는다.

⑤ 좌변기는 배설물이 가득찰 때 씻는다.

해설 소변이 담긴 주머니를 방광 위치보다 높게 두지 않는다. 소변주머니가 높이 있으면 감염의 원인이 된다.

21 요양보호사가 다음과 같이 제안한 여가활동 유형은?

> • 대상자 : "젊었을 때는 사물놀이에서 장구도 치며 공연도 했었는데.. 지금은 아무 것도 안하니까 재미가 없어."
> • 요양보호사 : "그러면, 좀 더 배워보시는게 어때요?"

① 자기계발 활동　　　　　② 가족중심 활동

③ 종교 활동　　　　　　　④ 사교오락 활동

⑤ 소일 활동

해설 자기계발 활동 : 책읽기, 독서교실, 그림그리기, 서예교실, 시낭송, 악기연주, 백일장, 판소리교실, 창작활동

22 다리가 아프다고 어르신이 호소하여 요양보호사가 뜨거운 물에 찜질을 해주었다면 어떤 활동을 말하는가?

① 세면돕기　　　　　　　② 이동돕기

③ 신체기능의 유지 및 증진　　④ 증상 완화 보조

⑤ 정서 지원

해설 증상완화 보조에 해당한다.

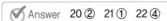

Answer　20 ②　21 ①　22 ④

23 유치도뇨관을 사용하는 대상자 돕는 방법으로 옳은 것은?

① 소변량과 색깔은 하루에 한번 확인한다.

② 침대에서 움직이지 못하게 한다.

③ 수분 섭취량을 제한한다.

④ 소변이 담긴 주머니는 침대보다 낮게 둔다.

⑤ 일주일에 3번 세척한다.

> **해설** 소변이 담긴 주머니를 방광 위치보다 높게 두지 않는데 소변주머니가 높이 있으면 감염의 원인이 된다.

24 대상자가 고액을 지인에게 보내달라고 요구했을 경우 요양보호사의 올바른 행동 방법은?

① 요양보호사 통장에서 직접 보낸다.

② 대상자나 가족과 함께 은행에 간다.

③ 대상자 혼자 보낸다.

④ 은행 업무 수행 시 지인과 함께 간다.

⑤ 요양보호사 혼자 은행에 가서 송금한다.

> **해설** 고액과 관련된 은행 업무 처리 : 고액과 관련된 은행 업무는 가능한 한 대상자나 가족과 함께 동반하도록 한다. 대상자나 가족의 동반이 어려운 경우에는 은행 업무 수행 시 사전에 가족에게 알리고 확인하도록 한다.

25 긍정적인 생각과 좋은 감정을 갖고 일하도록 노력하는 스트레스의 대처 방법에 해당되는 것은?

① 감정 표현   ② 대인 관계

③ 명상법   ④ 생각의 변화

⑤ 심상화 기법

> **해설** 생각 변화
> - 자신의 기대가 비현실적이거나 지나치지 않은지 돌아본다.
> - 긍정적으로 생각하는 습관을 갖는다.
> - 일상생활이 자신의 감정에 좌우됨을 알고 좋은 감정을 가지고 일을 한다.

✔ Answer 23 ④ 24 ② 25 ④

26 천식이 있는 대상자가 호기성 천명음을 낼 경우 돕는 방법은?

① 머리는 낮추고 다리를 올려준다.　② 뜨거운 물을 마시도록 한다.

③ 차가운 물수건을 입에 대어준다.　④ 빠르게 숨을 쉬도록 한다.

⑤ 빠르게 실내로 이동한다.

해설 호기성 천명음 : 숨을 내쉴 때 쌕쌕거리는 호흡음

27 다음 중 혈압이 있는 대상자의 소금 섭취를 줄이는 방법으로 옳은 것은?

① 다른 맛이나 향이 나는 양념과 채소를 쓰지 않는다.

② 음식은 뜨거울 때 바로 간을 한다.

③ 간을 점차적으로 진하게 한다.

④ 김치를 많이 먹는다.

⑤ 국, 찌개 등의 국물 섭취를 줄인다.

해설 음식을 싱겁게 먹기 위한 조리법
  • 식초, 겨자, 후추, 파, 마늘, 양파, 참깨 등을 사용한다.
  • 간장, 고추장, 된장 등은 평소의 2/3만 사용한다.
  • 음식이 뜨거울 때 간을 맞추지 않는다. 음식이 뜨거우면 짠 맛을 제대로 느낄 수 없다.
  • 국물을 만들 때 마른 새우, 멸치, 표고버섯 등을 사용하면 맛의 상승효과로 된장, 고추장, 간장, 소금
    의 양을 줄일 수 있다.

28 편마비 대상자의 식사를 돕는 방법으로 옳은 것은?

① 상체를 약간 높이는 것이 좋다.

② 국물은 구부러지지 않는가는 빨대를 이용하여 스스로 마시게 한다.

③ 입 안에 남아있는 음식은 식사 후에 뱉거나 삼키도록 한다.

④ 입가에 흘린 음식물은 식사가 끝날 때까지 그대로 둔다.

⑤ 대상자에게 질문을 계속한다.

해설 음식을 삼키기 쉽게 국이나 물, 차 등으로 먼저 목을 축이고 음식을 먹도록 한다. 대상자가 충분히 삼킬
  수 있을 정도의 양을 입에 넣어준다.

✔Answer　26 ⑤　27 ⑤　28 ③

29 경관영양 대상자를 돕는 방법으로 옳은 것은?

① 영양 주머니는 하루에 한 번만 씻는다.

② 영양액은 뜨겁게 준비한다.

③ 침상 머리를 낮춘다.

④ 대상자가 의식이 없으면 설명하지 않아도 된다.

⑤ 비위관 주변을 청결히 하고 윤활제를 바른다.

해설 콧속에 분비물이 축적되기 쉬우므로 비위관 주변을 청결히 하고 윤활제를 바른다.

30 대상자의 복약 돕기의 방법으로 옳은 것은?

① 흡수가 용이하게 우유와 함께 복용하도록 돕는다.

② 가루약은 입에 직접 넣어준다.

③ 용량이 큰 물약은 주사기를 이용하여 복용한다.

④ 약의 종류가 많으면 분쇄하여 투약한다.

⑤ 금식인 경우에도 혈압약은 복용하도록 한다.

해설 금식인 경우에도 혈압약 등 매일 투약해야 하는 약물은 반드시 투약해야 한다.

31 대상자에게 귀약을 투여할 때의 방법으로 옳은 것은?

① 귀약 투입구를 외이도 깊숙이 넣고 점적한다.

② 대상자가 치료할 귀를 아래쪽으로 한다.

③ 손은 씻지 않아도 된다.

④ 약 투여 후에 5분간 누워있도록 한다.

⑤ 투약 절차를 설명하지 않는다.

해설 귀입구를 잠깐 동안 부드럽게 눌러주고 약 5분간 누워있도록 한다. 작은 솜을 15~20분 동안 귀에 느슨하게 끼워 놓았다 제거한다.

✓ Answer 29 ⑤ 30 ⑤ 31 ④

32 요양보호사가 허리를 들 수 없는 대상자의 기저귀 사용 돕기를 실시할 때 옳은 방법은?

① 기저귀를 한번 사용하면 계속해서 채운다.

② 기저귀를 사용하는 경우라도 방수포를 깔지 않는다.

③ 물티슈로 닦은 후에 마른 수건으로 닦아 건조한다.

④ 정해진 시간에만 기저귀를 교환한다.

⑤ 무릎을 세우고 똑바로 누운 상태에서 교환한다.

해설 회음부와 둔부를 따뜻한 수건이나 물티슈로 앞에서 뒤로 잘 닦아준다. 물기가 남아있는 경우 대상자의 피부가 짓무르거나 피부 손상을 일으킬 수 있으므로, 마른 수건이나 티슈로 물기를 닦아 준다.

33 의치를 착용하는 대상자를 돕는 방법으로 옳은 것은?

① 의치를 끼울 때는 아랫니를 먼저 끼운다.

② 의치를 뺄 때는 아랫니를 먼저 뺀다.

③ 잘 때도 의치를 끼고 자도록 한다.

④ 의치는 물기가 없는 상태로 보관한다.

⑤ 의치는 미온수를 사용하여 헹군다.

해설 의치를 닦을 때는 흐르는 물(미온수, 찬물)에 칫솔을 이용하여 깨끗이 닦는다. 세척시 떨어뜨려 의치가 파손되지 않도록 한다. 세정제를 사용하는 경우에는 흐르는 물에 닦은 후 세정제에 담근다.

34 요양보호사가 대상자의 면도를 돕는 방법으로 옳은 것은?

① 면도 후에 로션은 바르지 않는다.

② 면도하기 전에 차가운 물수건으로 덮어둔다.

③ 피부 주름은 위쪽으로 당기며 면도한다.

④ 면도하기 전에 찬 물수건으로 덮어둔다.

⑤ 면도날과 피부의 각도는 45° 정도 유지한다.

해설 면도날은 얼굴 피부와 45° 정도의 각도를 유지하도록 하며, 짧게 나누어 일정한 속도로 면도한다.

✔ Answer 32 ③ 33 ⑤ 34 ⑤

35 고혈압이 있는 편마비 대상자의 통 목욕 시 적합한 요양보호법은?

① 불편한 쪽 발을 먼저 욕조 안으로 들어가게 한다.

② 중심에서 말초부위로 닦아준다.

③ 혈압약 복용 시 한 시간 후에 목욕을 하도록 한다.

④ 양쪽 하지는 허벅지에서 발끝 쪽으로 닦는다.

⑤ 회음부 – 몸통 – 팔 – 다리 – 발 순서로 씻는다.

해설 혈압이 높은 대상자일 경우 : 혈압약 복용 직후는 목욕을 삼가해야 하며 한 시간 후에 목욕을 실시한다.

36 침대 위에서 이동 후 안면창백, 어지러움, 식은땀이 나타날 때 요양보호사의 대처방법으로 옳은 것은?

① 머리를 낮추고 다리는 들어준다.

② 옆으로 눕히고 관리 책임자 및 시설장에게 보고 한다.

③ 잠시 쉬었다가 이동한다.

④ 원래 자세로 눕히고 관리 책임자 및 시설장에게 보고 한다.

⑤ 이동 후의 자세를 유지한다.

해설 이동 후 안면창백, 어지러움, 오심, 구토, 식은땀 등의 증상이 나타나면 원래 자세로 눕히고 관리책임자 및 간호사에게 보고한다.

37 휠체어 앞바퀴를 들어 올려 뒤로 젖힌 상태에서 이동하는 경우는?

① 울퉁불퉁한 길을 갈 때   ② 엘리베이터를 타고 내릴 때

③ 평지를 이동할 때   ④ 내리막길을 내려갈 때

⑤ 오르막길을 올라갈 때

해설 울퉁불퉁한 길은 휠체어 앞바퀴를 들어올려 뒤로 젖힌 상태에서 이동한다. 크기가 작은 앞바퀴가 지면에 닿게 되면 휠체어를 앞으로 밀기가 힘들고, 대상자가 진동을 많이 느끼기 때문이다.

✔ Answer 35 ③ 36 ④ 37 ①

38 대상자를 바닥에서 휠체어로 옮기기 순서로 옳은 것은?

> 가. 휠체어를 잡게 한다. 나. 휠체어에 앉기
> 다. 잠금 장치를 잠근다. 라. 일어서기

① 가 – 나 – 다 – 라 ② 라 – 가 – 다 – 나
③ 나 – 가 – 다 – 라 ④ 다 – 가 – 라 – 나
⑤ 다 – 라 – 나 – 가

해설 바닥에서 휠체어로 옮기기
• 대상자 가까이에 휠체어를 가져와 잠금장치를 잠근다. 대상자는 바닥에 무릎을 대고 한 손으로 준비한 휠체어를 잡게 한다.
• 대상자 양쪽 무릎을 바닥에 지지한 상태로 무릎을 꿇고 엉덩이를 들어 허리를 편다.
• 요양보호사는 대상자 뒤에서 한 손으로 허리를 잡아주고 한손은 어깨를 지지하여 준다.
• 대상자 건강한 쪽 무릎을 세워 천천히 일어나도록 도와주어 휠체어에 앉힌다.

39 흡인 물품관리에 대한 설명으로 옳은 것을 고르면?

① 흡인병은 사용하기 직전에 소독한다.
② 카테터는 15~20분 이상 끓여서 사용한다.
③ 한번 사용한 카테터는 자연 건조시킨다.
④ 소독한 컵은 물에 담근 채 식혀서 사용한다.
⑤ 물은 아주 조금만 넣고 끓인다.

해설 전용 냄비에 소독할 컵과 카테터를 넣고 충분히 잠길 정도의 물을 붓고 15~20분 이상 끓여서 소독한다.

40 요양보호사가 방문요양 시 장기요양급여제공기록지에 기록해야 할 내용으로 옳은 것은?

① 인수인계업무 내용 ② 사고 내용과 대응 결과
③ 월급여 한도액 ④ 대상자 방문시 각종 상담내용
⑤ 특이 사항

해설 장기요양급여제공기록지는 요양보호사가 대상자에게 제공한 서비스의 내용과 시간, 특이사항을 기입한 것이다.

✓ Answer 38 ④ 39 ② 40 ⑤

41 쾌적한 실내 환경을 조성하는 방법으로 옳은 것은?

① 목욕 전·후에는 실내의 기온이 15℃ 전후가 되도록 유지한다.

② 환기 시에는 직접 환기 방법을 사용한다.

③ 전체 난방보다 국소 난방이 바람직하다.

④ 습도는 40~60%를 유지한다.

⑤ 배설물 확인이 쉬운 간접 조명을 사용한다.

해설 습도는 40~60%가 적합하다. 습도가 너무 낮으면 호흡기 점막과 피부를 건조시키고 땀 증발을 가속시켜 오한이 생기고, 습도가 너무 높으면 불쾌감을 느끼게 한다.

42 치매 대상자에게 식사를 주는 방법으로 옳은 것은?

① 음식은 크게 썰어서 드시게 한다.

② 졸려하거나 초조해하는 경우 한 번에 수북하게 떠서 제공한다.

③ 물은 스스로 마시도록 주전자를 옆에 둔다.

④ 손잡이가 약간 무거운 숟가락을 쥐여준다.

⑤ 색깔이 있는 플라스틱 제품을 사용하지 않는 것이 좋다.

해설 손잡이가 크거나 손잡이에 고무를 붙인 약간 무거운 숟가락을 주어서 숟가락을 쥐고 있다는 사실을 잊어버리지 않게 해준다.

43 치매 대상자의 배설 관리 방법으로 옳은 것은?

① 외출 전에는 반드시 화장실을 다녀오도록 강요한다.

② 낮 시간에는 활동이 많으므로 기저귀를 채운다.

③ 배뇨훈련 시 낮에는 4시간 간격으로 한다.

④ 소변을 잘 가렸을 때는 칭찬한다.

⑤ 정해진 시간에 배설을 하도록 강요한다.

해설 대소변을 잘 가렸을 때는 칭찬을 해주고, 실금한 경우에도 '괜찮다'라고 말한다.

✔ Answer 41 ④ 42 ④ 43 ④

44 치매대상자가 갑자기 욕설을 하면서 파괴적인 행동을 보일 때 대처방법으로 옳은 것은?

① 갑자기 움직여서 대상자를 놀라게 한다.

② 행동이 진정된 후에 이유를 꼭 물어본다.

③ 이상행동반응 시 조용한 곳에서 안정을 취하게 한다.

④ 큰 소리로 대상자를 제재한다.

⑤ 억제대를 적용한다.

해설 이상행동 반응을 보이면 질문하거나 일을 시키는 등의 자극을 주지 말고 조용한 장소에서 쉬도록 한다.

45 치매 말기 단계에서 나타나는 의사소통에 대한 설명으로 옳은 것은?

① 명칭 실어증이 보인다.

② 일관성의 결여와 혼동이 증가한다.

③ 과거, 현재, 미래 시제의 올바른 사용이 어렵다.

④ 물건이나 사람의 이름을 부르는 것이 어렵다.

⑤ 자발적인 언어표현이 감소되어 말수가 크게 줄어들게 된다.

해설 사용하는 어휘의 수가 현저하게 제한된다. 자발적인 언어표현이 감소되어 말수가 크게 줄어들게 된다. 심하면 스스로는 말을 안 하고, 앵무새처럼 상대방의 말을 그대로 따라한다.

✔ Answer 44 ③   45 ⑤

1 등급판정위원회는 장기요양인정의 유효기간을 가감 조정할 수 있는데 그 범위는?

① 1개월   ② 3개월

③ 6개월   ④ 12개월

⑤ 18개월

해설 등급판정위원회는 장기요양인정의 유효기간을 6개월 범위 내에서 가감조정이 가능하다.

2 등급판정 후 장기요양인정서를 발급하는 기관은?

① 광역시·도   ② 장기요양기관

③ 시·군·구   ④ 지역 병·의원

⑤ 국민건강보험공단

해설 등급판정 후 장기요양서비스의 이용이 가능한 경우에 국민건강보험공단은 장기요양인정서를 발급하는 데, 수급자는 이후 시설 및 재가장기요양기관을 통해 서비스를 제공받을 때에 이를 제시해야만 한다.

3 대상자 본인이 삶의 의욕을 잃어 세수도 하지 않고, 식사도 제대로 하지 않아 몸이 날로 쇠약해져 갔다. 이와 관련된 노인학대유형은?

① 유기   ② 자기방임

③ 성적 학대   ④ 재정적학대

⑤ 신체적 학대

해설 자기방임 : 노인 의식주 제공 및 의료처치 등의 최소한의 자기보호 관련 행위를 의도적으로 포기 또는 비의도적으로 관리하지 않아 심신이 위험한 상황 또는 사망에 이르게 되는 경우

☑ Answer   01 ③   02 ⑤   03 ②

04 근골격계 질환을 유발하는 경우가 아닌 것은?

① 바닥이나 침대에서 대상자를 일으켜 세울 때

② 대상자가 넘어지는 것을 막으려고 할 때

③ 경사로를 오르기 위하여 의자나 침대를 밀어야 할 때

④ 전동침대의 자세를 조절하기 위해 리모컨을 조작할 때

⑤ 혼자서는 움직일 수 없는 대상자를 손으로 들어 올릴 때

해설 침대의 자세를 조절하기 위해 반복적으로 레버를 돌려야 할 때

05 장기요양급여제공기록지에 포함되는 사항으로 옳지 않은 것은?

① 총 급여 제공시간   ② 장기요양기관기호

③ 장기요양요원 성명   ④ 수급자의 질병, 질환명

⑤ 수급자 본인 또는 보호자 성명

해설 수급자의 질병, 질환명은 포함되지 않는다.

06 다음에서 설명하는 증상을 보이는 이유는?

> 노년기에는 자기 자신의 사고나 감정에 의해 사물을 판단하게 되는 경향이 많아지고 누군가의 도움을 받아 문제를 해결하려고 한다.

① 조심성의 증가   ② 경직성의 증가

③ 의존성의 증가   ④ 수동성의 증가

⑤ 우울증 경향의 증가

해설 수동성의 증가로 누군가의 도움을 받아 문제를 해결하려고 한다.

✔ Answer 04 ④ 05 ④ 06 ④

07 다음에서 설명하는 질환은?

> 동맥 혈관의 안쪽 벽에 콜레스테롤이 축적되어 혈관 내부가 좁아지거나 막혀 혈액의 흐름에 장애를 일으키며, 혈관 벽이 굳어지면서 발생한다.

① 협심증   ② 심부전
③ 뇌혈관 경색   ④ 파킨슨 질환
⑤ 동맥경화증

해설 동맥혈관의 안쪽 벽에 콜레스테롤의 축적이 원인이 되는 질환은 동맥경화증 혹은 죽상경화증이라고도 한다.

08 소변을 보려고 하지도 않았는데 자신의 의지와 상관없이 때와 장소를 가리지 않고 소변이 흘러나오는 현상은?

① 설사   ② 요실금
③ 난소암   ④ 요로감염
⑤ 전립선비대증

해설 불수의적인 소변보기 현상은 실금이다.

09 요양보호사의 직업적 태도로 옳은 것은?

① 등급판정을 받도록 유도한다.
② 노인학대가 확실한 경우에만 보고한다.
③ 인종, 연령 등 수준별로 차별한다.
④ 업무상 알게 된 비밀을 동료와 공유한다.
⑤ 복장 및 외모 관리 등 자기 관리를 철저히 한다.

해설 요양보호사는 업무 수행에 방해가 되지 않도록 건강관리, 복장 및 외모 관리 등을 포함하여 자기관리를 철저히 한다.

✓ Answer   07 ⑤   08 ②   09 ⑤

10 다음 중 녹내장의 증상으로 옳은 것은?

① 다음증   ② 좁은 시야

③ 동공에 백색 혼탁   ④ 불빛 주위에 무지개

⑤ 통증이 없는 흐린 시력

> **해설** 녹내장의 증상 : 좁은 시야, 눈에 이물감, 어두움에 적응장애, 색깔변화 인식장애, 뿌옇게 혼탁한 각막, 안구통증, 두통, 구역질, 실명

11 다음은 노인학대 유형 중 무엇인가?

> 가정집에서 어르신이 화장실에서 낙상 후 고관절 통증을 호소하는데 아들이 병원에 모시고 가지 않고 며칠 동안 아무런 조치를 취하지 않았다.

① 성적 학대   ② 유기

③ 방임   ④ 자기방임

⑤ 신체적 학대

> **해설** 방임은 부양 의무자로서의 책임이나 의무를 의도적 혹은 비의도적으로 거부, 불이행 혹은 포기하여 노인에게 의식주 및 의료를 적절하게 제공하지 않는 것을 말한다.

12 대상포진에 관련된 내용으로 옳은 설명을 고르면?

① 가려움증이 없어 긁지 않는다.

② 세균성 질환이므로 전염되지 않도록 주의한다.

③ 병소가 더 이상 번지지 않도록 긁거나 만지지 않는다.

④ 1 ~ 2주면 통증이 없어진다.

⑤ 과거에 풍진을 앓은 사람에게 잘 걸린다.

> **해설** 대상포진은 신체의 저항력이 감소된 상태에서 발생하기 때문에 휴식과 안정이 필요하다. 긁지 않도록 하여 병소가 퍼지거나 감염되는 것을 방지한다.

✔ Answer   10 ②   11 ③   12 ③

13 다음 중 욕창이 생길 위험 요소가 있는 대상자로 옳은 것은?

① 요실금, 변실금이 있는 대상자

② 스스로 체위변경이 가능한 대상자

③ 요의, 변의가 있는 대상자

④ 피하지방이 많은 대상자

⑤ 변비가 있는 대상자

> 해설 욕창의 원인 : 요실금 및 변실금(습기로 인해 피부 손상, 미생물 번식하여 감염 발생)

14 다음 사례에서 요양보호사의 대답 중 대상자의 정보접근 및 자기 결정권 행사의 권리에 대한 대답으로 옳은 것은?

> • 대상자 : "세금이 오른다는데 얼마나 오르는지 알아?"
> • 요양보호사 : _____

① "제가 알아봐 드릴까요?"

② "아마 오천 원 정도 오를 거에요. 안내문이 당도할 거에요."

③ "물가가 오르니까 세금도 오르겠지요?"

④ "세금 문제는 저는 잘 모르겠어요."

⑤ "안내문이 나오면 보여드릴께요."

> 해설 노인이 의식주, 보건의료서비스, 여가활용 등 개인의 삶에 영향을 미치는 모든 부분에서 자기결정권을 행사할 수 있도록 해야 한다.

15 수정체의 황화현상으로 구분할 수 없는 색상은?

① 빨강, 검정 ② 보라, 파랑

③ 노랑, 남색 ④ 초록, 흰색

⑤ 빨강, 노랑

> 해설 색의 식별 능력이 떨어져 같은 계열의 색을 잘 구별하지 못한다. 특히 수정체가 노란색으로 변화는 황화 현상으로 보라색, 남색, 파랑색의 구분에 어려움을 느낀다.

> ✔ Answer 13 ① 14 ⑤ 15 ②

16 효과적인 듣기를 위하여 갖추어야 할 내용이 아닌 것은?

① 시선을 적절하게 잘 맞추어야 한다.

② 미리 대답을 준비한다.

③ 상대방을 향한 자세를 취하여야 한다.

④ 내용에 일관성이 있는지 파악하여야 한다.

⑤ 상대방의 말을 비판하며 듣지 않도록 한다.

> **해설** 상대방의 메시지를 객관적으로 파악하려고 노력한다. 들은 후 잘 이해하였는지에 대하여 간략하게 정리한다.

17 비언어적 의사소통기법의 바람직한 태도로 옳은 것은?

① 입술을 깨물거나 눈썹을 치켜뜬다.

② 대상자를 향해 약간 기울인 자세를 취한다.

③ 시선을 한 곳에 고정한다.

④ 지나치게 머리를 끄덕인다.

⑤ 팔짱을 끼고 듣는다.

> **해설** 비언어적 의사소통의 바람직한 자세
> • 팔과 손을 자연스럽게 놓고 상황에 따라 적절한 자세
> • 대상자를 향해 약간 기울인 자세
> • 관심을 보이며 편안한 자세

18 시각장애대상자와 의사소통방법으로 옳은 것은?

① 요양보호사를 중심으로 왼쪽, 오른쪽을 설명하며 원칙을 정한다.

② 먼저 손을 잡고 악수를 청해서는 안된다.

③ 옆에서 이야기한다.

④ 입을 크게 벌리며 대화한다.

⑤ 이쪽, 저쪽 등의 지시 대명사를 사용하지 않는다.

> **해설** 여기, 이쪽 등의 지시대명사를 사용하지 않고 사물의 위치를 정확히 시계방향으로 설명한다.

✓ Answer 16 ② 17 ② 18 ⑤

19 지남력 장애가 있는 치매대상자를 돕는 방법으로 옳은 것은?

① 주체성 강화훈련을 위해 존칭을 사용하지 않는다.

② 낮 동안에는 기본 정보는 자주 바꿔주는 것이 좋다.

③ 모든 물품에 이름표를 붙이고 주의 사항을 문서화 시킨다.

④ 대상자를 대하는데 일관성을 가질 필요는 없다.

⑤ 대상자에게 규칙을 정하지 않도록 한다.

> **해설** 지남력장애 대상자와 이야기하는 방법
> • 대상자의 이름과 존칭을 함께 사용한다.
> • 낮 동안에 기본적인 정보를 자주 반복한다.
> • 대상자를 대하는데 일관성을 갖도록 최대한 노력한다.
> • 시간, 장소, 사람, 날짜, 달력, 시계 등을 자주 인식시킨다.
> • 모든 물품에 이름표를 붙이고 주의 사항을 문서화 시킨다.

20 화장실에서 넘어져서 골절을 입은 경우 응급조치로 옳은 것은?

① 담요 등을 덮어주고 골절부위에 온찜질을 해준다.

② 튀어나온 뼈는 직접 압박하지 않는다.

③ 대상자를 안아서 침대에 눕힌다.

④ 걸을 수 있으면 스스로 움직이게 한다.

⑤ 출혈이 있는 경우 휴지로 닦고 지혈한다.

> **해설** 골절을 입은 경우 응급조치 : 개방된 상처가 있거나 출혈이 있는 경우 멸균거즈를 이용하여 상처를 덮고, 지혈한다. 튀어나온 뼈는 직접 압박하지 않는다. 손상 부위를 부목을 이용하여 고정한 후 병원으로 이송한다.

21 다음 중 뇌졸중의 증상으로 옳은 것은?

① 허리통증, 잦은 골절　　　　② 가려움증, 피부발적

③ 두통 및 구토, 연하곤란　　　④ 다음증, 체중감소

⑤ 호흡곤란, 과체중

> **해설** 뇌졸중의 증상 : 반신마비, 전신마비, 반신감각장애(감각이상 · 감각소실), 언어장애, 두통 및 구토, 의식장애, 어지럼증, 운동 실조증, 시력장애 및 연하곤란, 치매

✔ Answer　19 ③　20 ②　21 ③

22 장기요양인정점수가 68점인 대상자의 장기요양 등급은?

① 장기요양 1등급   ② 장기요양 2등급

③ 장기요양 3등급   ④ 등급 외 A형

⑤ 등급 외 B형

해설 장기요양등급별 상태

장기요양 등급	심신의 기능상태
1등급	• 타인의 도움이 필요한 자(일상생활에서 전적으로) • 장기요양인정점수 : 95점 이상인 자
2등급	• 상당 부분 타인의 도움이 필요한 자 • 장기요양인정점수 : 75점 이상 95점 미만인 자
3등급	• 부분적으로 타인의 도움이 필요한 자 • 장기요양인정점수 : 60점 이상 75점 미만인 자
4등급	• 일정 부분 타인의 도움이 필요한 자 • 장기요양인정점수 : 51점 이상 60점 미만인 자
5등급	• 치매환자(노인성 질병으로 한정) • 장기요양인정점수 : 45점 이상 51점 미만인 자
인지지원등급	• 치매환자(노인성 질병으로 한정) • 장기요양인정점수 : 45점 미만인 자

23 다음에서 설명하는 기록의 유형으로 옳은 것은?

> 요양보호사 김○○가 방문요양서비스를 위해 최○○ 어르신 집에 들렀다. 김○○ 요양보호사가 식사보조 및 가사보조 요양보호를 수행하던 중 최○○ 어르신이 갑자기 말도 어눌하고 몸을 잘 가누지 못하여 119에 연락하였다. 5분 후 간호사와 119대원이 도착하여 어르신 상태를 살핀 후 근처병원으로 이송하였고, 그 사이 김○○ 요양보호사는 최○○ 어르신 보호자에게 연락을 하였다.

① 과정기록   ② 요약기록

③ 사례기록   ④ 내용기록

⑤ 문제중심기록

해설 중요하다고 판단되는 것을 핵심으로 보여주기 때문에 요약기록에 속한다.

✓ Answer   22 ③   23 ②

24 다음 중 변비의 주요 원인으로 옳은 것은?

① 반복된 하제 사용 ② 체중 감소

③ 장벽의 병변 ④ 잦은 알콜 섭취

⑤ 지나친 수분섭취

해설 변비의 주요 원인 : 하제 남용으로 인한 배변반사 저하, 수분과 섬유질을 포함한 음식섭취의 감소, 장운동 저하, 지나친 저잔여식이 섭취, 복부 근육의 힘 약화

25 다음 중 요실금 예방운동으로 옳은 것은?

① 골반 근육운동 ② 약물 요법

③ 금연, 금주 ④ 규칙적 성생활

⑤ 수분섭취 억제

해설 요실금 치료 및 예방 : 골반 근육운동, 수분 섭취, 식이섬유소가 풍부한 채소와 과일 섭취, 약물요법이나 수술, 체중조절

26 몸이 느려짐, 얼굴 표정의 굳어짐, 안정 시의 떨림 등으로 자주 넘어지거나 균형감각이 소실되는 증상을 특징으로 하는 노인성 질환은?

① 뇌졸중 ② 골다공증

③ 알츠하이머병 ④ 파킨슨병

⑤ 루게릭병

해설 파킨슨질환 증상
• 무표정, 운동 완만, 근육경직, 원인불명의 통증
• 굽은 자세, 얼어붙는 현상, 자세 반사의 소실로 자주 넘어지거나 균형감각의 소실, 안정시 떨림
• 피로, 우울, 근심, 수면 장애, 변비, 방광과 다른 자율 신경의 장애, 감각적 불편감, 감정의 변화, 무감정, 사고의 느림, 인지능력의 감소 등

Answer 24 ① 25 ① 26 ④

27 노인의 약물중독 위험이 많은 원인으로 옳은 것은?

① 신장 기능의 저하로 배설능력이 떨어지기 때문이다.

② 심장기능의 저하로 약물에 의존하기 때문이다.

③ 소화기능의 저하로 위산 분비가 많기 때문이다.

④ 호흡기능의 저하 때문이다.

⑤ 급성 질환이 많아 다양한 약물을 요구하기 때문이다.

해설 신장으로 가는 혈류량이 감소되어 순환 혈류 내에 약물 축적을 초래하고 약물중독의 위험을 증가시킨다.

28 다음 중 올바른 세탁방법을 고르면?

① 파운데이션 얼룩은 울전용세제 사용한다.

② 튀김기름 얼룩은 주방용 세제를 이용한다.

③ 립스틱 얼룩은 표백제를 사용한다.

④ 땀 얼룩은 부분 세탁후 본 세탁을 한다.

⑤ 혈흔의 경우 따뜻한 물로 빨고 찬물로 헹군다.

해설 **튀김기름 얼룩** : 얼룩이 묻은 부위에 주방용 세제 몇 방울을 떨어뜨리고 얼룩 부위를 손가락으로 잡고 비벼서 제거한다.

29 천골 부위의 욕창에 도넛모양 베개를 사용하면 안되는 이유는?

① 압박부의 혈액 순환 저해　　　② 골절 변형

③ 골반 기형적 변형　　　　　　④ 척추 변형

⑤ 하부 청색증 발생

해설 천골부위 욕창 예방을 위해 도넛 모양의 베개를 사용하는 경우가 있으나 이는 오히려 압박을 받는 부위의 순환을 저해할 수 있으므로 삼간다.

Answer　27 ①　28 ②　29 ①

30 임종이 가까운 환자를 대할 때 대처방법으로 옳은 것은?

① 침상머리를 높이고 머리를 옆으로 돌려준다.

② 베개를 이용, 어깨와 머리를 올려 입이 벌어지는 것을 예방한다.

③ 사후강직 시작 전 바른 자세를 취하여 준다.

④ 시트로 얼굴을 덮지 않고 어깨까지 덮는다.

⑤ 대상자 소유 목록을 만든다.

해설 침상머리를 높이고 대상자의 머리를 옆으로 돌려 침 등의 분비물 배출을 용이하게 하여 질식을 예방한다.

31 소변의 배출이 원활하지 않아 소변이 가득 찬 방광에서 소변이 조금씩 넘쳐 계속 흘러나오는 노인성 요실금의 증상은?

① 복합성 요실금　　　　　　② 절박성 요실금

③ 역류성 요실금　　　　　　④ 복압성 요실금

⑤ 일과성 요실금

해설 소변이 가득 찬 방광에서 소변이 조금씩 넘쳐 계속 흘러나오는 요실금은 역류성 요실금이다.

32 다음 보기에 나타난 노인의 심리적 특성은?

• 객관적으로 봐서 그르거나 이익이 없는데도 계속 고집을 부리는 태도
• 자신의 체면을 손상하지 않으려고 자신의 생각대로 행동하려는 경향
• 새로운 환경에 적응하지 못하고, 학습능력과 문제해결능력이 떨어지는 경향

① 경직성의 증가　　　　　　② 조심성의 감소

③ 의존성의 감소　　　　　　④ 수동성의 감소

⑤ 우울증 경향의 감소

해설 경직성의 증가

• 노인은 자신에게 익숙한 습관적인 태도나 방법을 고수한다.
• 매사에 융통성이 없어지고, 새로운 변화를 싫어하며, 도전적인 일을 꺼리는 경향을 보인다.
• 새로운 기구 사용이나 새로운 방식으로 일을 처리하는데 저항한다.

✓ Answer　30 ①　31 ③　32 ①

33 요양보호업무 중에 발생할 수 있는 건강위험요인으로 옳지 않은 것은?

① 직업성 근골격계 질환　　　　② 대상자로부터의 감염

③ 노화로 오는 퇴행성 관절염　　④ 반말이나 욕설에 의한 스트레스

⑤ 교대근무나 밤 근무로 인한 건강장애

해설 퇴행성 관절염은 노화로 오기 때문에 요양보호업무 중에 발생할 수 있는 건강위험요인과는 거리가 있다.

34 치매대상자의 안전에 대한 설명으로 옳은 것은?

① 욕실바닥은 문턱과의 차이를 두고, 항상 물기가 있도록 유지한다.

② 과잉자극을 피하기 위해 환경을 복합적으로 한다.

③ 온수가 나오는 수도꼭지는 빨강색으로 표시한다.

④ 치매 대상자는 뜨거운 것을 잘 느끼지 못하므로 온수기의 온도를 높인다.

⑤ 세제는 치매 대상자의 눈에 띄는 곳에 보관한다.

해설 온수가 나오는 수도꼭지는 빨간색으로 표시한다. 화상예방을 위하여 노출된 온수파이프는 절연체로 감싸준다.

35 결핵환자가 시설에 입소했을 경우의 복약 돕기 방법으로 옳은 것은?

① 간단한 경구 약은 요양보호사 판단 하에 복용하게 한다.

② 약 흡수가 잘되도록 우유와 함께 복용한다.

③ 캡슐, 정제, 환제 등 알약은 가루로 만들어 복용하게 한다.

④ 대상자가 스스로 먹을 수 있게 손에 직접 준다.

⑤ 약이 입안에 남아 있는지 확인한다.

해설 폐결핵의 치료 및 예방
- 결핵약을 제대로 복용하는지 주의 깊게 관찰한다.
- 약물 투여로 인한 말초신경염의 증상이나 위장장애, 홍조, 피부 발진, 가려움증, 발열 같은 부작용을 관찰한다.
- 주기적으로 간 기능 검사와 객담 검사를 실시한다.

Answer　33 ③　34 ③　35 ⑤

01 그릇 및 식기류의 위생관리방법으로 옳은 것은?

① 모든 식기류는 바닥에 둔다.

② 물기가 젖은 상태로 정리한다.

③ 씻은 식기류는 행주로 닦는다.

④ 물기가 건조되도록 어긋나게 엎어 놓는다.

⑤ 유리그릇은 뜨겁게 달군 상태에서 찬물로 헹군다.

해설 식기류 등은 어긋나게 엎어 놓아야 한다.

02 다음은 노인을 위한 유엔원칙 중 무엇을 설명하는가?

> • 일할 수 있는 기회를 제공받거나, 다른 소득을 얻을 수 있는 기회에 접근할 수 있어야 한다.
> • 직장에서 언제 어떻게 그만둘 것인지에 대한 결정에 참여할 수 있어야 한다.
> • 가능한 오랫동안 가정에서 살 수 있어야 한다.

① 독립의 원칙 　　　　　② 참여의 원칙

③ 보호의 원칙 　　　　　④ 존엄의 원칙

⑤ 자아실현의 원칙

해설 독립의 원칙

　• 소득, 가족과 지역사회의 지원 및 자조를 통하여 적절한 식량, 물, 주거, 의복 및 건강보호에 접근할 수 있어야 한다.
　• 적절한 교육과 훈련프로그램에 접근할 수 있어야 한다.
　• 개인의 선호와 변화하는 능력에 맞추어 안전하고 적응할 수 있는 환경에서 살 수 있어야 한다.

✔ Answer　01 ④　02 ①

03 피복관리 시 지켜야 할 기본원칙과 주의사항으로 옳지 않은 것은?

① 의류를 버릴 때에는 대상자에게 양해를 구하도록 한다.

② 세탁 시 헹굼을 충분히 하여 햇빛에 말리고 잘 건조시킨다.

③ 감염의심대상자의 의류는 다른 의류와 구분하여 세탁한다.

④ 의류를 찾는데 어려움이 없도록 장소를 알려주거나 적어둔다.

⑤ 의류 세탁은 요양보호사의 역할이 아니므로 해주지 않아도 된다.

해설 세탁은 일상생활지원서비스에 해당한다.

04 상대방의 마음을 이해하고 공감하는 의사소통방법이 아닌 것은?

① 덮어주기 : 지금까지도 잘 하셨어요.

② 관심 갖기 : 오늘은 기분이 좋으신가 봐요.

③ 북돋아주기 : 어떻게 그 방법을 찾아내셨어요?

④ 격려하기 : 그렇게 하시려면 안 하시는게 편해요.

⑤ 요약하기 : 자, 이제는 다음 단계를 생각해 볼까요?

해설 ④ 격려하기가 아닌 회피하기와 무시하기의 한 형태이고 비공감적인 의사소통방법이다.

05 국민건강보험공단에 장기요양인정 갱신신청을 할 경우 신청기간으로 옳은 것은?

① 유효기간이 끝나기 30일 전~직전

② 유효기간이 끝나기 90일 전~30일 전

③ 유효기간이 끝나기 120일 전~90일 전

④ 유효기간이 끝나기 150일 전~120일 전

⑤ 유효기간이 끝나기 180일 전~150일 전

해설 국민건강보험공단에 장기요양인정 갱신신청을 할 경우 신청기간은 유효기간이 끝나기 90일 전~30일 전이다.

✔ Answer 03 ⑤ 04 ④ 05 ②

06 왼쪽 편마비 환자가 화장실을 사용 할 때 휠체어의 위치로 옳은 것은?

①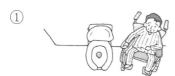

②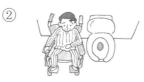

③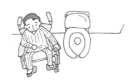

④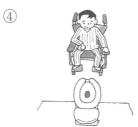

⑤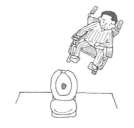

07 사례검토회의에 대한 내용 설명이 아닌 것은?

① 서비스와 지지의 산출결과 검토

② 주 1회 또는 월 1회 주기로 실시

③ 대상노인의 상황을 지속적으로 점검

④ 제공되는 서비스 질에 대한 지속적인 점검

⑤ 점검회의, 재평가회의, 업무평가회의로 구분

해설 업무보고회의(주 1회 또는 월 1회 주기로 실시), 재평가회의(3~6개월마다 실시), 사례검토회의(월 1회 또는 격월간 실시)

✔ Answer 06 ① 07 ②

08 치매대상자의 식사돕기 시 적절한 조치로 옳지 않은 것은?

① 식사 전에 손 씻기

② 그릇은 깨지지 않는 것으로 준비

③ 음식은 차거나 뜨겁지 않게 준비

④ 대상자 스스로 음식을 섭취하도록 유도

⑤ 음식물을 손으로 집어먹을 때는 질책

해설 치매대상자가 숟가락을 이용하지 않고 손으로 직접 먹으려 해도 야단을 치거나 벌칙을 주면 안 되며, 숟가락을 이용하도록 유도해야 한다.

09 지팡이를 이용하여 계단을 내려가려는 오른쪽 편마비 대상자를 도와주려고 한다. 아래의 그림 중 올바른 위치는?

①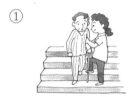

②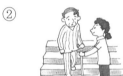

③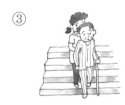

④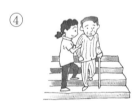

⑤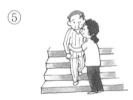

해설 오른쪽 편마비 대상자의 오른팔을 부축하여 나란히 내려온다.

10 치매대상자가 치아가 없는 경우 할 수 있는 일반적인 구강위생방법은?

① 칫솔질하기   ② 생수마시기

③ 식후 차 마시기   ④ 전동으로 칫솔질하기

⑤ 소금물로 닦아내기

해설 식후 차 마시기는 치아가 없는 치매대상자의 일반적인 구강위생방법이다.

11 설사가 있는 대상자에게 취할 수 있는 행동으로 옳지 않은 것은?

① 수분섭취량을 줄인다.

② 심신을 안정시킨다.

③ 몸을 따뜻하게 한다.

④ 의사의 처방 시 지사제를 복용시킨다.

⑤ 문제를 일으키는 음식을 확인 후 제한한다.

해설 심신을 안정시키고 몸을 따뜻하게 하며 음식물 섭취량을 줄이되 물은 충분히 마셔 탈수되지 않도록 한다.

12 다음에서 설명하는 E. 퀴블러 로스의 임종적응단계는?

> • 대상자는 자신의 감정을 반항으로 나타낸다.
> • '나는 아니야', '왜 하필이면 나야', 혹은 '왜 지금이야' 등으로 말하고, 어디에서
> 나 누구에게나 불만스러운 면만을 찾으려고 한다.

① 수용   ② 우울

③ 타협   ④ 분노

⑤ 부정

해설 나의 상태를 아니라고 생각하는 것은 부정의 표현이다.

✔ Answer   10 ③   11 ①   12 ⑤

핵심이론+기출 및 예상문제

13 화상환자의 응급처치에 대한 설명으로 옳지 않은 것은?

① 15분 이상 찬물(5~12℃)에 담근다.

② 옷이 몸에 붙어 있는 경우 옷 위로 냉각을 시켜야 한다.

③ 손상부위를 만지지 않도록 하며, 물집을 터트리면 안 된다.

④ 화상 부위에 간장, 기름, 된장 등을 발라 세균감염을 막는다.

⑤ 깨끗한 물수건으로 화상 부위를 감싸 세균감염을 예방한다.

> **해설** 화상 부위에 간장, 기름, 된장, 핸드크림, 치약 등을 바르면 세균감염의 위험이 있고 열기를 내보내지 못하며 상처를 악화시키므로 절대 바르면 안 된다.

14 대상자가 밥맛이 없다고 식사를 거부할 때 돕는 방법은?

① 한 가지 음식만을 계속 제공한다.

② 식사 전에 과자류를 제공한다.

③ 먹고 싶어 할 때까지 음식을 치워둔다.

④ 음식을 큰 그릇에 가득 담아 제공한다.

⑤ 반찬을 색깔별로 맞추어 보기 좋게 해 놓는다.

> **해설** 음식에 대한 흥미를 느낄 수 있도록 미관상 보기 좋은 음식을 제공하는 것이 좋다.

15 편마비 대상자를 침대에서 휠체어로 이동시킬 때 휠체어를 놓은 위치와 침대와의 각도로 옳은 것은?

① 대상자의 건강한 쪽으로 45° 비스듬하게

② 대상자의 건강한 쪽으로 90° 직각으로

③ 대상자의 마비된 쪽으로 40° 비스듬하게

④ 대상자의 마비된 쪽으로 90° 비스듬하게

⑤ 대상자의 마비된 쪽으로 침대와 나란하게

> **해설** 편마비 대상자는 휠체어를 대상자의 건강한 쪽으로 침대에 붙여서 평행하게 30~45° 비스듬히 놓고 반드시 잠금장치가 잠겨 있는지 확인한 후 이동한다.

☑ Answer 13 ④ 14 ⑤ 15 ①

16 다음 중 귀약 투여의 목적으로 볼 수 없는 것은?

① 통증을 완화한다.

② 보청기의 소독을 위해서 한다.

③ 외이도의 염증을 감소시킨다.

④ 세균을 제거하기 위해 투여한다.

⑤ 귀지를 부드럽게 해서 제거하기 쉽게 한다.

해설 귀약 투여는 보청기 소독과 관련이 없다.

17 치매 중기 단계의 대상자와 의사소통방법에 대한 설명으로 옳은 것은?

① 대상자의 방에 있는 모든 것에 이름표를 붙인다.

② 분명한 답을 요구하는 질문을 한다.

③ 질문에 반응하지 않는 경우는 다시 반복하여 질문하지 않는다.

④ 대상자의 행동을 개인적인 의미로 받아들인다.

⑤ 대화 내용을 요약 · 정리하고, 적절하게 고쳐서 표현한다.

해설 대상자의 방에 있는 모든 것에 이름표를 붙인다. 대화 주제를 갑자기 바꾸지 않는다.

18 대상자에게 가사 및 일상생활지원을 하는 목적에 해당하지 않는 것은?

① 생활의 불편을 최소화함

② 대상자의 자립성을 살려줌

③ 대상자의 잔존 능력을 대신함

④ 대상자의 능력을 최대한 활용함

⑤ 대상자 스스로 생활을 할 수 있도록 도움

해설 요양보호사는 대상자의 자립성과 잔존 능력이 감소되지 않도록 하기 위하여 대상자 스스로 할 수 있는 능력이 어느 정도인지를 파악한다.

✓ Answer 16 ② 17 ① 18 ③

19 요양보호 대상자를 위한 장보기 수칙으로 옳지 않은 것은?

① 식단을 작성한다.

② 필요량만 구매한다.

③ 가족의 식성을 파악한다.

④ 냉장고 안의 품목을 확인한다.

⑤ 구매 시 반드시 유통기한을 확인한다.

해설 장보기는 건강과 질병상태에 따라 식재료를 구매해야 하며 필요량을 구매하고 식단을 작성하여 반드시 유통기한을 확인해야 한다.

20 조리의 방법에 대한 설명으로 옳지 않은 것은?

① 육류는 살짝 데치면 부드러워지고 먹기에 좋다.

② 식욕을 돋우기 위해서 식초나 소스로 무침을 한다.

③ 살짝 데쳐서 볶으면 야채의 색을 선명하게 유지한다.

④ 찜은 센 불로 시작해서 약한 불로 옮겨 오래 가열한다.

⑤ 생선은 너무 오래 삶으면 질기고 딱딱해져 먹기 어렵다.

해설 육류는 오래 삶으면 부드러워지고 먹기에 좋으나, 생선의 경우는 너무 오래 삶으면 질기고 딱딱해져 먹기 어려워지므로 살짝 삶아낸다.

21 대상자가 암 환자인 경우 섭취해야 할 음식은?

① 동물성 지방 음식

② 소금에 절인 음식

③ 녹황색 채소와 과일

④ 불에 탄 고기나 생선

⑤ 식품첨가물이 들어간 가공식품

해설 비타민, 무기질, 섬유질이 많은 녹황색 채소와 과일섭취 위주로 식사하게 한다.

Answer 19 ③ 20 ① 21 ③

22 신부전증 대상자가 주의해야 할 식사원칙으로 옳지 않은 것은?

① 전해질 균형을 유지한다.

② 고단백질을 충분히 섭취한다.

③ 과잉의 수분섭취는 제한한다.

④ 탈수 또는 수분과잉을 방지한다.

⑤ 밥, 과일, 채소를 충분히 섭취한다.

해설 신부전증 대상자의 경우 비단백 열량식을 충분히 섭취한다.

23 요양보호 대상자의 식품위생관리 내용 중 옳지 않은 것은?

① 뚜껑 또는 포장을 개봉한 식품은 버린다.

② 부패, 변질된 음식은 대상자에게 설명하고 즉시 폐기한다.

③ 보관된 냉동식품을 해동시킬 경우 다시 냉동시키지 않는다.

④ 식품을 다루기 전후 손 씻기를 통해 위생관리를 철저히 한다.

⑤ 식품은 유통기한 확인하고 올바른 식품보관법에 따라 보관한다.

해설 뚜껑 또는 포장을 개봉한 식품이 남았을 경우 다른 용기에 담아 냉장 또는 냉동 보관하고 가급적 빠른 시간 내에 사용한다.

24 수세미와 행주의 위생관리방법이 아닌 것은?

① 행주는 자주 삶는다.

② 수세미와 행주는 항상 말려서 보관한다.

③ 젖은 행주와 마른 행주를 구분 사용한다.

④ 수세미는 그물형으로 된 것이 위생적이다.

⑤ 수세미는 스펀지형으로 된 것이 위생적이다.

해설 수세미는 스펀지형보다 그물형으로 된 것이 위생적이다.

✓ Answer 22 ② 23 ① 24 ⑤

25 설거지를 하는 방법으로 옳지 않은 것은?

① 음식물이 덜 묻은 그릇부터 설거지

② 기름기가 많이 묻은 그릇부터 설거지

③ 기름기를 종이타월로 제거 후 설거지

④ 세제는 환경오염을 줄이기 위해 적당량 사용

⑤ 그릇을 세제로 닦은 후 깨끗하게 행구어 관리

해설 기름기가 많이 묻은 그릇은 덜 묻은 그릇을 설거지한 후 닦는다.

26 피복관리의 기본원칙이 아닌 것은?

① 새로 구입한 의류는 세탁 없이 사용한다.

② 같은 종류의 옷은 변형되지 않게 접어둔다.

③ 평소 잘 입는 옷은 서랍의 앞쪽에 정리해 둔다.

④ 세탁방법 및 옷감의 종류를 구별하여 세탁한다.

⑤ 필요시 수선해 두고 모직물에는 방충제를 넣는다.

해설 새로 구입한 의류는 한 번 세탁한 후 사용하고, 감염이 의심되는 대상자의 의류는 다른 의류와 구분하여 세탁한다.

27 대상자의 침상청결관리 방법에 대한 요양보호사의 역할이 아닌 것은?

① 물건을 찾기 쉽게 정리한다.

② 발에 걸리는 물건은 잘 치운다.

③ 대상자의 동의 없이 정리정돈 한다.

④ 침상 주변을 정갈하게 정리정돈 한다.

⑤ 불필요한 물건은 손이 닿는 높이로 정리한다.

해설 대상자의 생활공간은 각자의 습관에 맞춰져 있기 때문에 반드시 대상자의 동의를 얻은 뒤에 정리정돈 한다. 정리 후 물건은 제자리에 둔다.

✅ Answer 25 ② 26 ① 27 ③

28 대상자를 바닥에서 휠체어로 옮길 때 요양보호사가 지지해 주는 위치는?

① 대상자 뒤에서 어깨를 잡아준다.

② 대상자 뒤에서 허리를 잡아준다.

③ 대상자 앞에서 어깨를 잡아준다.

④ 대상자 앞에서 허리를 잡아준다.

⑤ 대상자 뒤에서 엉덩이를 밀어 올린다.

해설 요양보호사는 대상자 뒤에서 허리를 잡아주며, 대상자가 서서히 일어나도록 보조하여 휠체어에 앉힌다.

29 대상자의 마음을 이해하고 공감을 돕는 태도로 옳지 않은 것은?

① 지지하기 : 좋은 방법 같네요.

② 존중하기 : 당신 말도 의미가 있네요.

③ 덮어주기 : 지금까지도 잘 하셨어요.

④ 요약하기 : 했던 말들을 다시 한 번 해볼까요.

⑤ 격려하기 : 그렇게 해보시는 것이 좋을 것 같네요.

해설 요약하기는 했던 말들을 다시 해보는 것이 아니라 "다음 단계를 생각해 볼까요?"로 표현해야 한다.

30 요양보호사가 대상자의 가족과 의사소통 시 주의해야 할 사항으로 옳은 것은?

① 대상자의 정보를 가족과 수시로 주고받는다.

② 대상자의 부정적인 행동을 직설적으로 말한다.

③ 의료진으로부터 받은 정보를 가족에게는 전달하지 않는다.

④ 의료진의 정보 중 중요한 것만 대상자 본인에게 전달한다.

⑤ 대상자를 보조하는 사람은 나 밖에 없다는 생각이 중요하다.

해설 가족과 대상자를 함께 보조한다는 마음가짐이 필요하며, 가족에게 대상자의 부정적인 행동이나 느낌을 말할 때 직설적으로 하지 않는다. 의료진으로부터 받은 정보는 즉시 정확하게 보호자에게 전달해야 한다.

✔ Answer 28 ② 29 ④ 30 ①

31 시각장애 대상자와의 의사소통하는 방법으로 옳지 않은 것은?

① 지시대명사를 사용하지 않는다.

② 대상자의 정면에서 이야기한다.

③ 가족 외에는 대필을 하지 않는다.

④ 사물의 위치를 시계방향으로 설명한다.

⑤ 대상자를 만나고 헤어질 때 말을 건넨다.

해설 대필을 하게 되는 경우에는 정확하게 받아쓰고 잘 알아듣지 못할 때는 확인한다.

32 노인의 여가활동 중에서 소일활동으로 볼 수 없는 것은?

① 집안일   ② 신문보기

③ 지역봉사활동   ④ 약수터 다니기

⑤ 텔레비전 시청

해설 지역봉사활동은 노인의 여가활동 중 사교오락활동에 속한다.

33 다음 설명의 내용으로 시·군·구와 함께 연계하여 지원하는 기관은?

> 등급 외 노인 중 독거, 저소득, 열악한 주거환경 등에 처해 있는 분에게 식사, 가사
> 지원, 정서지원 등을 지원한다.

① 자원봉사단체   ② 지역 병·의원

③ 국민건강보험공단   ④ 노인전문요양시설

⑤ 노인보호전문기관

해설 자원봉사단체는 등급 외 노인 중 독거, 저소득, 열악한 주거환경 등에 처해 있는 분에게 식사, 가사지원, 정서지원 등을 지원한다.

✔ Answer 31 ③ 32 ③ 33 ①

34 장기요양기관에서 구체적인 장기요양서비스 제공계획을 세울 때 기준으로 삼을 수 있는 자료는?

① 건강보험카드
② 장기요양인정서
③ 장기요양보험카드
④ 서비스제공계획서
⑤ 표준장기요양이용계획서

> **해설** 장기요양기관은 표준장기요양이용계획서를 바탕으로 구체적인 요양보호서비스 계획을 제시하고 이에 따라 서비스를 제공한다.

35 세수 돕기를 할 경우 올바른 방법은?

① 세수는 침상에 누워서 한다.
② 눈은 안쪽에서 바깥쪽으로 닦는다.
③ 눈곱이 있는 쪽부터 닦는다.
④ 코털이 나와 있어도 깍지 않는다.
⑤ 귀 안쪽 귀지를 면봉으로 제거한다.

> **해설** 부드럽고 깨끗한 수건을 따뜻한 물에 적셔 눈의 안쪽에서 바깥쪽으로 닦는다. 다른 쪽 눈을 닦을 때는 수건의 다른 면을 사용한다.

36 업무보고회의에 관한 설명으로 옳지 않은 것은?

① 사례를 나누어 발표
② 관련 업무교육 실시
③ 업무 관련 애로사항 발표
④ 주관적이고 자유로운 진행
⑤ 업무 관련 궁금한 사항 질의

> **해설** 업무보고회의를 진행할 때에는 정해진 형식을 가지고 구체적 · 객관적으로 진행해야 한다.

37 기록과 보고의 중요성으로 옳지 않은 것은?

① 행정적 자료유지
② 전문가 간의 의사소통
③ 기록하는 기법에 대한 연습
④ 서비스의 연속성, 지속성 유지
⑤ 효과적인 서비스를 위한 모니터

✓ Answer   34 ⑤   35 ②   36 ④   37 ③

해설 기록과 보고의 중요성
- 서비스 내용에 대한 문서화
- 효과적인 서비스를 위한 모니터
- 서비스의 연속성 및 지속성 유지
- 전문가 간의 협조체제 및 의사소통 활성화
- 감독기능의 활성화
- 대상자와 정보공유
- 행정적 자료
- 서비스의 표준화 및 책임성 제고

38 요양보호사가 시설장이나 간호사에게 대상자와 관련된 보고를 할 경우 옳지 않은 것은?

① 육하원칙에 근거하여 보고한다.

② 빠른 시간 내에 보고될 수 있도록 한다.

③ 다른 사람들의 의견도 물어보고 보고한다.

④ 문장은 의미가 분명한 공식화된 용어를 사용한다.

⑤ 주관적 판단이 아닌 객관적 사항을 정확하게 보고한다.

해설 대상자 중심으로 보고해야 한다.

39 치매대상자의 식사를 돕는 방법으로 옳지 않은 것은?

① 대상자의 음식 섭취량을 기록한다.

② 음식을 잘게 잘라서 부드럽게 조리한다.

③ 물을 흘릴 경우 빨대가 달린 컵을 사용한다.

④ 식사 전 음식이 어느 정도 뜨거운지 확인한다.

⑤ 요양보호사의 판단 하에 비타민 약을 제공한다.

해설 치매대상자가 식사를 하지 않아 체중이 감소하면 의료진에게 알려 원인을 파악하고 필요 시 처방된 비타민과 단백질을 포함한 약을 주어야 한다.

✔ Answer 38 ③ 39 ⑤

40 치매대상자가 변비인 경우 요양보호사의 대처로 옳지 않은 것은?

① 일정한 시간 간격으로 변기에 앉혀 배변을 유도한다.

② 섬유질이 많은 음식과 충분한 수분을 섭취하도록 한다.

③ 대장의 운동력을 높이기 위해 무리한 운동을 하게 한다.

④ 손바닥을 이용하여 배를 가볍게 마사지 하여 불편감을 줄여준다.

⑤ 의료인과 충분히 상의하여 필요하면 변비약이 처방될 수도 있다.

해설 무리한 운동은 대장의 운동력을 높이는데 역효과가 될 수 있다.

41 치매대상자의 구강위생관리 시 주의사항으로 옳은 것은?

① 치주에 염증이 생겼으면 시간을 두고 지켜본다.

② 부드러운 칫솔을 사용하여 잇몸 출혈을 방지한다.

③ 의치는 하루에 1시간 정도 제거해 잇몸을 보호한다.

④ 누워 지내는 치매대상자의 경우 특별한 주의사항이 없다.

⑤ 편마비대상자인 경우 음식물이 한쪽으로 모여 있도록 한다.

해설 치주에 염증이 생겼을 경우 바로 치료할 수 있도록 돕고, 부드러운 칫솔을 사용하여 잇몸 출혈을 방지해야 한다.

42 치매대상자의 안전을 위한 주변의 환경관리로 옳지 않은 것은?

① 모서리가 날카롭고 뾰족한 가구는 치운다.

② 욕실바닥은 문턱과 차이를 만들어 놓는다.

③ 화장실 문은 밖에서도 열 수 있는 것으로 바꾼다.

④ 방은 위생적이고 안전성을 우선시하여 배치한다.

⑤ 부엌에 있는 위험한 물건은 캐비닛에 넣고 자물쇠로 채워둔다.

해설 욕실의 바닥은 문턱과 차이를 없애고 대상자가 미끄러지지 않도록 한다.

✔ Answer 40 ③ 41 ② 42 ②

43 치매대상자의 반복적 질문 · 반복적 행동에 대한 원칙으로 옳은 것은?

① 치매대상자의 주의를 환기시킨다.

② 해가 되지 않아도 고치려고 시도한다.

③ 불필요한 자신감을 생기지 않게 해야 한다.

④ 반복행동을 억지로 교정하려고 한다.

⑤ 똑같은 질문에는 똑같은 대답을 해주도록 한다.

해설 치매대상자 자신이 무엇을 할 수 있다는 것에 대한 심리적 안정과 자신감을 갖도록 도와준다.

44 대상자의 임종 시 상태로 옳지 않은 것은?

① 어떠한 자극에도 반응이 없다.

② 숨을 쉬지 않고 심장이 뛰지 않는다.

③ 항문이 열려 대소변이 나오기도 한다.

④ 턱은 늘어지고 입은 약간 벌어져 있다.

⑤ 눈꺼풀은 약간 열려 있고 눈동자가 움직인다.

해설 눈꺼풀은 약간 열려 있고 눈은 어떤 한 점에 고정되어 깜빡거리지 않는다.

45 경련환자 발생 시 대처방법으로 옳지 않은 것은?

① 억지로 경련을 멈추게 하지 않는다.

② 몸에 꽉 끼는 옷이나 넥타이는 풀어준다.

③ 설압자를 입안에 끼워 기도를 유지한다.

④ 대상자 머리 아래에 부드러운 것을 대준다.

⑤ 구토물이 나오는 경우 얼굴을 옆으로 돌린다.

해설 설압자는 입안에 상처를 내거나 호흡곤란을 일으킬 수 있다.

Answer 43 ① 44 ⑤ 45 ③

적중 TOP 요양보호사 실전평가문제집

핵심이론+기출 및 예상문제

부록

최종마무리
실전모의고사 100선

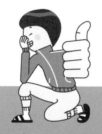

01 다음 중 노인과 노화에 대한 설명으로 옳지 않은 것은?

① 젊은 사람들보다 실수가 적고 사고력에서도 뒤지지 않는다.
② 일반적으로 노인은 65세를 기준으로 한다.
③ 수많은 정보 중에서 중요한 정보를 추출해 낼 수 있는 능력이 뛰어나다.
④ 지역사회 참여 등 생산적 활동으로 자신감을 유지한다.

02 건강한 노화에 대한 설명으로 옳지 않은 것은?

① 지속적으로 뇌에 자극을 주어 기억력과 인지력을 유지
② 자신에게 맞는 음식과 영양보조식품을 섭취
③ 활동에 맞게 영양분을 섭취하고, 적절한 운동을 실시
④ 생산적 활동을 정리하는 휴지기
⑤ 신체 기능에 적합한 운동을 지속

03 노인에게 볼 수 있는 우울증상의 특징으로 옳지 않은 것은?

① 쾌락을 경험하지 못함
② 흥미결여
③ 성적 관심의 저하
④ 독립성 증가
⑤ 불안과 식욕저하

04 다음 설명에 해당하는 노인의 심리적 현상은?

> 질문이나 문제에 대해 대답을 할지 망설이며, 결단이나 행동이 느려지고 매사에 신중해진다.

① 수동성 증가 ② 의존성 증가
③ 경직성 증가 ④ 애착심 증가
⑤ 조심성 증가

05 노인들이 매사에 융통성이 없어지고, 새로운 변화를 싫어하며, 도전적인 일을 꺼리는 경향은?

① 애착심 ② 의존성
③ 조심성 ④ 수동성
⑤ 경직성

06 다음 중 부모와 따로 살지만, 빈번히 상호작용하면서 각자의 사생활을 지킬 수 있다는 장점이 있는 가족 형태는?

① 노인가족
② 수정확대가족
③ 노인부부가구
④ 노인부양가족
⑤ 노인독거가구

07 노인이 죽음이라는 현실을 보다 잘 인식할 수 있는 계기가 되는 상황은?

① 경제적 어려움
② 가족과의 유대감 상실
③ 배우자 사별
④ 직업의 상실
⑤ 건강의 상실

08 배우자 사별에 대한 적응단계 중 노인이 1단계에서 겪는 정서적 반응은?

① 상실감
② 소외감
③ 책임감
④ 정체감
⑤ 고독감

09 현대사회 노인의 가족관계에 대한 설명으로 옳은 것은?

① 기혼 자녀와 동거하는 노인이 늘고 있다.
② 노부부간의 관계가 동반자로 전환되고 있다.
③ 시어머니가 가계관리권을 가지며 며느리의 역할이 축소되고 있다.
④ 집을 떠나 독립해 나간 빈 둥지 기간이 점차 짧아지고 있다.
⑤ 성 역할의 구분이 명확해지고 있다.

10 요양대상자 5~9명이 공동으로 생활하며 요양, 일상생활 서비스 등을 지원 받고 있는 노인의료 복지시설은?

① 노인공동생활가정
② 재가방문요양센터
③ 노인복지관
④ 노인요양공동생활가정
⑤ 재가노인복지시설

11 다음 중 대상자의 가정에서 신체활동과 가사활동 등의 서비스를 제공하는 재가 급여는?

① 방문간호
② 단기보호
③ 방문목욕
④ 주 · 야간보호
⑤ 방문요양

12 다음은 노인을 위한 유엔원칙 중 무엇을 설명하는가?

- 노인 본인의 소득은 물론, 가족과 지역사회의 지원을 통하여 식량, 물, 주택, 의복, 건강서비스를 이용할 수 있어야 한다.
- 적절한 교육과 훈련 프로그램에 접근할 수 있어야 한다.
- 개인 선호와 변화하는 능력에 맞추어 안전하게 적응할 수 있는 환경에서 살 수 있어야 한다.

① 독립의 원칙
② 자아실현의 원칙
③ 존엄의 원칙
④ 보호의 원칙
⑤ 참여의 원칙

13 다음 보기와 같은 활동을 하는 노인복지사업 유형은?

> • 안부 확인 및 각종 보건 · 복지서비스 연계
> • 밑반찬 배달 및 자원봉사 · 민간 후원 연계
> • 건강 · 여가프로그램 및 일자리 제공

① 독거노인 보호 사업
② 노인보호전문기관 설치 · 운영
③ 노인돌봄종합서비스
④ 학대피해노인 전용쉼터
⑤ 독거노인 공동생활홈 서비스

14 고령이나 노인성 질병 등으로 인하여 일상생활을 혼자 수행하기 어려운 노인 등에게 신체활동 또는 가사지원 등의 장기요양급여를 사회적 연대원리에 의해 제공하는 사회보험제도는?

① 산업재해보험
② 국민건강보험
③ 국민연금
④ 공공부조
⑤ 노인장기요양보험

15 노인장기요양보험사업의 보험자로서 가입자로부터 보험료를 받아 계약 조건에 따라 보험금을 지급하는 자는?

① 시 · 군 · 구
② 장기요양기관
③ 보건소
④ 건강보험심사평가원
⑤ 국민건강보험공단

16 다음 중 장기요양급여 대상자로 선정 가능한 사람은?

① 난청이 있고 일상생활이 가능한 90세 여성
② 결핵으로 신체활동이 어려운 70세 남자
③ 당뇨병을 앓고 있는 80세 남성
④ 혼자서 일상생활이 가능한 65세 파킨슨병 남성
⑤ 뇌출혈로 병원에서 치료중인 66세 여성

17 장기요양 1등급에 대한 설명으로 옳은 것은?

① 하루 종일 침대에 누워 움직일 수 없는 와상상태인 자
② 타인의 도움으로 외출이 가능한 자
③ 장기요양인정점수가 95점 이상인 자
④ 장기요양인정점수 75점 이상 95점 미만인 자
⑤ 장기요양인정점수가 55점 이상 75점 미만인 자

18 다음은 장기요양 등급을 받기위한 절차이다. ( )에 들어갈 내용으로 옳은 것은?

> 방문조사 → ( ) → 의사소견서 제출 예외자 통보 → 의사 소견서 제출 → 최종 판정(등급판정 위원회)

① 서비스 게시
② 의사 소견서 제출
③ 방문 조사
④ 조사표 입력에 따른 1차 판정
⑤ 건강 검진

19 장기요양인정조사 시 대상자의 일상생활 수행능력 평가항목에 해당하는 것은?

① 줄넘기, 세수하기
② 식사 준비하기, 양치질하기
③ 기억력 평가, 노래 부르기
④ 옮겨 앉기, 방 밖으로 나오기
⑤ 지남력 평가, 화장실 사용하기

20 수급자가 장기요양기관이 아닌 노인요양시설 등의 기관 또는 시설에서 재가급여 또는 시설급여에 상당한 장기요양급여를 받은 경우 수급자에게 지급되는 현금급여는?

① 시설급여
② 재가급여
③ 특례요양비
④ 요양병원 간병비
⑤ 가족요양비

21 매슬로우(A. Maslow)의 인간의 욕구단계 중 대상자의 식사, 배설, 수면이 해당하는 단계는?

① 존경의 욕구
② 소속과 애정의 욕구
③ 안전의 욕구
④ 생리적 욕구
⑤ 자아실현의 욕구

22 요양 보호사가 제공하는 일상생활 지원 표준서비스 내용으로 옳은 것은?

① 말벗하기
② 침상 목욕
③ 세탁 및 취사 돕기
④ 외출시 동행
⑤ 옷 갈아입히기

23 장기요양 표준서비스 중 신체 활동 지원서비스에 해당되는 것은?

① 청소 및 주변정돈
② 화장실이용 돕기
③ 말벗하기
④ 행동변화 대처
⑤ 세탁

24 다음과 같은 상황에서 요양보호사의 옳은 대처 방법은?

> 재가방문요양 중 변비인 대상자가 관장을 해달라고 요구한다.

① 못 본 체하고 하던 일을 계속한다.
② 요양서비스를 즉시 중단한다.
③ 요양보호사의 업무가 아님을 설명한다.
④ 요양보호사의 판단에 따라 변비약을 제공한다.
⑤ 관장을 해드린다.

25 대상자가 냉장고 안에 있는 유효기간이 지난 식품을 발견했을 때 요양보호사의 대처방안으로 옳은 것은?

① 우선 버린 후에 나중에 설명한다.
② 다시 가열해서 먹는다.
③ 냉동실에 바로 넣는다.
④ 대상자에게 알리고 즉시 폐기한다.
⑤ 냉장고 온도를 기장 낮게 한다.

26 다음에 사례에 해당하는 시설 노인을 위한 윤리강령의 원칙은?

거동이 불편한 백씨 할아버지는 배회 중에 넘어져 다리가 골절된 경험이 있다. 이후부터 요양보호사가 자리를 비울 때에는 손과 발을 묶어 놓고 나가기 때문에 하루에도 몇 번씩 억제를 당하고 있다.

① 사생활 및 비밀 보장에 대한 권리
② 신체적 제한을 받지 않을 권리
③ 가정과 같은 환경에서 생활할 권리
④ 질 높은 서비스를 받을 권리
⑤ 존엄한 존재로 대우 받을 권리

27 다음 내용과 가장 관련이 깊은 노인시설 요양대상자의 권리는?

나씨 할머니는 외부에서 시설 방문을 왔다면서 자기들 맘대로 사진을 찍거나 방에 불쑥불쑥 들어와 구경하고 나가는 것을 보면 매우 불쾌하다고 하신다.

① 안락하고 안전한 생활환경을 제공받을 권리
② 충분한 정보를 제공받을 권리
③ 사생활 및 비밀 보장에 대한 권리
④ 신체적 제한을 받지 않을 권리
⑤ 존엄한 존재로 대우받을 권리

28 재가대상자의 아들이 사업의 실패로 대상자의 통장을 몰래 빼돌려 현금을 인출하여 대상자는 공과금 독촉장을 받고 있을 경우 신고하는 곳은?

① 보건소
② 주민자치센터
③ 중앙응급의료센터
④ 건강가정지원센터
⑤ 노인보호전문기관

29 다음에 해당하는 노인학대의 유형은?

• 죽이겠다고 협박한다.
• '시설로 보낸다' 또는 '집에서 나가라' 등의 위협·협박을 한다.
• 요구를 무조건 무시한다.
• 고함을 지르거나 욕을 한다.
• 혐오스러운 말을 한다.

① 유기
② 방임
③ 정서적 학대
④ 재정적 학대
⑤ 신체적 학대

30 요양보호사가 법적 소송에 휘말리지 않기 위해 준수해야 할 사항으로 옳은 것은?

① 요양보호사의 판단에 따라 서비스를 제공한다.
② 제공해야할 서비스 내용과 방법이 확실하지 않을 때에는 시행하지 않는다.
③ 제공해야 할 서비스 내용 및 방법이 확실하지 않을 때는 도움을 청한다.
④ 시설장이나 간호사에게 보고한 내용은 기록하지 않아도 된다.
⑤ 대상자의 상태는 중요한 것만 기록한다.

31 다음 중 언어적 성희롱에 해당하지 않는 것은?

① 신체부위를 고의적으로 노출하거나 만지는 행위
② 외모에 대한 성적인 비유나 평가
③ 음란한 농담, 음탕하고 상스러운 이야기
④ 음란한 내용의 전화통화
⑤ 회식자리 등에서 무리하게 옆에 앉혀 술을 따르도록 강요하는 행위

32 다음 사례의 경우 요양보호사의 대처 방법으로 옳은 것은?

장기요양 2등급의 시어머님을 모시고 있는 며느리는 배우자의 실직으로 본인부담금 내기가 어려우니 방문요양서비스를 실제로는 180분만 제공하고, 급여제공기록지에는 240분을 작성하여 본인부담금을 내지 않도록 사정하였다. 다른 센터에서도 다 그렇게 한다고 들었다며 말끝을 흐리셨다.

① 센터와 논의하여 본인부담금을 반으로 줄여준다.
② 본인부담금을 먼저 받고 나중에 돌려준다.
③ 노인장기요양보험법 제69조의 법적 조건을 정확하게 설명한다.
④ 가정 형편이 어려우면 다른 서비스를 추가로 제공한다.
⑤ 서비스 제공을 중단한다.

33 요양보호사가 물건을 양손으로 들어 올릴 때 자세로 올바른 것은?

① 물체는 최대한 몸 가까이 위치하도록 하여 들어올린다.
② 허리를 구부린다.
③ 두 다리를 모은다.
④ 무릎을 구부린다.
⑤ 다리가 아닌 허리를 펴서 들어 올린다.

34 변비 예방에 대한 설명으로 옳지 않은 것은?

① 하제를 빈번하게 사용하면 변비를 악화시킬 수 있으므로 주의한다.
② 유산균이 포함된 음식물과 다량의 물을 섭취한다.
③ 복부 마사지로 배변을 돕는다.
④ 식물성 식이섬유를 섭취한다.
⑤ 변의가 있으면 참았다가 배변시킨다.

35 다음 중 식중독을 유발하는 원인으로 옳은 것은?

① 냉장고에 있는 잔여 음식은 데워 먹는다.
② 바로 먹지 않은 어패류는 냉장 보관해서 먹는다.
③ 야채는 흐르는 물에 씻어 먹는다.
④ 유통기한 내에 음식물을 먹는다.
⑤ 음식을 먹기 전에 반드시 손을 씻는다.

36 욕창의 진행단계 중 1단계의 증상으로 옳은 것은?

① 누르면 색깔이 일시적으로 없어지며 딱딱하고 열감이 있다.
② 피부가 갈라지고 물집이 생기고 조직이 많이 상한다.
③ 깊은 욕창이 생기고 괴사조직이 많이 발생한다.
④ 피부는 분홍색 혹은 푸른색이다.
⑤ 골과 근육까지 괴사가 진행된다.

37 다음 보기의 피부계 질환은?

• 물집이 나타나기 전부터 감기 기운과 함께 일정 부위에 심한 통증이 느껴진다.
• 작은 물집이 몸의 한쪽에 모여 전체적으로 띠 모양으로 나타난다.
• 물집을 중심으로 타는 듯하고 날카로운 통증이 느껴진다.

① 욕창 　　　　② 건조증
③ 대상포진 　　④ 소양증
⑤ 미뢰감소

38 다음 중 당뇨병 초기증상으로 옳은 것은?

① 물을 적게 마신다.
② 음식을 적게 먹는다.
③ 다뇨증과 다갈증이 나타난다.
④ 체중 증가
⑤ 수포와 가려움증

39 심장의 수축력이 저하되어 신체조직에 필요한 만큼의 충분한 혈액을 내보내지 못하는 질환은?

① 당뇨병 　　　　② 심부전
③ 뇌졸중 　　　　④ 만성신질환
⑤ 빈혈

40 다음 중 파상풍의 정기적인 예방접종 주기는?

① 10년 　　　　② 5년
③ 3년 　　　　④ 6개월
⑤ 3개월

41 다음 중 대상자가 식탁에서 식사할 때 올바른 자세는?

① 의자에 앉을 때는 안쪽 깊숙이 앉게 하면 안 된다.
② 식탁의 윗부분이 대상자의 배꼽 높이에 오는 것이 가장 좋다.
③ 식탁의 팔걸이가 없는 것이 좋다.
④ 발바닥이 바닥에 닿지 않는 것이 좋다.
⑤ 의자에 앉았을 때 턱을 약간 들고 앉는다.

42 노인의 피부 건조를 예방하는 방법으로 옳지 않은 것은?

① 가습기를 사용하여 습도를 조절한다.
② 물을 자주 마셔 수분을 충분히 섭취한다.
③ 자주 샤워를 하거나 때를 민다.
④ 피부가 건조해지지 않게 한다.
⑤ 목욕이나 샤워를 할 때 따뜻한 물과 순한 비누를 사용한다.

43 한쪽 다리가 마비된 대상자가 지팡이로 계단을 내려오는 순서는?

① 지팡이 → 건강한 다리 → 마비된 다리
② 건강한 다리 → 지팡이 → 마비된 다리
③ 마비된 다리 → 건강한 다리 → 지팡이
④ 마비된 다리 → 지팡이 → 건강한 다리
⑤ 지팡이 → 마비된 다리 → 건강한 다리

44 대상자를 바닥에서 휠체어로 옮기기 순서로 옳은 것은?

가. 휠체어에 앉기
나. 잠금 장치를 잠근다.
다. 휠체어를 잡게 한다.
라. 일어서기

① 가 – 나 – 다 – 라
② 라 – 가 – 다 – 나
③ 나 – 가 – 다 – 라
④ 나 – 다 – 라 – 가
⑤ 다 – 라 – 나 – 가

45 휠체어로 이동 시 문턱을 오르는 작동방법으로 옳은 것은?

① 뒤로 들어가서 앞으로 밀고 나온다.
② 지그재그로 밀고 올라간다.
③ 뒷바퀴를 천천히 뒤로 빼면서 앞바퀴를 조심히 내려놓는다.
④ 뒤쪽으로 기울이고 앞바퀴를 들어 문턱을 오른다.
⑤ 앞바퀴를 들어 올려 뒤로 젖힌 상태에서 이동한다.

46 다음 중 휠체어에서 대상자를 이동변기로 옮길 때 가장 먼저 해야 하는 행동은?

① 휠체어의 잠금장치를 잠근다.
② 대상자의 불편한 쪽 무릎을 지지한다.
③ 대상자의 허리를 잡아준다.
④ 대상자의 발을 바닥에 댄다.
⑤ 발 받침대를 세운다.

47 대상자의 침구 선택 및 정리에 대한 내용으로 옳은 것은?

① 이불은 따뜻하고 무거운 것이 좋다.
② 베개 높이는 척추와 머리가 수직이 되는 것이 좋다.
③ 요는 습기를 잘 흡수하는 것이 좋다.
④ 이불 커버는 나일론 소재를 선택한다.
⑤ 양모와 오리털 등의 이불은 그늘에서 말린다.

48 다음 세탁표시는 무슨 세탁방법인가?

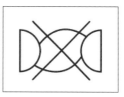

① 다림질 할 수 없음
② 짜면 안 됨
③ 드라이클리닝 할 수 없음
④ 물세탁 할 수 없음
⑤ 세탁기 사용 불가

49 다음 중 안전한 주거환경으로 옳은 설명은?

① 야간등을 꺼둔다.
② 거실 출입구의 문턱을 없앤다.
③ 대상자 주변에 물건을 흩트려 둔다.
④ 습도 조절을 위해 욕실에 물을 뿌려둔다.
⑤ 야간에는 침대 난간을 내려 둔다.

50 다음 보기에 나타난 의사소통방법은?

사람들의 신체언어를 잘 살펴보면, 개입상태에서는 몸을 앞쪽으로 기울이며 눈은 안쪽을 향하는 반면, 관조상태에서는 몸을 뒤로 젖히며 눈은 먼 곳을 응시한다.

① 경청   ② 말하기
③ 공감 표현   ④ 수용
⑤ 라포 형성

51 함께 홍보물을 배포하기 위해 만나기로 한 동료가 약속시간에 늦을 때 나-전달법으로 옳은 것은?

① "다음부터는 기다리지 않을 겁니다."
② "미치겠네. 약속시간 늦는 것도 정도껏 하시죠."
③ "약속시간에 늦는 것은 예의에 어긋나요."
④ "근무예절을 털끝만큼도 모르는 양반일세그려."
⑤ "기다리는 동안 걱정하고 조바심이 났어요."

52 다음은 말벗하기의 실례이다. 대화 내용으로 보아 알 수 있는 요양보호사의 태도는?

이○○ 어르신이 평소와 달리 식사도 잘하지 않고 TV도 보는 둥 마는 둥 하며 시무룩하다. 요양보호사는 어르신의 안색을 살피면서 평소와 다른 점이 있는지 살펴보지만 특이사항은 없었다.
• 요양보호사 : "어르신, 오늘은 날씨가 아주 좋아요."
• 대상자 : "그런가 보네...."
• 요양보호사 : "네, 바람도 안 불고 날씨가 얼마나 따뜻한지 몰라요.", "햇살도 좋은데 밖에 나가서 걸어보실래요?"

① 공감하기   ② 이해하기
③ 덮어주기   ④ 부정하기
⑤ 반항하기

53 다음 보기의 내용에 해당하는 여가활동 내용으로 옳은 것은?

책읽기, 독서교실, 그림그리기, 서예교실, 시낭송

① 소일 활동   ② 운동 활동
③ 자기계발 활동   ④ 사교오락 활동
⑤ 가족 중심 활동

54 다음 중 표준장기요양이용계획서에 포함되는 내용으로 옳지 않은 것은?

① 장기요양 필요내용
② 급여종류에 따른 급여비용과 본인부담금
③ 장기요양목표
④ 이용할 수 있는 시설안내
⑤ 월 한도액

55 요양보호사 보고 시 유의해야 할 사항이 아닌 것은?

① 빠른 시간 내에 보고한다.
② 보고내용은 사실과 일치하여야 한다.
③ 공식화된 용어를 사용한다.
④ 육하원칙으로 작성한다.
⑤ 요양보호사의 생각이나 의견 등의 주관적인 내용을 보고한다.

56 누워있는 대상자의 사레예방을 위해 주의할 점으로 옳은 것은?

① 삼키기 쉽도록 편안하게 누운 자세가 앉은 자세 보다 좋다.
② 음식을 씹고 있는 도중에 대화를 유도한다.
③ 딱딱한 음식을 제공한다.
④ 몸의 윗부분을 높게 해 주고 턱을 당긴 자세를 취해 준다.
⑤ 위와 가슴을 압박하는 옷과 침구를 준비한다.

57 다음 중 경관 영양 돕기의 방법으로 옳은 것은?

① 비위관이 새거나 역류되면 간호사에게 연락해야 한다.
② 영양주머니를 위장보다 낮은 위치에 건다.
③ 진한 농도의 영양액을 빠르게 주입한다.
④ 영양주머니는 매일 소독하여 사용한다.
⑤ 무의식적으로 비위관을 빼려고 할 때 손을 묶어준다.

58 다음 중 대상자의 투약 돕기 방법으로 옳지 않은 것은?

① 가루약은 숟가락을 사용한다.
② 금식인 경우 혈압약은 투약을 중단한다.
③ 알약이 많을 경우에는 2-3번 나눠서 투약한다.
④ 알약은 약병에서 약 뚜껑에 따르고 손으로 옮긴다.
⑤ 라벨이 붙은 쪽이 손바닥에 오도록 쥐고, 라벨의 반대쪽 방향으로 용액을 따른다.

59 다음 중 물약 복용방법에 대한 설명으로 옳은 것은?

① 뚜껑의 위가 위쪽으로 가도록 놓는다.
② 물약이 변색되었을 때는 흔들어서 복용한다.
③ 약병 가장 자리에 묻은 물약은 손가락으로 닦아낸다.
④ 뚜껑의 안쪽이 아래를 향하게 놓는다.
⑤ 라벨이 붙은 쪽이 손바닥에 오도록 쥐고 약을 따른다.

60 혼합된 물약을 계량컵에 따르기 전 흔들어 주어야 하는 이유는?

① 약의 거품을 내기 위하여
② 약의 변질을 막기 위하여
③ 약의 농도를 맞추기 위하여
④ 약의 온도를 맞추기 위하여
⑤ 약의 노폐물을 없애기 위하여

61 귀약을 점약할 때 투약방법으로 옳은 것은?

① 귓바퀴를 후상방으로 당겨 점적한다.
② 약물이 잘 흡수되도록 귓바퀴를 문질러 준다.
③ 점적 후 약병입구를 손으로 닦은 후 뚜껑을 닫는다.
④ 귀약 점액 시 귀약을 이도 중앙에 점적한다.
⑤ 약을 차갑게 점적한다.

62 배설 요양보호 돕기에 대한 내용으로 옳은 것을 고르면?

① 휠체어 사용 시 잠금장치는 항상 열어둔다.
② 대상자가 실변을 하면 기저귀를 바로 채운다.
③ 대상자가 할 수 있는 것은 스스로 할 수 있도록 한다.
④ 항문은 뒤에서 앞으로 닦는다.
⑤ 요의나 변의를 호소할 때 참도록 연습시킨다.

63 침상배설 도움에 대한 설명으로 옳은 것은?

① 변기 밑에 화장지를 깔아준다.
② 대상자를 확인하기 위해 스크린을 열어둔다.
③ 대상자가 편안하게 볼 수 있게 혼자 남겨둔다.
④ 상의와 하의를 모두 탈의한다.
⑤ 항문 - 질 - 요도순으로 닦아 준다.

64 다음 중 요양보호사가 시설장이나 관리책임자에게 배설물 상태를 보고하지 않아도 되는 경우는?

① 황금색의 굵은 대변이 나온다.
② 소변에 피가 섞여 나온다.
③ 푸른빛의 소변이 나온다.
④ 대변에 점액질이 섞여 나온다.
⑤ 소변의 색이 진하다.

65 이동변기를 사용하는 대상자를 돕는 방법으로 옳지 않은 것은?

① 이동변기는 매번 깨끗이 씻어 냄새가 나지 않게 한다.
② 변기를 미리 따뜻한 물(또는 따뜻한 수건)로 데워 둔다.
③ 대상자의 다리를 내려 두 발이 바닥에 닿게 한다.
④ 배설 중에는 하반신을 수건이나 무릎덮개로 덮어준다.
⑤ 침대와 이동식 좌변기의 높이는 최대한 차이가 나도록 조절한다.

66 유치도뇨관을 사용하는 대상자 돕는 방법으로 옳은 것은?

① 소변주머니는 방광 위치보다 높게 둔다.
② 침대에서 움직이지 못하게 한다.
③ 소변줄을 눌러 준다.
④ 소변량과 색깔을 매 2~3시간마다 확인한다.
⑤ 소변이 도뇨관 밖으로 새는 경우 즉시 교체한다.

67 대상자가 기저귀를 사용할 때 돕는 방법으로 옳은 것은?

① 물수건으로 닦은 후 바로 기저귀를 채운다.
② 환기를 위해 창문을 열고 기저귀를 교체한다.
③ 수시로 피부상태를 확인하기 위해 하의는 벗겨 놓는다.
④ 새 기저귀는 반을 말거나 조금 접어 둔부 밑으로 밀어 넣는다.
⑤ 대상자의 기저귀는 냄새가 나더라도 하루에 한 번씩만 갈아준다.

68 다음 중 식사 전에 입안을 행구는 이유로 옳은 것은?

① 씹는 기능 강화
② 식도 역류 예방
③ 구강건조 방지
④ 위액 분비 감소
⑤ 타액 분비 감소

69 의치를 착용하는 대상자를 돕는 방법으로 옳은 것은?

① 의치를 세정제에 보관하고 건조시켜 사용한다.
② 의치를 뜨거운 물로 소독한다.
③ 의치는 하루에 6~7시간 정도 제거한다.
④ 수면 중에도 의치를 착용하도록 한다.
⑤ 의치를 뺄 때는 아랫니부터 뺀다.

70 대상자의 손톱과 발톱을 깎을 때 올바른 모양은?

① 손톱 발톱
② 손톱 발톱
③ 손톱 발톱
④ 손톱 발톱
⑤ 손톱 발톱

71 회음부 청결 돕기에서 여성의 회음부를 닦는 방법으로 옳은 것은?

① 알콜솜으로 음부를 닦아준다.
② 찬물을 음부로 흘려준다.
③ 요도 쪽에서 항문 쪽으로 닦아낸다.
④ 항문 쪽에서 요도 쪽으로 닦아낸다.
⑤ 침대 머리를 높인 상태에서 한다.

72 다음 중 오른팔이 불편한 대상자의 상의를 벗기는 순서로 옳은 것은?

① 왼쪽 어깨 → 손목 → 팔꿈치
② 팔꿈치 → 손목 → 왼쪽 어깨
③ 왼쪽 어깨 → 팔꿈치 → 손목
④ 손목 → 오른쪽 어깨 → 팔꿈치
⑤ 오른쪽 어깨 → 팔꿈치 → 손목

73 편마비 대상자의 통목욕 시 돕는 방법으로 옳은 것은?

① 욕조 안에 있는 시간은 30분 정도로 한다.
② 목욕 후 로션이나 오일 등 피부유연제를 발라준다.
③ 욕조에서 나올 때 건강한 쪽 겨드랑이를 지지한다.
④ 실내 온도를 18°~22°로 맞춘다.
⑤ 심장에서 가까운 곳부터 물이 닿도록 한다.

74 다음 복지용구 중 노인장기요양급여로 구입할 수 없는 것은?

① 성인용 보행기
② 간이변기
③ 욕창예방 매트리스
④ 미끄럼방지용품
⑤ 목욕의자

75 식욕이 없는 대상자의 식사 돕기 방법으로 옳은 것은?

① 미지근한 음식을 제공한다.
② 밥을 국에 말아서 제공한다.
③ 양념을 많이 해서 준다.
④ 다양한 음식을 조금씩 보기 좋게 제공한다.
⑤ 한 가지 음식만 제공한다.

76 혈압이 있는 대상자의 소금 섭취를 줄이는 방법으로 옳은 것은?

① 김치를 많이 먹는다.
② 간을 점차적으로 진하게 한다.
③ 다른 맛이나 향이 나는 양념과 채소를 쓰지 않는다.
④ 음식은 뜨거울 때 바로 간을 한다.
⑤ 음식이 뜨거울 때 간을 맞추지 않는다.

77 치매 대상자의 배설 돕기로 옳지 않은 것은?

① 화장실 가까운 곳에 방을 배치한다.
② 화장실의 위치를 알기 쉽게 표시한다.
③ 벨트와 단추가 있는 바지를 입힌다.
④ 낮에는 가능하면 기저귀를 사용하지 않는 것이 좋다.
⑤ 실금한 경우에도 괜찮다고 말한다.

78 치매대상자의 위생관리 시 목욕돕기 방법으로 옳은 것은?

① 물에 대한 거부반응을 보일지라도 목욕을 시킨다.
② 욕실 바닥에 따뜻한 물을 뿌린다.
③ 목욕의 필요성에 대해 큰소리로 설명한다.
④ 수치심을 느끼지 않게 욕실에 혼자 둔다.
⑤ 샤워보다는 욕조에서 목욕하는 것이 안전하다.

79 치매대상자의 구강위생을 돕는 방법으로 옳지 않은 것은?

① 삼켜도 되는 어린이용 치약을 사용한다.
② 의치는 항상 끼워 놓는다.
③ 부드러운 칫솔을 사용하여 잇몸 출혈을 방지한다.
④ 치주에 염증이 생겼는지 자주 확인한다.
⑤ 일회용 스펀지 브러시에 묻혀 치아와 입안을 닦아 치석을 제거한다.

80 치매대상자에게 옷을 입힐 때 주의사항으로 옳은 것은?

① 옷 입는 것이 지체되면 전부 입혀준다.
② 몸에 꽉 끼는 옷을 제공한다.
③ 옷 입기를 거부하면 기다린 후 다시 시도한다.
④ 대상자가 평소에 입지 않는 옷을 제공한다.
⑤ 색깔이 화려하고 장식이 달린 옷을 제공한다.

81 치매대상자에게 식사를 제공하는 방법으로 옳지 않은 것은?

① 흘릴 경우에는 빨대와 플라스틱 덮개가 부착된 컵을 사용한다.
② 비닐 식탁보나 식탁용 매트를 깔아준다.
③ 한 가지 음식을 먹고 난 후 다른 음식을 내어 놓는다.
④ 필요시 처방된 비타민과 단백질을 포함한 약을 주기도 한다.
⑤ 숟가락은 최대한 가벼워야 한다.

82 치매대상자의 다음과 같은 문제행동에 대한 대처방법으로 옳은 것은?

> • 2~3일간 잠을 자지 않고, 2~3일 뒤에 계속 잠을 잔다.
> • 밤에 일어나서 돌아다니다가 낮에 잠을 잔다.

① TV를 꺼놓거나 조명을 은은하게 한다.
② 수면제를 제공한다.
③ 낮잠을 재운다.
④ 알맞은 하루 일정을 만들어 규칙적으로 생활한다.
⑤ 대상자 혼자 있도록 한다.

83 치매대상자가 갑자기 욕설을 하면서 파괴적인 행동을 보일 때 대처방법으로 옳은 것은?

① 폭력 행동이 멈춘 후 이유에 대해 질문한다.
② 억제대를 사용하여 신체적으로 억압한다.
③ 이상행동반응 시 조용한 곳에서 안정을 취하게 한다.
④ 동료 직원들과 강제적으로 제지시킨다.
⑤ 벌과 보상을 적절히 사용하여 교정한다.

84 치매 대상자가 자신의 물건을 누가 훔쳐 갔다고 의심하여 화를 낼 때 대처방법으로 옳지 않은 것은?

① 보고 들은 것에 대해 아니라고 부정하거나 다투지 않는다.
② 물건을 찾은 경우 확실하게 대상자의 잘못을 인지시킨다.
③ 귓속말을 하지 않도록 주의한다.

④ 다른 것에 신경을 쓰도록 계속 관심을 돌린다.

⑤ 의심하는 것을 부정하거나 설득하지 말고 함께 찾아본다.

85 치매 말기 단계에서 나타나는 의사소통에 대한 설명으로 옳은 것은?

① 물건이나 사람의 이름을 부르는 것이 어렵다.

② 과거, 현재, 미래 시제의 올바른 사용이 어렵다.

③ 명칭 실어증이 보인다.

④ 일관성의 결여와 혼동이 증가한다.

⑤ 앵무새처럼 상대방의 말을 그대로 따라한다.

86 치매 대상자의 운동을 돕는 방법으로 옳지 않은 것은?

① 친숙해진 뒤 운동을 시켜야 한다.

② 서서 하는 것보다는 앉아서 하는 운동을 실시한다.

③ 모든 운동은 머리 쪽에서 시작하여 다리 쪽으로 진행한다.

④ 치매 대상자 스스로 운동하도록 유도한다.

⑤ 마냥 따라하지 말고 스스로 기억을 하게 유도한다.

87 다음 중 치매대상자와 의사소통 방법으로 옳지 않은 것은?

① 대상자를 마주보며 이야기한다.

② 큰소리로 이야기 한다.

③ 방 안에 아무도 없는 것처럼 이야기하지 않는다.

④ 대상자가 이야기하는 모든 것에 반응한다.

⑤ 대상자의 비언어적 메시지를 확인한다.

88 치매대상자가 짐을 싸다가 다시 풀어 놓기를 반복할 경우 대처방법으로 옳지 않은 것은?

① 주의를 다른 데로 돌리게 한다.

② 치매 대상자가 좋아하는 음식을 준다.

③ 과거의 경험 또는 고향과 관련된 이야기를 나눈다.

④ 질문에 일일이 답을 해준다.

⑤ 단순하게 할 수 있는 일거리를 제공한다.

89 치매대상자가 집안에서 배회할 때 대처방법으로 옳은 것은?

① 증상이 심하면 방에 가두고 집안 조명을 어둡게 한다.

② TV를 크게 틀어 놓는다.

③ 복잡한 일거리를 제공한다.

④ 단호하게 그만두라고 말한다.

⑤ 집안에서 배회하는 경우 배회코스를 만들어 둔다.

90 치매대상자의 안전에 대한 설명으로 옳은 것은?

① 치매 대상자의 방은 1층보다는 2층이 좋다.
② 낮에는 어둡게 하고 밤에는 밝게 한다.
③ 온수가 나오는 수도꼭지는 빨강색으로 표시한다.
④ 가스선은 안에서 잠가둔다.
⑤ 세제는 치매 대상자의 눈에 띄는 곳에 보관한다.

91 다음에서 설명하는 퀴블러 로스의 임종적 응단계는?

"나는 아니야. 왜 하필이면 나야" 혹은 "왜 지금이야" 등으로 말한다.

① 분노   ② 우울
③ 타협   ④ 수용
⑤ 부정

92 임종 직전에 나타나는 신체변화로 옳은 것은?

① 피부가 민감하게 반응한다.
② 손발이 따뜻해진다.
③ 혈압이 올라간다.
④ 신체가 굳어지면서 경직된다.
⑤ 호흡이 가빠지고 깊어진다.

93 임종을 앞둔 대상자의 가슴에서 돌 구르는 것 같은 가래 끓는 소리가 들릴 때의 대처 방법은?

① 머리를 높여 준다.
② 어깨를 흔들어 준다.
③ 엎드리게 하여 손으로 등을 두드린다.
④ 고개를 옆으로 돌려준다.
⑤ 담요를 씌워준다.

94 대상자의 임종 시 대처방법으로 옳은 것은?

① 침상머리를 높이고 대상자의 머리를 옆으로 돌려준다.
② 수면이 길어지면 자주 흔들어 깨운다.
③ 기저귀는 갈아줄 필요가 없다.
④ 불안정한 동작이 반복되면 억제시킨다.
⑤ 조용히 혼자 둔다.

95 다음 중 심폐소생술에 대한 설명으로 옳지 않은 것은?

① 양팔을 구부린 상태에서 체중을 가볍게 실어 압박한다.
② 가슴이 최소 5cm 눌릴 정도의 강도로 압박한다.
③ 약 2분 동안 30(가슴압박) : 2(인공호흡)의 비율로 5회 반복한다.
④ 머리를 앞으로 당겨 기도를 유지한다.
⑤ 환자가 회복되거나 전문요원이 도착할 때까지 실시한다.

96 일반적으로 임종 직후 사후 강직이 나타나는 시간은?

① 사망 전 10분
② 사망 전 1~2시간
③ 사망 후 10분
④ 사망 후 2~4시간
⑤ 사망 후 12시간

97 다음 중 일반적인 지혈 요령에 대한 설명으로 올바르지 않은 것은?

① 두꺼운 거즈 등으로 몇 분씩 압박을 가한다.
② 출혈 부위를 심장보다 낮게 한다.
③ 심장 가까운 쪽의 동맥을 눌러준다.
④ 손수건 등으로 출혈 부위를 감싸 압박한다.
⑤ 출혈부위에 멸균거즈를 이용하여 직접 압박한다.

98 대상자가 임종하였을 때 가족에 대한 요양보호로 옳은 것은?

① "곧 괜찮아질 거예요", "아무 염려하지 마세요"와 같은 말을 한다.
② 임종 시 가족이 임종 대상자를 간접적으로 돕게 한다.
③ 장례식이나 장지에 참석한다.
④ 피상적인 표현보다는 "힘드시죠?"라며 위로해준다.
⑤ 가족의 태도와 행동을 판단한다.

99 골절 환자에 대한 응급처치 시 올바른 대처 방법이 아닌 것은?

① 절대로 스스로 움직이게 해서는 안 된다.
② 손상 부위의 장신구를 제거한다.
③ 대상자를 따뜻하게 한다.
④ 튀어나온 뼈는 직접 압박해야 한다.
⑤ 손상 부위를 부목을 이용하여 고정한다.

100 대상자가 약물 부작용을 일으킬 경우 응급처치 방법으로 옳지 않은 것은?

① 환자가 먹고 남은 물질과 용기를 들고 병원에 간다.
② 의식을 잃었을 때는 호흡과 맥박을 확인한다.
③ 목구멍에 손을 넣어 억지로 구토시킨다.
④ 복용량이 적더라도 반드시 병원에 방문해야 한다.
⑤ 환자에게는 마실 것을 주지 않는다.

부록 해설 및 정답

• 정답 •

01 ②	02 ④	03 ④	04 ⑤	05 ⑤
06 ②	07 ③	08 ①	09 ②	10 ④
11 ⑤	12 ①	13 ⑤	14 ⑤	15 ⑤
16 ②	17 ③	18 ④	19 ④	20 ③
21 ④	22 ③	23 ②	24 ③	25 ④
26 ②	27 ③	28 ③	29 ③	30 ③
31 ①	32 ③	33 ①	34 ⑤	35 ④
36 ④	37 ③	38 ③	39 ④	40 ④
41 ④	42 ③	43 ⑤	44 ④	45 ④
46 ①	47 ⑤	48 ②	49 ③	50 ⑤
51 ⑤	52 ①	53 ③	54 ④	55 ⑤
56 ④	57 ①	58 ②	59 ⑤	60 ③
61 ①	62 ④	63 ①	64 ①	65 ⑤
66 ④	67 ④	68 ③	69 ③	70 ②
71 ③	72 ③	73 ②	74 ③	75 ④
76 ⑤	77 ③	78 ⑤	79 ②	80 ③
81 ⑤	82 ④	83 ③	84 ②	85 ⑤
86 ②	87 ②	88 ⑤	89 ⑤	90 ③
91 ①	92 ⑤	93 ④	94 ①	95 ①
96 ④	97 ②	98 ④	99 ④	100 ③

01 일반적으로 노인은 65세를 기준으로 한다.

02 자원봉사, 여가 활동, 지역사회 참여 등 생산적 활동으로 자신감을 유지한다.

03 노인에게 볼 수 있는 우울증상 : 불쾌감, 피로, 흥미결여, 쾌락을 경험하지 못함, 쓸모없다는 느낌, 절망, 무기력, 성적 관심의 저하, 의존성 증가, 불안, 식욕저하 등

04 시청각 및 지각 능력이 감퇴하고, 일의 결과의 질을 중시하기 때문에 나이가 들수록 신중해진다.

05 노인들은 경직성의 증가로 매사에 융통성이 없어지고, 새로운 변화를 싫어하며, 도전적인 일을 꺼리는 경향을 보인다. 새로운 기구 사용이나 새로운 방식으로 일을 처리하는데 저항한다.

06 부모와의 동거가 실질적으로 어려워지면서 노인 부모가 근거리에 살면서 자녀의 부양을 받는 수정확대가족이 나타나고 있다. 부모와 따로 살지만, 빈번히 상호작용하면서 각자의 사생활을 지킬 수 있다는 장점이 있다.

07 배우자의 상실은 가장 적응하기 어려운 사건이다. 배우자나 친구와 사별하는 경우 막연히 느끼던 죽음이 현실화되면서 심한 허무감, 절망감, 고독감을 느낀다.

08 배우자 사별에 대한 적응
• 1단계 : 상실감의 시기, 우울감과 비탄
• 2단계 : 배우자 없는 생활을 받아들이고, 혼자된 사람으로서의 정체감을 지님
• 3단계 : 혼자 사는 삶을 적극적으로 개척함

09 퇴직으로 남편의 역할이 사회에서 가정으로 돌아옴에 따라 부부간의 관계가 동반자로 전환된다. 따라서 융통성 있게 가정일을 분담하는 것이 바람직하다.

10 노인요양 공동생활가정(그룹홈) : 치매·중풍 등 노인성 질환 등으로 심신에 상당한 장애가 발생하여 도움을 필요로 하는 노인에게 가정과 같은 주거여건과 급식·요양, 그 밖에 일상생활에 필요한 편의를 제공하는 시설이다.

11 방문요양 : 재가노인에게 각종 편의를 제공하여 지역사회 안에서 건전하고 안정된 노후를 영위하도록 하는 서비스

12 독립의 원칙
- 언제, 어떻게 직장을 그만둘 것인지에 대한 결정에 참여할 수 있어야 한다.
- 일할 수 있는 기회를 갖거나, 다른 소득을 얻을 수 있어야 한다.
- 가능한 한 오랫동안 가정에서 살 수 있어야 한다.

13 독거노인 공동생활홈 서비스 : 공동생활공간 운영을 통한 독거노인 고독사 · 자살 예방 및 공동체 형성을 목적으로 하는 사업이다.

14 노인장기요양보험 : 고령이나 노인성 질병 등의 사유로 일상생활을 혼자서 수행하기 어려운 노인 등에게 제공하는 신체 활동 또는 가사 활동 지원 등의 장기요양급여에 관한 사항을 규정하여 노후의 건강 증진 및 생활 안정을 도모하고 그 가족의 부담을 덜어줌으로써 국민의 삶의 질을 향상하도록 함을 목적으로 함

15 장기요양보험사업의 보험자는 국민건강보험공단이다. 보험료를 받아 계약 조건에 따라 보험금을 지급하는 자이다. 노인장기요양보험의 보험자는 국민건강보험공단이다.

16 장기요양급여 대상자 : 65세 이상 노인 또는 65세 미만의 노인성 질병을 가진 자로서 거동이 현저히 불편하거나 치매 등으로 인지가 저하되어 장기요양이 필요한 자

17 장기요양인정 판정결과

장기요양 등급	심신의 기능상태
1등급	• 타인의 도움이 필요한 자(일상생활에서 전적으로) • 장기요양인정점수 : 95점 이상인 자
2등급	• 상당 부분 타인의 도움이 필요한 자 • 장기요양인정점수 : 75점 이상 95점 미만인 자
3등급	• 부분적으로 타인의 도움이 필요한 자 • 장기요양인정점수 : 60점 이상 75점 미만인 자
4등급	• 일정 부분 타인의 도움이 필요한 자 • 장기요양인정점수 : 51점 이상 60점 미만인 자
5등급	• 치매환자(노인성 질병으로 한정) • 장기요양인정점수 : 45점 이상 51점 미만인 자
인지지원 등급	• 치매환자(노인성 질병으로 한정) • 장기요양인정점수 : 45점 미만인 자

18 장기요양인정절차 : 신청 → 방문조사 → 조사표 입력에 따른 1차 판정 → 의사소견서 제출예외자 통보 → 의사소견서 제출 → 등급판정위원회 개최 → 등급판정

19 일상생활 수행능력 평가항목 12가지 : 옷 벗고 입기, 세수하기, 양치 질하기, 목욕하기, 식사하기, 체위변경하기, 일어나 앉기, 옮겨 앉기, 방 밖으로 나오기, 화장실 사용하기, 대변 조절 하기, 소변 조절하기

20 특례요양비 : 수급자가 장기요양기관이 아닌 노인요양시설 등의 기관 또는 시설에서 재가급여 또는 시설급여에 상당한 장기요양급여를 받은 경우 수급자에게 지급되는 현금급여

21 5단계 생리적 욕구 : 배고픔, 목마름, 배설, 수면, 성 등과 같은 생리적 욕구를 해결하는 단계

22 일상생활 지원은 신체활동을 지원하는데 필요한 조건이나 수단을 마련하기 위한 간접적인 서비스 활동이다.

23 신체활동지원서비스 : 세면도움, 구강관리, 머리감기기, 몸단장, 옷 갈아입히기, 목욕도움, 식사도움, 체위변경, 이동도움, 신체기능의 유지 · 증진, 화장실 이용하기

24 변비인 대상자가 관장을 해 달라고 한다.
→ 관장은 요양보호사의 업무가 아님을 설
명하고 의료행위에 해당되므로 의료진과
상의한다.

25 냉장고 안에 있는 유효기간이 지난 식품을 버리
지 못하게 할 때 대처방안 : 대상자의 허락 없
이 식품을 처분하지 않으며, 대상자와 함께
냉장고 내부를 정리 정돈 한다.

26 신체구속을 받지 않을 권리 : 시설은 급여제공
과정에서 생활노인을 격리하거나 억제대
등을 사용하여 묶는 등 신체를 제한하면 안
된다.

27 사생활과 비밀 보장에 관한 권리 : 개인정보를
수집하고 활용하기 전에 그 목적을 충분히
설명하고 동의를 구하며, 사전 동의 없이
그 정보를 공개해서는 안 된다.

28 정서적 학대는 비난, 모욕, 위협, 협박 등의
언어 및 비언어적 행위를 통하여 노인에게
정서적으로 고통을 주는 것이다.

29 노인보호전문기관은 「노인복지법」 제39조
의 5항에 기초하여 보건복지부와 각 지방자
치단체가 지정한 노인복지시설로 현재 노인
보호전문기관은 16개 시·도에 24개 기관이
운영 중에 있으며, 연중 24시간 노인학대 신
고 상담전화 1577-1389를 운영하고 있다.

30 언어적 성희롱 행위
- 음란한 농담, 음탕하고 상스러운 이야기
- 외모에 대한 성적인 비유나 평가
- 성적 관계를 강요하거나 회유하는 행위
- 성적 사실관계를 묻거나 성적인 정보를
  의도적으로 유포하는 행위
- 음란한 내용의 전화통화
- 회식자리 등에서 무리하게 옆에 앉혀 술
  을 따르도록 강요하는 행위

31 법적인 소송에 휘말리지 않기 위해 준수해야 할
내용
- 대상자의 개인적인 권리를 보호한다.

- 요양보호서비스 제공 시 정해진 정책과
  절차에 따른다.
- 제공된 요양보호서비스 내용을 정확히 기
  록한다.
- 대상자의 상태 변화를 세심하게 관찰하며
  이를 정확히 기록한다.
- 제공해야 할 서비스 내용 및 방법이 확실
  하지 않을 때는 도움을 청한다.
- 누군가에 의해 대상자가 학대를 받는다고
  의심되는 경우는 보고 또는 신고한다.

32 대상자로 부터 본인부담금 면제를 강요받
은 경우 먼저 노인장기요양보험법 제69조
를 설명해드리고, 그런 불법행위를 신고하
면 신고 포상금을 받을 수 있다고 정보를
제공한다.

33 물건을 양손으로 들어올릴 때
- 허리를 펴고 무릎을 굽혀 몸의 무게중심
  을 낮추고 지지면을 넓힌다.
- 무릎을 펴서 들어올린다.
- 물건을 든 상태에서 방향을 전환 시 허리
  를 돌리지 않고 발을 움직여 조절한다.
- 물체는 최대한 몸 가까이 위치하도록 하
  여 들어올린다.
- 허리가 아닌 다리를 펴서 들어 올린다.

34 변의가 생기면 즉시 화장실을 찾음으로써
배변 시기를 놓치지 않는다.

35 생선류, 어패류는 하루 이내에 사용할 경우
만 냉장보관 하고, 그 외에는 모두 냉동보
관한다.

36 욕창의 단계별 증상
- 1단계 : 피부는 분홍색 혹은 푸른색. 피부
  를 누르면 색깔이 일시적으로 없어져 하
  얗게 보임. 피부에 열감 있음
- 2단계 : 피부가 벗겨지고 물집이 생기고
  조직이 상함
- 3단계 : 깊은 욕창이 생기고 괴사조직 발생
- 4단계 : 골과 근육까지 괴사가 진행

37 대상포진은 바이러스성 피부질환의 일종으로 수두를 일으키는 바이러스에 의하여 피부와 신경에 염증이 생기는 질환이다. 과거에 수두를 앓았던 사람에서 주로 발생하는데 수두를 앓은 후 이 바이러스는 신경세포에 잠복해 있다가 신체 저항력이 약해지는 경우에 갑자기 증식을 하여 신경과 그 신경이 분포하는 피부에 염증을 나타내게 된다.

38 당뇨병 증상 : 다음증, 다식증, 다뇨증, 다갈증, 체중감소, 흐릿한 시력과 두통, 무기력, 발기부전, 질 분비물 및 질 감염의 증가, 상처 치유 지연, 감각 이상 및 저하, 고혈당, 저혈당(인슐린요법 시)(땀을 많이 흘리거나 두통, 시야몽롱, 배고픔 등)

39 심부전이란 심장의 수축력이 저하되어 신체조직에 필요한 만큼의 충분한 혈액을 내보내지 못하는 상태이다.

40 노인대상 예방접종 종류
• 인플루엔자 : 모든 성인(매년 1회 접종)
• 파상풍 : 모든 성인(매 10년마다 접종)
• 폐렴구균 : 65세 이상 성인
• 대상포진 : 60세 이상 성인

41 올바른 식사 자세 : 식탁의 높이는 대상자가 의자에 앉았을 때 식탁의 윗부분이 대상자의 배꼽 높이에 오는 것이 가장 좋다. 의자에 앉을 때는 안쪽 깊숙이 앉게 한다. 의자의 높이는 발바닥이 바닥에 닿을 수 있는 정도이어야 안전하다. 팔 받침, 등받이가 있는 의자는 안전하고 좌우 균형을 잡는데 도움이 된다.

42 자주 샤워를 하거나 때를 미는 것은 피부를 더욱 건조시켜 증상을 악화시킬 수 있기 때문에 삼간다.

43 지팡이 보행
• 평지를 이동하거나 계단을 내려갈 때 : 지팡이 ➜ 마비된 다리 ➜ 건강한 다리
• 계단을 오를 때 : 지팡이 ➜ 건강한 다리 ➜ 마비된 다리

44 바닥에서 휠체어로 옮기기
• 대상자 가까이에 휠체어를 가져와 잠금장치를 잠근다. 대상자는 바닥에 무릎을 대고 한 손으로 준비한 휠체어를 잡게 한다.
• 대상자 양쪽 무릎을 바닥에 지지한 상태로 무릎을 꿇고 엉덩이를 들어 허리를 편다.
• 요양보호사는 대상자 뒤에서 한 손으로 허리를 잡아주고 한손은 어깨를 지지하여 준다.
• 대상자 건강한 쪽 무릎을 세워 천천히 일어나도록 도와주어 휠체어에 앉힌다.

45 문턱(도로 턱) 오를 때 : 요양보호사가 양팔에 힘을 주고 휠체어 뒤를 발로 조심스럽게 눌러 휠체어를 뒤쪽으로 기울이고 앞바퀴를 들어 문턱을 오른다.

46 휠체어의 잠금장치를 잠근다. 그리고 이동변기를 대상자의 건강한 쪽에 오도록 하여, 휠체어와 약 30~45°로 비스듬히 놓는다.

47 침구의 선택 및 정리
• 가볍고, 부드러우며 보습성이 있는 것이 적합하다.
• 양모와 오리털 등의 이불은 그늘에서 말린다.
• 요는 습기를 배출할 수 있는 것이 적합하다.
• 이불커버는 감촉이 좋은 면제품이 좋다.

48 기타 물 세탁 기호

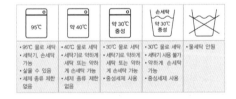

49 현관에서 안전하게 신발을 신고 벗을 수 있도록 의자를 놓아둔다. 거실의 경우 출입구의 문턱을 없앤다.

50 라포(rapport)란 '마음의 유대'라는 뜻으로 서로의 마음이 연결된 상태, 즉 두 사람 사이의 상호신뢰 관계를 나타내며, 의사소통

의 기본이다. 라포가 형성되면 인간관계에서 호감과 상호신뢰가 생기고 비로소 유대감이 깊은 인간관계를 형성하게 된다. 라포를 형성하기 위해서는 신체언어를 맞추고, 눈을 맞추며, 호흡의 리듬을 맞추고, 언어를 맞추는 것이 필요하다.

51 나−전달법의 예
- 행동, 상황을 있는 그대로 비난 없이 → "약속시간이 지켜지지 않으면"
- 그 행동이 나에게 미친 영향 → "함께 일하는데 지장이 있고"
- 그 상황에서 내가 느끼는 바를 진솔하게 → "기다리는 동안 걱정하고 조바심이 났어요."
- 원하는 바를 구체적으로 → "앞으로는 약속시간을 잘 지켜주기 바랍니다."

52 상대방의 입장을 생각해 주면서 같이 표현하는 방법은 공감하기이다.

53 자기 개발 활동 : 문학, 예술 활동, 책읽기, 그림그리기, 서예 및 사군자, 묵화, 교육 강좌 참여, 사회봉사

54 표준장기요양이용계획서에 포함되는 내용은 월 한도액, 장기요양 필요내용, 급여종류에 따른 급여비용과 본인부담금, 장기요양목표 등이다.

55 기록은 객관적인 사실을 토대로 해야 하며, 요양보호사의 생각이나 의견 등의 주관적인 내용은 피해야 한다. 상황묘사에 있어서도 요양보호사의 주관은 피하고 사실 그대로 작성한다. 요양보호사는 판단과 사실을 혼동하지 않도록 주의해야 한다.

56 상체를 약간 앞으로 숙이고 턱을 당기는 자세가 좋다. 의자에 앉을 수 없는 대상자는 몸의 윗부분을 높게 해 주고 턱을 당긴 자세를 취해 준다.

57 비위관이 새거나 영양액이 역류되는지 살펴본다. 새거나 역류되면 간호사에게 연락해야 한다.

58 금식인 경우에도 혈압약 등 매일 투약해야 하는 약물은 반드시 투약해야 한다. 가루약은 숟가락을 사용하여 약간의 물에 녹인 후 투약하거나, 바늘을 제거한 주사기를 이용하여 녹인 가루약을 흡인하여 입 안으로 조금씩 주입한다.

59 라벨이 젖지 않도록 용액병의 라벨이 붙은 쪽을 잡고, 라벨의 반대쪽 방향으로 용액을 따른다.

60 약을 따르기 전에 약물을 흔들어 섞고, 색이 변하거나 혼탁한 약물은 버린다.

61 약물이 귀 안쪽으로 잘 들어가도록 하기위해서 대상자의 귀 윗부분을 잡고 뒤쪽(후상방)으로 잡아당겨야 한다.

62 대상자가 할 수 있는 부분은 스스로 하게 하는 것이 대상자의 자존감을 높여주고 자립심을 키워줄 수 있다.

63 배설시 소리가 나는 것을 방지하기 위해 변기 밑에 화장지를 깔고 텔레비전을 켜거나 음악을 틀어놓아 심리적으로 안정된 상태로 용변을 보게 한다.

64 시설장이나 관리책임자에게 배설물 상태를 보고해야 하는 경우
- 소변 냄새가 심하고, 대상자의 소변이 탁하거나 뿌옇다.
- 거품이 많이 나거나 소변의 색이 진하다.
- 소변에 피가 섞여 나오거나 푸른빛의 소변이 나온다.
- 대변에 피가 섞여 나와 선홍빛이거나 검붉다.
- 대변이 심하게 묽거나, 대변에 점액질이 섞여 나온다.

65 침대와 이동식 좌변기의 높이가 같도록 맞춘다.

66 소변이 담긴 주머니를 방광 위치보다 높게 두지 않는데 소변주머니가 높이 있으면 감염의 원인이 된다. 소변량과 색깔을 매 2~3시간마다 확인한다.

67 기저귀의 바깥 면(깨끗한 부분)이 보이도록 말아 넣는다.

68 식전 입안 헹구기는 구강건조를 막고, 타액이나 위액 분비를 촉진하여 식욕을 증진한다. 식후 입안 헹구기는 구강내 음식물 제거를 위해 시행한다.

69 의치를 표백제나 뜨거운 물을 사용하여 닦으면, 금이 가고 플라스틱 부분 모양이 변형되어 의치가 못쓰게 되므로 반드시 미온수로 닦아야 한다. 의치는 하루에 6~7시간 정도 제거하여 잇몸에 무리를 주지 않도록 한다.

70 손톱깎이를 이용하여 손톱은 둥근 모양으로 발톱은 일자로 자른다.

71 둔부 및 항문부위, 회음부를 따뜻한 물티슈로 닦아낸다. 이 때 회음부는 앞에서 뒤로 닦는다.

72 편마비나 장애가 있는 경우, 옷을 벗을 때는 건강한 쪽부터 벗고 옷을 입을 때는 불편한 쪽부터 입힌다.

73 마른 수건을 이용해 얼굴에 남아있는 물기를 제거하고 피부유연제(로션이나 오일)를 바른다.

74 복지용구로 구입할 수 있는 것 : 이동변기, 목욕의자, 성인용 보행기, 안전손잡이, 미끄럼방지용품, 간이변기(간이대변기·소변기), 지팡이, 욕창예방 방석, 자세변환 용구

75 입맛이 없는 경우에는 다양한 음식을 조금씩 준비하여 반찬의 색깔을 보기 좋게 담아내 식욕을 돋운다.

76 음식을 싱겁게 먹기 위한 조리법
- 식초, 겨자, 후추, 파, 마늘, 양파, 참깨 등을 사용한다.
- 간장, 고추장, 된장 등은 평소의 2/3만 사용한다.
- 음식이 뜨거울 때 간을 맞추지 않는다. 음식이 뜨거우면 짠 맛을 제대로 느낄 수 없다.
- 국물을 만들 때 마른 새우, 멸치, 표고버섯 등을 사용하면 맛의 상승효과로 된장, 고추장, 간장, 소금의 양을 줄일 수 있다.

77 벨트나 단추 대신 조이지 않는 고무줄 바지를 입도록 하고 세탁하기 편하고 빨리 마르는 옷감이 좋다.

78 운동실조증이 있는 치매대상자는 넘어져 다칠 수가 있기 때문에 샤워보다는 욕조에서 목욕하는 것이 안전하다.

79 의치는 하루에 6~7시간 정도 제거하여 잇몸에 무리를 주지 않게 한다.

80 옷 입는 것을 거부하면 다투지 말고 잠시 기다린 뒤 다시 시도하거나 목욕시간을 이용하여 갈아입힌다.

81 손잡이가 크거나 손잡이에 고무를 붙인 약간 무거운 숟가락을 주어서 숟가락을 쥐고 있다는 사실을 잊어버리지 않게 해준다.

82 수면상태를 관찰하고, 알맞은 하루 일정을 만들어 규칙적으로 생활한다. 하루 일과 안에 휴식시간과 가능하면 집 밖에서의 운동을 포함시킨다.

83 이상행동 반응을 보이면 질문하거나 일을 시키는 등의 자극을 주지 말고 조용한 장소에서 쉬도록 한다.

84 잃어버렸다거나 훔쳐 갔다고 주장하는 물건을 찾은 경우, 치매 대상자를 비난하거나 훈계하지 않는다.

85 사용하는 어휘의 수가 현저하게 제한된다. 자발적인 언어표현이 감소되어 말수가 크게 줄어들게 된다. 심하면 스스로는 말을 안 하고, 앵무새처럼 상대방의 말을 그대로 따라한다.

86 앉은 자세보다 선 자세에서 운동하는 것이 효과적이다.

87 목소리는 낮은 음조로 천천히, 차분히, 상냥하고 예의 바르게 하고, 그때마다 대상자의 반응을 살핀다.

88 질문에 답을 해주는 것보다 치매 대상자를 다독거리며 안심시켜 주는 것이 중요하다.

89 방에 가두고 불을 끄면 더 불안을 느끼므로 집안에서 배회하는 경우 배회코스를 만들어 두는 것도 좋은 방법이다.

90 온수가 나오는 수도꼭지는 빨간색으로 표시한다. 화상예방을 위하여 노출된 온수파이프는 절연체로 감싸준다.

91 분노 : 목소리를 높여 불평을 하면서 주위로부터 관심을 끌려고 한다.

92 숨을 가쁘고 깊게 몰아쉬며 가래가 끓다가 점차 숨을 깊고 천천히 쉬게 된다.

93 흡인이 되지 않도록 고개를 옆으로 돌려준다.

94 침상머리를 높이고 대상자의 머리를 옆으로 돌려 침 등의 분비물 배출을 용이하게 하여 질식을 예방한다.

95 손가락이 가슴에 닿지 않도록 주의하면서 양팔을 쭉 편 상태에서 체중을 실어 대상자의 몸에 수직이 되도록 하며 가슴이 최소 5cm 정도 눌릴 정도의 강도로 압박한다. 97출혈부위를 압박하면서 출혈 부위를 심장보다 높게 위치하도록 한다.

96 사후 강직 : 사망 후 2~4 시간에 신체가 딱딱하게 굳어지면서 경직된다.

98 "힘드시지요?", "수고 많으셨어요"와 같이 가족을 공감하고 위로해 준다.

99 튀어나온 뼈는 직접 압박하지 않는다. 개방된 상처가 있거나 출혈이 있는 경우 멸균 거즈를 이용하여 지혈한다.

100 복용한 약물의 설명서에 구토를 유도하라는 지시사항이 없을 경우엔 구토시키지 않는다.

요양보호사 자격시험 답안카드 〈1교시〉

※ 답안카드 작성(표기)은 반드시 "컴퓨터용 흑색 수성 사인펜" 만을 사용하며, 연필 등을 사용하지 않습니다.
※ 답란 수정은 OMR답안지를 교체하여 작성하거나, "수정테이프" 만을 사용하여 답란을 수정합니다.
※ 답안카드는 반드시 시험시간 내에 작성을 완료합니다 [시험 종료 후 작성 시 해당 교시 "0" 점 처리].

1	①	②	③	④	⑤		21	①	②	③	④	⑤
2	①	②	③	④	⑤		22	①	②	③	④	⑤
3	①	②	③	④	⑤		23	①	②	③	④	⑤
4	①	②	③	④	⑤		24	①	②	③	④	⑤
5	①	②	③	④	⑤		25	①	②	③	④	⑤
6	①	②	③	④	⑤		26	①	②	③	④	⑤
7	①	②	③	④	⑤		27	①	②	③	④	⑤
8	①	②	③	④	⑤		28	①	②	③	④	⑤
9	①	②	③	④	⑤		29	①	②	③	④	⑤
10	①	②	③	④	⑤		30	①	②	③	④	⑤
11	①	②	③	④	⑤		31	①	②	③	④	⑤
12	①	②	③	④	⑤		32	①	②	③	④	⑤
13	①	②	③	④	⑤		33	①	②	③	④	⑤
14	①	②	③	④	⑤		34	①	②	③	④	⑤
15	①	②	③	④	⑤		35	①	②	③	④	⑤
16	①	②	③	④	⑤							
17	①	②	③	④	⑤							
18	①	②	③	④	⑤							
19	①	②	③	④	⑤							
20	①	②	③	④	⑤							

시 험 직 종

요 양 보 호 사

| 교 시 | 1교시 ● | 2교시 ○ |
| 문 제 유 형 | 홀수형 ○ | 짝수형 ○ |

성 명

수 험 번 호

⓪	①	②	③	④	⑤	⑥	⑦	⑧	⑨
⓪	①	②	③	④	⑤	⑥	⑦	⑧	⑨
⓪	①	②	③	④	⑤	⑥	⑦	⑧	⑨
⓪	①	②	③	④	⑤	⑥	⑦	⑧	⑨
⓪	①	②	③	④	⑤	⑥	⑦	⑧	⑨
⓪	①	②	③	④	⑤	⑥	⑦	⑧	⑨
⓪	①	②	③	④	⑤	⑥	⑦	⑧	⑨
⓪	①	②	③	④	⑤	⑥	⑦	⑧	⑨

감 독 관 성 명

※ 정자 기재

작성 예시 : "응용분야사" 시험, "제1교시", "홀수형", 응시번호가 "27568415", 홀수형 1번의 문제의 정답을 "②" 번으로 표기한 경우

응 시 자 유 의 사 항

○ 답안카드 작성(표기)은 반드시 "컴퓨터용 흑색 수성 사인펜"만을 사용해야 합니다.
○ 연필, 볼펜 등의 사용 시 해당 문제가 "0점" 처리 될 수 있습니다.

1. 필기구 : 컴퓨터용 흑색 수성 사인펜만을 사용해야 합니다.
2. 시험 전 기재 · 표기 사항 : 문제유형, 성명, 응시번호
  - 문제유형 란에는 배부 받은 문제지의 유형을 확인하고 표기해야 합니다.
    (※ 응시번호 끝자리가 홀수이면 홀수형, 짝수이면 짝수형의 문제지를 배부받아야 함)
  - 성명 란에는 응시자의 성명을 바르게 기재해야 합니다.
  - 응시번호 란에는 숫자로 기재하고 해당란에 표기해야 합니다.
  - 답란은 "●"와 같이 완전하게 표기해야 합니다.(※ 바르지 못한 표기(⊗◐◑)를 하였을
    경우에는 불이익을 받을 수 있음.
3. 답란의 수정방법 : 답란을 잘못 표기하였을 경우에는 OMR답안지를 교체하여 작성하거나,
  "수정테이프"만을 사용하여 답란을 수정합니다.
  - 수정테이프를 사용하여 완전히 지우고 수정한 후 수정테이프가 떨어지지 않게 손으로
    눌러주어야 합니다.
  - 불완전한 수정 처리로 인해 발생하는 책임은 응시자에게 있으니 주의합니다.
4. 예비마킹은 경우에는 중복 답안 등으로 채점되어 불이익을 받을 수 있습니다.
5. 답안카드는 훼손하거나 구겨지지 않도록 주의하며, 특히 답안카드 하단의 타이밍 마크
  (▮▮▮▮▮)를 절대로 칼로 긁거나 훼손해서는 안됩니다.

요 양 보 호 사

시험 종류	작종	

교시	1 교시 ●	2 교시 ○

문제 유형	홀수형 ●	짝수형 ○

성 명	

응 시 번 호

2 7 5 6 8 4 1 5

⓪	⓪	⓪	⓪	⓪	⓪	⓪	⓪
①	①	①	①	①	①	●	①
●	②	②	②	②	②	②	②
③	③	③	③	③	③	③	③
④	④	④	●	④	●	④	④
⑤	●	⑤	⑤	⑤	⑤	⑤	●
⑥	⑥	⑥	⑥	●	⑥	⑥	⑥
⑦	⑦	●	⑦	⑦	⑦	⑦	⑦
⑧	⑧	⑧	⑧	⑧	⑧	⑧	⑧
⑨	⑨	⑨	⑨	⑨	⑨	⑨	⑨

※ 정자 기재

감 독 관 성 명

1	① ② ③ ④ ⑤
2	① ② ③ ④ ⑤
3	① ② ③ ④ ⑤
4	① ② ③ ④ ⑤
5	① ② ③ ④ ⑤
6	① ② ③ ④ ⑤
7	① ② ③ ④ ⑤
8	① ② ③ ④ ⑤
9	① ② ③ ④ ⑤
10	① ② ③ ④ ⑤
11	① ② ③ ④ ⑤
12	① ② ③ ④ ⑤
13	① ② ③ ④ ⑤
14	① ② ③ ④ ⑤
15	① ② ③ ④ ⑤
16	① ② ③ ④ ⑤
17	① ② ③ ④ ⑤
18	① ② ③ ④ ⑤
19	① ② ③ ④ ⑤
20	① ② ③ ④ ⑤

답안지 견본(앞면)

요양보호사 자격시험 답안카드 〈2교시〉

※ 답안카드 작성(표기)은 반드시 "컴퓨터용 흑색 수성사인펜" 만을 사용하며, 연필 등을 사용하지 않습니다.
※ 답란 수정은 OMR답안지를 교체하여 작성하거나, "수정테이프" 만을 사용하여 답란을 수정합니다.
※ 답안카드는 반드시 시험시간 내에 작성을 완료합니다 [시험 종료 후 작성 시 해당 교시 "0" 점 처리].

1	① ② ③ ④ ⑤	21	① ② ③ ④ ⑤	41	① ② ③ ④ ⑤
2	① ② ③ ④ ⑤	22	① ② ③ ④ ⑤	42	① ② ③ ④ ⑤
3	① ② ③ ④ ⑤	23	① ② ③ ④ ⑤	43	① ② ③ ④ ⑤
4	① ② ③ ④ ⑤	24	① ② ③ ④ ⑤	44	① ② ③ ④ ⑤
5	① ② ③ ④ ⑤	25	① ② ③ ④ ⑤	45	① ② ③ ④ ⑤
6	① ② ③ ④ ⑤	26	① ② ③ ④ ⑤		
7	① ② ③ ④ ⑤	27	① ② ③ ④ ⑤		
8	① ② ③ ④ ⑤	28	① ② ③ ④ ⑤		
9	① ② ③ ④ ⑤	29	① ② ③ ④ ⑤		
10	① ② ③ ④ ⑤	30	① ② ③ ④ ⑤		
11	① ② ③ ④ ⑤	31	① ② ③ ④ ⑤		
12	① ② ③ ④ ⑤	32	① ② ③ ④ ⑤		
13	① ② ③ ④ ⑤	33	① ② ③ ④ ⑤		
14	① ② ③ ④ ⑤	34	① ② ③ ④ ⑤		
15	① ② ③ ④ ⑤	35	① ② ③ ④ ⑤		
16	① ② ③ ④ ⑤	36	① ② ③ ④ ⑤		
17	① ② ③ ④ ⑤	37	① ② ③ ④ ⑤		
18	① ② ③ ④ ⑤	38	① ② ③ ④ ⑤		
19	① ② ③ ④ ⑤	39	① ② ③ ④ ⑤		
20	① ② ③ ④ ⑤	40	① ② ③ ④ ⑤		

시 험 직 종

요 양 보 호 사

교 시
1교시 ○
2교시 ●

문 항
홀수형 ○
짝수형 ○

성 명

시 험 번 호
⓪ ① ② ③ ④ ⑤ ⑥ ⑦ ⑧ ⑨

성 명
감 독 관
※ 정자 기재

작성 예시 : "요양보호사" 시험, "제1교시", "홀수형" 응시변호가 "27568415", "홀길동"이 1번의 문제의 정답을 "②" 번으로 표기한 경우

요양보호사

시험명	직종

교시	제1교시	2교시
	●	○

제형	홀수형	짝수형
	●	○

성 명

응 시 번 호

2	7	5	6	8	4	1	5
①	①	①	①	①	①	①	①
②	②	●	②	②	②	●	②
③	③	③	③	③	③	③	③
④	④	④	④	④	④	④	④
⑤	⑤	⑤	●	⑤	⑤	⑤	⑤
⑥	⑥	⑥	⑥	⑥	●	⑥	⑥
⑦	●	⑦	⑦	⑦	⑦	⑦	⑦
⑧	⑧	⑧	⑧	●	⑧	⑧	⑧
⑨	⑨	⑨	⑨	⑨	⑨	⑨	⑨
⑩	⑩	⑩	⑩	⑩	⑩	⑩	⑩

감독관 확인

※ 정자 기재

1	① ② ③ ④ ⑤
2	① ② ③ ④ ⑤
3	① ② ③ ④ ⑤
4	① ② ③ ④ ⑤
5	① ② ③ ④ ⑤
6	① ② ③ ④ ⑤
7	① ② ③ ④ ⑤
8	① ② ③ ④ ⑤
9	① ② ③ ④ ⑤
10	① ② ③ ④ ⑤
11	① ② ③ ④ ⑤
12	① ② ③ ④ ⑤
13	① ② ③ ④ ⑤
14	① ② ③ ④ ⑤
15	① ② ③ ④ ⑤
16	① ② ③ ④ ⑤
17	① ② ③ ④ ⑤
18	① ② ③ ④ ⑤
19	① ② ③ ④ ⑤
20	① ② ③ ④ ⑤

응 시 자 유 의 사 항

○ 답안카드 작성(표기)은 반드시 "컴퓨터용 흑색 수성 사인펜"만을 사용해야 합니다.
○ 연필, 볼펜 등의 사용 시 해당 문제가 "0점" 처리 될 수 있습니다.

1. 필기구
- 컴퓨터용 흑색 수성 사인펜만을 사용해야 합니다.

2. 시험 전 기재·표기 사항
- 문제유형 란에는 배부 받은 문제지의 유형을 확인하고 표기해야 합니다.
  (※ 응시번호 끝자리가 홀수이면 홀수형, 짝수이면 짝수형 문제지를 배부받아야 함)
- 성명 란에는 응시자의 성명을 바르게 기재해야 합니다.
- 응시번호 란에는 숫자를 기재하고 해당란에 표기해야 합니다.
- 답란은 "●" 와 같이 완전하게 표기해야 합니다 (※ 바르지 못한 표기(⊗⊘◐)를 하였을 경우에는 불이익을 받을 수 있음).

3. 답란의 수정방법
- 답란을 잘못 표기하였을 경우에는 OMR답안카드를 교체하여 작성하거나,
- 수정테이프 만을 사용하여 완전히 답란을 수정합니다.
- 수정테이프로 사용하여 완전히 지우고 수정한 후 수정테이프가 떨어지지 않게 손으로 눌러주어야 합니다.
- 불완전한 수정 처리로 인해 발생하는 책임은 응시자에게 있으니 주의합니다.

4. 예비마킹은 중복 답안 등으로 채점되어 불이익을 받을 수 있습니다.

5. 답안카드는 훼손하거나 구겨지지 않도록 주의하며, 특히 답안카드 하단의 타이밍 마크(▮▮▮▮▮)를 절대로 칼로 긋거나 훼손해서는 안됩니다.

답안지 견본(뒷면)

답안지 견본(앞면)

요양보호사 자격시험 답안카드 〈1교시〉

※ 답안카드 작성(표기)은 반드시 "컴퓨터용 흑색 수성 사인펜" 만을 사용하며, 연필 등을 사용하지 않습니다.
※ 답란 수정은 OMR답안지를 교체하여 작성하거나, "수정테이프" 만을 사용하여 답란을 수정합니다.
※ 답안카드는 반드시 시험시간 내에 작성을 완료합니다[시험 종료 후 작성 시 해당 교시 "0" 점 처리].

1	①	②	③	④	⑤		21	①	②	③	④	⑤		
2	①	②	③	④	⑤		22	①	②	③	④	⑤		
3	①	②	③	④	⑤		23	①	②	③	④	⑤		
4	①	②	③	④	⑤		24	①	②	③	④	⑤		
5	①	②	③	④	⑤		25	①	②	③	④	⑤		
6	①	②	③	④	⑤		26	①	②	③	④	⑤		
7	①	②	③	④	⑤		27	①	②	③	④	⑤		
8	①	②	③	④	⑤		28	①	②	③	④	⑤		
9	①	②	③	④	⑤		29	①	②	③	④	⑤		
10	①	②	③	④	⑤		30	①	②	③	④	⑤		
11	①	②	③	④	⑤		31	①	②	③	④	⑤		
12	①	②	③	④	⑤		32	①	②	③	④	⑤		
13	①	②	③	④	⑤		33	①	②	③	④	⑤		
14	①	②	③	④	⑤		34	①	②	③	④	⑤		
15	①	②	③	④	⑤		35	①	②	③	④	⑤		
16	①	②	③	④	⑤									
17	①	②	③	④	⑤									
18	①	②	③	④	⑤									
19	①	②	③	④	⑤									
20	①	②	③	④	⑤									

시 험 직 종

요 양 보 호 사

교 시	1교시 ●	2교시 ○
문 야	직 렬	홀수형 ○ 짝수형 ○

성 명

응 시 번 호								
⓪	⓪	⓪	⓪	⓪	⓪	⓪	⓪	⓪
①	①	①	①	①	①	①	①	①
②	②	②	②	②	②	②	②	②
③	③	③	③	③	③	③	③	③
④	④	④	④	④	④	④	④	④
⑤	⑤	⑤	⑤	⑤	⑤	⑤	⑤	⑤
⑥	⑥	⑥	⑥	⑥	⑥	⑥	⑥	⑥
⑦	⑦	⑦	⑦	⑦	⑦	⑦	⑦	⑦
⑧	⑧	⑧	⑧	⑧	⑧	⑧	⑧	⑧
⑨	⑨	⑨	⑨	⑨	⑨	⑨	⑨	⑨

성 명
감 독 관 성 명
※ 정자기재

답안카드 작성 시 유의사항

작성 예시 : "영양보충사" 시험, "제1교시", "홀수형", 응시번호가 "27568415", 홀길이 "1"번의 문제의 정답을 "②"번으로 표기한 경우

응 시 자 유 의 사 항

○ 답안카드 작성(표기)은 반드시 시인펜(검정색 수성 사인펜)만을 사용해야 합니다.
○ 연필, 볼펜 등의 사용 시 해당 문제가 "0점" 처리 될 수 있습니다.

1. 필기구 : 컴퓨터용 흑색 수성 사인펜만을 사용해야 합니다.

2. 시험 전 기재 · 표기 사항 : 문제유형, 성명, 응시번호
 - 문제유형 란에는 배부 받은 문제지의 유형을 확인하고 표기해야 합니다.
 (※ 응시번호 끝자리가 홀수이면 홀수형, 짝수이면 짝수형 문제지를 배부받아야 함)
 - 성명 란에는 응시자의 성명을 바르게 기재해야 합니다.
 - 응시번호 란에는 숫자로 기재하고 해당란에 표기해야 합니다.
 - 답란은 "●"와 같이 완전하게 표기해야 합니다. (※ 바르지 못한 표기(⊗⊘⊙◑)를 하였을 경우에는 불이익을 받을 수 있음.)

3. 답란의 수정방법 : 답란의 정답 표기하였을 경우에는 OMR답안지를 교체하여 작성하거나,
 "수정테이프" 만을 사용하여 답란을 수정합니다.
 - 수정테이프를 사용하여 완전히 지우고 수정한 후 수정테이프가 떨어지지 않게 손으로
 눌러주어야 합니다.
 - 불완전한 수정 처리로 인해 발생하는 책임은 응시자에게 있으니 주의합니다.

4. 예비마킹할 경우에는 중복 답안 등으로 채점되어 불이익을 받을 수 있습니다.

5. 답안카드는 훼손하거나 구겨지지 않도록 주의하며, 특히 답안카드 하단의 타이밍 마크
 (|||||)를 절대로 긁거나 훼손해서는 안됩니다.

※ 정자기재

요양보호사		
교 시	1교시 ●	2교시 ○
문제유형	홀수형 ●	짝수형 ○

성명

응시번호

답안지 견본(앞면)

요양보호사 자격시험 답안카드 〈2교시〉

※ 답안카드 작성(표기)은 반드시 "컴퓨터용 흑색 수성 사인펜" 만을 사용하며, 연필 등을 사용하지 않습니다.
※ 답란 수정은 OMR답안지를 교체하여 작성하거나, "수정테이프" 만을 사용하여 답란을 수정합니다.
※ 답안카드는 반드시 시험시간 내에 작성을 완료합니다 [시험 종료 후 작성 시 해당 교시 "0" 점 처리].

41	① ② ③ ④ ⑤
42	① ② ③ ④ ⑤
43	① ② ③ ④ ⑤
44	① ② ③ ④ ⑤
45	① ② ③ ④ ⑤

1	① ② ③ ④ ⑤	21	① ② ③ ④ ⑤
2	① ② ③ ④ ⑤	22	① ② ③ ④ ⑤
3	① ② ③ ④ ⑤	23	① ② ③ ④ ⑤
4	① ② ③ ④ ⑤	24	① ② ③ ④ ⑤
5	① ② ③ ④ ⑤	25	① ② ③ ④ ⑤
6	① ② ③ ④ ⑤	26	① ② ③ ④ ⑤
7	① ② ③ ④ ⑤	27	① ② ③ ④ ⑤
8	① ② ③ ④ ⑤	28	① ② ③ ④ ⑤
9	① ② ③ ④ ⑤	29	① ② ③ ④ ⑤
10	① ② ③ ④ ⑤	30	① ② ③ ④ ⑤
11	① ② ③ ④ ⑤	31	① ② ③ ④ ⑤
12	① ② ③ ④ ⑤	32	① ② ③ ④ ⑤
13	① ② ③ ④ ⑤	33	① ② ③ ④ ⑤
14	① ② ③ ④ ⑤	34	① ② ③ ④ ⑤
15	① ② ③ ④ ⑤	35	① ② ③ ④ ⑤
16	① ② ③ ④ ⑤	36	① ② ③ ④ ⑤
17	① ② ③ ④ ⑤	37	① ② ③ ④ ⑤
18	① ② ③ ④ ⑤	38	① ② ③ ④ ⑤
19	① ② ③ ④ ⑤	39	① ② ③ ④ ⑤
20	① ② ③ ④ ⑤	40	① ② ③ ④ ⑤

시 험 직 종

요 양 보 호 사

| 교 시 | 1교시 ○ | 2교시 ● |
| 문 야 | 홀수형 ○ | 짝수형 ○ |

성 명

수 험 번 호
⓪ ① ② ③ ④ ⑤ ⑥ ⑦ ⑧ ⑨
⓪ ① ② ③ ④ ⑤ ⑥ ⑦ ⑧ ⑨
⓪ ① ② ③ ④ ⑤ ⑥ ⑦ ⑧ ⑨
⓪ ① ② ③ ④ ⑤ ⑥ ⑦ ⑧ ⑨
⓪ ① ② ③ ④ ⑤ ⑥ ⑦ ⑧ ⑨
⓪ ① ② ③ ④ ⑤ ⑥ ⑦ ⑧ ⑨
⓪ ① ② ③ ④ ⑤ ⑥ ⑦ ⑧ ⑨
⓪ ① ② ③ ④ ⑤ ⑥ ⑦ ⑧ ⑨

감 독 관 성 명

※ 정자 기재

作成例示 : "응용보습사" 시험, "제1교시", "홀수형", 응시번호가 "27568415", "홀수형"이 1번의 문제의 정답을 " ② "번으로 표기한 경우

답안지 견본(윗면)

답안카드 작성 시 유의사항

응 시 자 유 의 사 항

○ 답안카드 작성(표기)은 반드시 "컴퓨터용 흑색 수성 사인펜"만을 사용해야 합니다.
○ 연필, 볼펜 등의 사용 시 해당 문제가 "0점" 처리 될 수 있습니다.

1. 필기구 : 컴퓨터용 흑색 수성 사인펜만을 사용하여야 합니다.

2. 시험 전 기재 · 표기 사항 : 문제형 성명, 응시번호
- 문제형 란에는 배부 받은 문제지의 유형을 흑색 마킹 표기해야 합니다.
  (※ 응시번호 끝자리가 홀수이면 홀수형, 짝수이면 짝수형 문제지를 배부받아야 함)
- 성명 란에는 응시자의 성명을 바르게 기재해야 합니다.
- 응시번호 란에는 숫자로 기재하고 해당란에 표기해야 합니다. (※ 바르지 못한 표기(⊗⊘◑)를 하였을 경우에는 불이익을 받을 수 있음)
- 답란 " ● "와 같이 완전하게 표기해야 합니다.

3. 답란의 수정방법 : 답란을 잘못 표기하였을 경우에는 OMR단말기를 교체하거나,
- "수정테이프"만을 사용하여 완전히 지우고 수정한 후 수정테이프가 떨어지지 않게 손으로
  눌러주어야 합니다.
- 불완전한 수정 처리로 인해 발생하는 채점은 응시자에게 있으니 주의합니다.
- 수정테이프를 사용하여 완전히 답란을 수정할 수 있습니다.

4. 예비마킹을 할 경우에는 중복 답안 등으로 채점되어 불이익을 받을 수 있습니다.

5. 답안카드는 훼손하거나 구겨지지 않도록 주의하며, 특히 답안카드 하단의 타이밍 마크
(▮▮▮▮▮)를 절대로 칼로 긁거나 훼손해서는 안됩니다.

	시험직종	
교시	1교시	2교시
	●	○
문제형	홀수형	짝수형
	●	○

요양보호사

성명

응시번호

⓪	⓪	⓪	⓪	⓪	⓪
①	①	①	①	①	①
②	②	②	②	②	②
③	③	③	③	③	③
④	④	④	④	④	④
⑤	⑤	⑤	⑤	⑤	⑤
⑥	⑥	⑥	⑥	⑥	⑥
⑦	⑦	⑦	⑦	⑦	⑦
⑧	⑧	⑧	⑧	⑧	⑧
⑨	⑨	⑨	⑨	⑨	⑨

응시번호 2 7 5 6 8 4 1 5

감독관 성명

※ 정자 기재

문번	답란
1	① ② ③ ④ ⑤
2	① ② ③ ④ ⑤
3	① ② ③ ④ ⑤
4	① ② ③ ④ ⑤
5	① ② ③ ④ ⑤
6	① ② ③ ④ ⑤
7	① ② ③ ④ ⑤
8	① ② ③ ④ ⑤
9	① ② ③ ④ ⑤
10	① ② ③ ④ ⑤
11	① ② ③ ④ ⑤
12	① ② ③ ④ ⑤
13	① ② ③ ④ ⑤
14	① ② ③ ④ ⑤
15	① ② ③ ④ ⑤
16	① ② ③ ④ ⑤
17	① ② ③ ④ ⑤
18	① ② ③ ④ ⑤
19	① ② ③ ④ ⑤
20	① ② ③ ④ ⑤

적중TOP

요양보호사 실전평가문제집(핵심이론 + 기출 및 예상문제)

초판발행   2022년 08월 05일
초판발행   2022년 08월 12일

지은이 | 명규림 편집위원회
펴낸이 | 노소영
펴낸곳 | 도서출판 마지원

등록번호 | 제559-2016-000004
전화 | 031)855-7995
팩스 | 02)2602-7995
주소 | 서울 강서구 마곡중앙로171

www.majiwon.com
http://blog.naver.com/wolsongbook

ISBN | 979-11-92534-98-5 (13510)

정가 17,000원

* 잘못된 책은 구입한 서점에서 교환해 드립니다.
* 이 책에 실린 모든 내용 및 편집구성의 저작권은 도서출판 마지원에 있습니다.
   저자와 출판사의 허락 없이 복제하거나 다른 매체에 옮겨 실을 수 없습니다.

좋은 출판사가 좋은 책을 만듭니다.
도서출판 마지원은 진실된 마음으로 책을 만드는 출판사입니다.
항상 독자 여러분과 함께 하겠습니다.

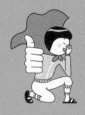